常见呼吸道传染病知识问答

CHANGJIAN
HUXIDAO CHUANRANBING
ZHISHI WENDA

王丽芹　何　珂　张春霞　主编

 化学工业出版社

·北京·

本书采取一问一答的形式，详细说明了传染病定义、特征、流行过程及影响因素，呼吸道传染病相关基本知识，21 种常见呼吸道传染病病原体、病因、发病机制、临床表现、并发症、实验室及影像学检查、治疗原则、护理要点及患病期间护理等方面的知识。

本书可供呼吸科、感染科医护人员阅读，也可供相关患者及家属参考。

图书在版编目（CIP）数据

常见呼吸道传染病知识问答 / 王丽芹，何珂，张春霞主编 . —北京：化学工业出版社，2020.7

ISBN 978-7-122-36659-7

Ⅰ.①常…　Ⅱ.①王…②何…③张…　Ⅲ.①呼吸系统疾病－传染病防治－问题解答　Ⅳ.① R183.3-44

中国版本图书馆 CIP 数据核字（2020）第 079985 号

责任编辑：杨燕玲　　　　　　　　　　　装帧设计：史利平
责任校对：刘曦阳

出版发行：化学工业出版社（北京市东城区青年湖南街 13 号　邮政编码 100011）
印　　装：三河市延风印装有限公司
850mm×1168mm　1/32　印张 10¼　字数 224 千字　2020 年 10 月北京第 1 版第 1 次印刷

购书咨询：010-64518888　　　　　　　售后服务：010-64518899
网　　址：http://www.cip.com.cn
凡购买本书，如有缺损质量问题，本社销售中心负责调换。

定　　价：49.80 元　　　　　　　　　　　　版权所有　违者必究

编写人员名单

主　　编　王丽芹　何　珂　张春霞

副主编　盛　莉　杨海英　王睿岚　薛娟敏　孟　萌

编　　者（以姓氏笔画为序）

王　艳　王　蒙　王丽芹　王睿岚　井红霞

尤娜娜　代　炯　李珊珊　李夏南　杨　慧

杨晓红　杨海英　肖琳琳　吴金金　何　珂

张春霞　陈　旭　陈　瑜　陈立英　陈燕明

孟　萌　盛　莉　彭　溢　谭丽岩　薛娟敏

前　言

　　近年来，严重急性呼吸综合征（SARS）、人感染高致病性禽流感、中东呼吸综合征（MERS）、新型冠状病毒肺炎等新发呼吸道传染病的出现，给人类生命带来了极大威胁，给临床诊疗、护理带来了新课题。同时，人口流动性增加、城市人口密集度增高，也对检验检疫、预防控制提出了新要求。在此形势下，呼吸道传染病防控难度加大，特别在军营、院校、医院等人员密集场所时有暴发。因此，我们必须通过加强呼吸道传染病相关知识的宣传、提高人们对该类疾病的认识、采取正确防护措施等以控制呼吸道传染病。

　　急性呼吸道传染病具有潜伏期短、传播迅速、人群普遍易感等特点，部分患者可发生肺炎甚至出现呼吸窘迫综合征、多脏器功能衰竭等严重并发症。医护人员在救治呼吸道传染病患者时，需对病原体特征有所了解，并对疾病的病理生理过程、症状体征、治疗方法、护理要点等进行系统学习，科学地掌握个人防护、环境消毒、患者隔离等措施，以达到良好的救治效果。也需要对患者家属进行正确宣教，引导他们正确对待疾病，最大限度降低被传染的风险，增强患者治疗依从性和战胜疾病的信心。

　　《常见呼吸道传染病知识问答》根据多年来的临床积累，结合国家相关法规，从概述、常见呼吸道传染病、其他经呼吸道传播的传染病等方面，围绕严重急性呼吸综合征、人感染高致病性禽流感、肺结核、百日咳、白喉、麻疹、猩红热、流行性脑脊髓膜炎、流行性感冒、流行性腮腺炎、麻风病、风疹、水痘、不明原因肺炎、新型冠状病毒肺炎、中东呼吸综合征、腺病毒感染、幼儿急疹、手足口病、布鲁氏菌病、鼠疫等21种传染病的病原体、发病机制、临床表现、辅助检查特征、治疗原则、护理要点，以及患病期间的饮食要求、心理护理、环境消毒、家庭防护等方面进行了详细阐述，并对一些容易混淆的问题进行了澄清。本书既可以帮助广大医护人员提高对这些疾病的认识，又可以帮助患者及其家属正确面对这些疾病，掌握科学的防护方法，同时还能帮助军营、院校等人员密集单位的疾控人员树立正确的防控理念，避免不必要的恐慌。本书具有较强的实用性和可操作性，旨在提高各类人员对呼吸道传染病的正确认识，科学有效地进行防护，最终达到消灭传染病的目的。

解放军总医院第八医学中心　　王丽芹
2020 年 3 月

目　录

第一章

概　　述

第一节　传染病基本知识

01　什么是传染病？

传染病是指由病原微生物（如病毒、支原体、衣原体、朊毒体、细菌、真菌、螺旋体等）和寄生虫（如医学节肢动物、原虫、蠕虫等）感染人体后产生的有传染性并且在一定条件下可以造成流行的疾病。

02　传染病法定分类有哪些？

传染病根据其传播方式、速度及其对人类危害程度的不同，《中华人民共和国传染病防治法》规定传染病分为甲、乙、丙三类，实行分类管理。

（1）甲类传染病　也称为强制管理传染病，2 种：鼠疫、霍乱。

（2）乙类传染病　也称为严格管理传染病，26 种：新型冠状病毒感染肺炎、严重急性呼吸综合征、人感染高致病性禽流感、病毒性肝炎、细菌性和阿米巴性痢疾、伤寒和副伤寒、艾滋病、淋病、梅毒、脊髓灰质炎、麻疹、百日咳、白喉、新生儿破伤风、流行性脑脊髓膜炎、猩红热、流行性出血热、狂犬病、钩端螺旋体病、布鲁氏菌病、炭疽、流行性乙型脑炎、肺结核、血吸虫病、疟疾、登革热。

（3）丙类传染病　也称为监测管理传染病，11种：流行性和地方性斑疹伤寒、黑热病、丝虫病、棘球蚴病、麻风病、流行性感冒、流行性腮腺炎、风疹、急性出血性结膜炎，以及除霍乱、细菌性和阿米巴性痢疾、伤寒和副伤寒以外的感染性腹泻病。

03　传染病常见传播途径有哪些？

传播途径是指病原体离开传染源到达另一个易感者的途径，各种传染病都有病原体排出途径，有些排出途径单一，有些可经多种途径，因此依据排出途径的不同可分为：

（1）呼吸道传播　这类感染者在咳嗽、打喷嚏时，可从鼻咽部喷出大量含有病原体的黏液飞沫，悬浮于空气中，易感者吸入后获得感染，如肺结核、流感、麻疹、白喉、严重急性呼吸综合征等。

（2）消化道传播　病原体经感染者消化道排出体外，污染水源、食物、餐具等，易感者经口摄入，可造成感染，如霍乱、伤寒和细菌性痢疾等。

（3）接触传播　易感者与被病原体污染的水或者土壤接触时可造成感染，开放伤口被污染亦可造成感染，生活中密切接触也可获得感染，可分为直接传播（如性病、狂犬病等）和间接传播（通过污染的手或日常用品等传播，如破伤风等）两类。

（4）虫媒传播　经节肢动物如蚊子、苍蝇、虱子、跳蚤等媒介于叮咬时把病原体传给易感者，如疟疾、流行性斑疹伤寒、黑热病等，依据节肢动物的生活习性，具有严格的季节性，有些病例与感染者的职业及地区有关。

（5）血液体液传播　病原体存在于携带者或患者的血液或

体液中，通过输入血制品、分娩或者性交等传播，如乙型肝炎、丙型肝炎和艾滋病等。

04　引发传染病的常见致病微生物分类有哪些？

传染病具有每种传染病均由特异性病原体引起的特点。对人类有致病性的病原体约在 500 种以上，且近年来随着对病原体研究不断提高，病原体的范畴也有所扩大。临床上常见致病微生物分类包括微生物与寄生虫，其中微生物包括病毒、衣原体、朊毒体、支原体、立克次体、细菌、真菌、螺旋体，寄生虫包括原虫、蠕虫等。

05　什么是传染病防治法？

《中华人民共和国传染病防治法》（以下简称"传染病防治法"）是为了预防、控制和消除传染病的发生与流行，保障人体健康和公共卫生而制定的。现行为 2013 年修订版。

06　传染病防治法的主要内容有哪些？

传染病防治法主要包括总则，传染病预防，疫情报告、通报及公布，疫情控制，医疗救治，监督管理，保障措施，法律责任，附则九章内容八十条具体规定。

07　国家对传染病疫情报告制度具体有哪些要求？

①甲、乙、丙类传染病，按照《中华人民共和国传染病报告卡》的要求填报。报告卡统一用 A4 纸印制，使用钢笔或圆珠笔填写，项目完整、准确、字迹清楚，填报人需签名。传染病报告病例分为实验室确诊病例、临床诊断病例和疑似病例。对鼠疫、霍乱、肺炭疽、脊髓灰质炎、艾滋病以及卫生部门规定的其他传染病，按照规定报告病原携带者。炭疽、病毒性肝炎、

梅毒、疟疾、肺结核分型报告。炭疽分为肺炭疽、皮肤炭疽和未分型三类；病毒性肝炎分为甲型、乙型、丙型、戊型和未分型五类；梅毒分为一期、二期、三期、胎传、隐性五类；疟疾分为间日疟、恶性疟和未分型三类；肺结核分为涂阳、仅培阳、菌阴和未痰检四类。未进行发病报告的死亡病例，在填写报告卡时，应同时填写发病日期（如发病日期不明，可填接诊日期）和死亡日期。

②传染病专项监测、专项调查信息的报告。对于开展专项报告的传染病（如性病、结核、艾滋病及 HIV 感染），除专病报告机构外，其余各级各类医疗机构发现诊断病例同时进行网络直报。

③医务人员发现原因不明传染病或可疑的新发传染病后，应及时向当地疾病预防控制机构报告。疾病预防控制机构立即电话报告上级疾病预防控制机构与同级卫生行政部门，同时认真做好记录与调查核实。

④各级疾病预防控制机构或者医疗机构接到任何单位和个人报告的传染病患者或者疑似传染病患者后，要认真做好疫情记录，登记报告人、报告电话、报告事件、疫情发生时间、地点、发病人数、发病原因等。并立即电话报告上级疾病预防控制机构与同级卫生行政部门，同时进行调查核实。

⑤传染病菌种、毒种丢失的报告。传染病菌种、毒种丢失属于《突发公共卫生事件应急条例》规定的突发公共卫生事件的内容之一，各级疾病预防控制机构接到疫情后要在 1 小时内报告上级疾病预防控制机构与同级卫生行政部门。

08　传染病和感染性疾病有什么区别？

感染性疾病是指由病原微生物侵入人体导致感染所致的疾病，包括传染病和非传染性感染性疾病。其中传染病是指由病原

4

微生物（如病毒、支原体、衣原体、朊毒体、细菌、真菌、螺旋体等）和寄生虫（如医学节肢动物、原虫、蠕虫等）感染人体后产生的有传染性并且在一定条件下可以造成流行的疾病。感染性疾病包括了传染病，但并非全是传染病，在英文表达上"传染病"常用"communicable diseases"而不是"infectious diseases"。

09　传染病的基本特征是什么？

传染病是由病原微生物（如病毒、衣原体、立克次体等）引起的，且能在生物之间传播、流行的一类疾病。传染病具有以下四个基本特征：

（1）病原体　每种传染病都是由特异性病原体引起的。

（2）传染性　这是传染病与其他感染性疾病的主要区别，具有传染源、传播途径和易感人群这三个基本环节，这三个环节必须同时存在，若切断任何一个环节，流行就将终止。

（3）流行病学特征　①流行性。可分为散发、暴发、流行和大流行。②季节性。不少传染病的发病率每年都有一定的季节性升高，如呼吸道传染病常发生在寒冷的冬春季节。③地方性。有些传染病常局限在一定的地理范围内发生，如血吸虫病、疟疾等。④外来性。国内或地区内原来不存在，从国外或外地通过外来人口或物品传入的传染病。

（4）感染后免疫　免疫功能正常的人体经显性或隐性感染某种病原体后，产生针对该病原体及其产物的特异性免疫。

10　临床抽血化验的"感染八项"是指哪些项目？

临床抽血化验的"感染八项"包括：乙肝表面抗原（HBsAg）、乙肝表面抗体（HBsAb）、乙肝e抗原（HBeAg）、乙肝e抗体（HBsAb）、乙肝核心抗体（HBcAb）、梅毒血清特异性抗体（TP-CMIA）、丙肝病毒抗体（A-HCV）、艾滋病毒抗体（HIV）。

11 自然因素对传染病有哪些影响？

自然环境中的各种因素，如地理、气象和生态等条件对传染病流行过程的发生和发展有重要影响。传染病的流行具有一定的季节性和地方性，特别是寄生虫病和由虫媒传播的感染性疾病，自然条件对其的影响尤为明显，如我国南方有血吸虫病地方性流行区，疟疾的夏秋季发病率较高等。自然因素还可直接影响病原体在外界环境中的生存能力，降低机体免疫力，而导致疾病的流行，如秋冬季寒冷干燥的空气刺激呼吸道，降低呼吸道抵抗力，易发生流行性感冒等呼吸道传染病，而随着全球趋暖、海平面和海表面温度上升，增加了经水和食物传播疾病的发病率。

第二节 传染病防控基本知识

01 什么叫传染源？

传染源是指体内有病原体生长繁殖，并可将病原体排出的人和动物，也就是患传染病或携带病原体的人和动物，即传染病传播流行的过程中，散播病原体的生物。

02 传染源主要包括什么？

传染源主要包括4个方面，即患者、隐性感染者、病原携带者及受感染的动物。

（1）患者 重要的传染源，包括急性期及慢性期的患者。病情比较轻的患者常常数量多而不易被发现。

（2）隐性感染者 在某些传染病（如脊髓灰质炎）中是重要的传染源。

（3）病原携带者 病原携带者不显现出症状而长期排出病

原体，在某些传染病（如伤寒、细菌性痢疾）中具有重要的流行病学意义。

（4）受感染的动物　在某些动物间的传染病，如狂犬病、鼠疫等，也可以传染给人类，引起严重的疾病。还有一些传染病，如血吸虫病，受感染的动物是传染源中的一部分。

03　传染病流行过程中如何管理传染源？

在传染病流行过程中管理传染源是传染病控制的有效措施，可降低传染病对社会的影响，特别是流行性传染病。出现流行性传染病时应在第一时间上报疫情，建立疫情应急小组，对已经发现的感染者进行隔离控制，实施封闭性管理与治疗。做好宣传工作，避免因传染病造成人们混乱与惶恐的局面。针对曾与感染者接触的人群也应进行隔离观察，确认未感染后方可解除隔离。在传染病高发季节，人们应减少外出活动次数，必须出门时也应佩戴口罩进行防护，降低自身感染概率。

（1）传染病患者管理　对患者应做到五早，即早发现、早诊断、早报告、早隔离、早治疗。建立健全的医疗卫生防疫机构，开展传染病卫生宣传教育，提高全民对传染病的识别能力，对早发现、早诊断具有重要意义。一旦发现传染病患者或疑似感染者，应立即隔离治疗。

（2）传染病接触者管理　接触者是指与传染源发生过接触的人。接触者可能是受到感染而处于疾病的潜伏期，也有可能是传染源。对于接触者应根据具体情况采取检疫措施、医学观察、预防接种或药物预防。

（3）病原携带者管理　在人群中发现病原携带者，应对其采取管理、治疗、观察随访、调整工作岗位等措施。

（4）动物传染源管理　对于动物传染源，如家禽、家畜，尽可能给予治疗，必要时宰杀后进行消毒处理。

04　什么是传播途径？

传播途径是指病原体离开传染源后，再进入另一个易感者所经历的路程和方式。传染病病原体有其排出的途径，有些排出途径单一，有些可多种途径排出。依据不同的排出途径，确定其传播途径，如脊髓灰质炎可通过粪便排出，也可通过飞沫排出，该传染病可以有多种传播途径，在切断传播途径时应注意。

05　传染病常见的传播途径有哪些？

（1）空气传播　患者在说话、咳嗽、打喷嚏时，将黏液、飞沫喷到空气、尘埃中，被易感者吸入体内引起疾病，主要见于呼吸道为入侵门户的传染病，如麻疹、白喉、百日咳等。

（2）水源、食物传播　常见于肠道传染病。被污染的水源和食物被人食用后引起传染病，如霍乱、伤寒（副伤寒）、细菌性痢疾等；食物本身有病原体，被人食用后患病，如炭疽、绦虫病等；接触被病原体污染的水引起传染病，如血吸虫病、钩端螺旋体病等。

（3）接触传播　可分为直接接触和间接接触两类。人与传染源直接接触而引起传染病，如狂犬病等。人间接接触传染源的呕吐物、大小便，或接触了被污染的手、用具、玩具等引起的传染病，如脊髓灰质炎、白喉等。

（4）昆虫媒介传播　如蚊子、白蛉等作为中间媒介传播疾病。蚊子可传播疟疾、流行性乙型脑炎，白蛉可传播黑热病。

（5）血液及其制品传播　通过注射、输液（血）、针灸或一些血液生物制品的应用引起传染病，如乙型肝炎和丙型肝炎、艾滋病（获得性免疫缺陷综合征）等。

（6）土壤传播　一些传染病病原体的芽孢在土壤中生存，当人与被污染的土壤接触时，这些病原体就进入人体，引起传染病，如破伤风、炭疽等。

（7）垂直传播 妊娠妇女感染了某种传染病的病原体，可经胎盘传给胎儿，使胎儿受到感染，如风疹、乙型肝炎、艾滋病等。

06 传染病流行过程中如何切断传播途径？

在传染病流行过程中，根据各种传染病的传播途径采取措施，如对消化道传染病应着重加强饮食卫生、个人卫生及粪便管理，保护水源，消灭蟑螂、老鼠、苍蝇等。对呼吸道传染病应着重进行空气的消毒，外出时佩戴口罩，流行期间尽量少去公共场所，不随地吐痰，咳嗽和打喷嚏时用手帕捂住口鼻。对虫媒传染病应采用药物等措施进行防虫、驱虫、杀虫。消化道传染病、虫媒传染病和寄生虫病，切断传播途径通常在阻断传染病传染中起主导作用。加强血源和血制品的管理、防止医源性传播是预防血源性传染病的有效手段。

隔离和消毒是切断传播途径的重要措施。

隔离是指将患者或病原携带者妥善地安排在指定的隔离单位，暂时与人群隔离，积极进行治疗和护理，并对具有传染性的分泌物、排泄物、用具等进行必要消毒处理，防止病原体向外扩散的医疗措施。包括严密隔离、呼吸道隔离、消化道隔离、血液-体液隔离等。

消毒是指用化学、物理、生物的方法消除和杀灭环境中致病微生物的一种措施，包括物理消毒法和化学消毒法，根据不同的传染病合理选择使用。

07 什么是人群易感性？

人群易感性是指人群作为一个整体对某种传染疾病病原体的易感程度。某人群的易感性取决于构成该人群中每个个体易感状态。如果该人群中有免疫力的人数多，则人群易感性低，反之则高。一般情况下，人群易感性是以人群非免疫人口占全部人口百分比表示。

08 传染病流行过程中如何保护易感人群？

（1）增强非特异性免疫力 非特异性免疫是机体对进入体内异物的一种清除机制，不牵涉对抗原的识别和免疫应答的增强。可以通过天然屏障作用（如皮肤、黏膜、血脑脊液屏障和胎盘屏障等）、单核 - 吞噬细胞系统的吞噬作用、体液因子作用（如补体、溶菌酶、各种细胞因子）而清除病原体。同时改善营养、加强体育锻炼、规律生活方式、养成良好的卫生习惯可以增强非特异性免疫力。

（2）增强特异性免疫力 特异性免疫是指由于对抗原特异性识别而产生的免疫。特异性免疫通常只针对一种传染病，感染后免疫都属于特异性免疫，而且是主动免疫。增强特异性免疫力可采用人工免疫法。其中包含人工自动免疫和人工被动免疫。

①人工自动免疫。根据病原微生物及其产物可激发特异性免疫的原理，用病原微生物或其毒素制成生物制品给人预防接种，使人主动地产生免疫力。预防接种后，人体免疫力可在1～4周出现，维持数月至数年。

②人工被动免疫。用含特异性抗体的免疫血清给人注射，以提高人体免疫力。注入人体后免疫立即出现，但持续时间2～3周，主要用于治疗某些具外毒素致病原引起的疾病，或与某些传染病患者接触后的应急预防措施。人工被动免疫用的生物制品有抗毒素与丙种球蛋白、特异高价免疫球蛋白等。

09 传染病病程发展如何分期？

传染病病程发展按传染病的发生、发展及转归可分为4期：
①潜伏期；

②前驱期；

③发病期（症状明显期）；

④恢复期。

10　什么是传染病的潜伏期？

传染病的潜伏期是指从病原体侵入人体起，至首发症状时间。不同传染病其潜伏期长短各异，短至数小时，长至数月乃至数年；同一种传染病，各患者之潜伏期长短也不尽相同。通常细菌病潜伏期短于蠕虫病；细菌性食物中毒潜伏期短，短至数小时；狂犬病、获得性免疫缺陷综合征潜伏期可达数年。推算潜伏期对传染病的诊断与检疫有重要意义。

11　什么是传染病的前驱期？

传染病的前驱期是潜伏期末至发病期前，出现某些临床表现的一段短暂时间，一般 1～2 天，呈现乏力、头痛、微热、皮疹等表现。多数传染病无明显的前驱期。

12　什么是传染病的发病期？

传染病的发病期是各传染病之特有症状和体征，随病情发展陆续出现的时期。症状由轻而重，由少而多，逐渐或迅速达到高峰，随机体免疫力之产生与提高趋向恢复。

13　什么是传染病的恢复期？

传染病的恢复期是机体免疫力增强至一定程度，体内病理生理过程基本终止，患者症状及体征基本消失的时期。

14　什么叫症状复燃？

症状复燃是指患者症状有效缓解或已经痊愈，但尚未达到康复的标准之前，抑制的症状又发生恶化，或在治疗有效的6～9个月之内，病情又加重。

15　什么是传染病的再燃？

传染病的再燃是指当病程进入缓解期，体温尚未降至正常时，由于潜伏于血液或组织中的病原体再度繁殖，使体温再次升高，初发病的体征和症状再次出现。

16　什么是标准预防？

标准预防是将所有患者的血液、体液、分泌物、排泄物、呕吐物及被其污染的物品均视为具有传染性，不论是否有明显的污染，或是否接触非完整的皮肤与黏膜，医务人员接触这些物质时，必须采取防护措施。其特点如下：

①医学防护是本着对患者和医务人员共同负责的原则。既要防止疾病从患者传至医务人员，又要防止疾病从医务人员传给患者。

②根据疾病主要传播途径，采取相应的隔离措施。包括严密隔离、空气和呼吸道隔离、接触隔离、血液 - 体液隔离等。

③医院各类工作人员必须正确掌握各级防护标准、各种防护用品的使用方法。防护措施应适当，防止防护不足和防护过度。

17　什么是一级防护？

一级防护主要适用于在医院中从事诊疗活动的所有医、药、护、技及后勤人员。其着装要求包括：医院统一配发的工作服、工作帽、医用口罩、工作裤、工作鞋。

18　一级防护的措施有哪些？

一级防护的主要措施包括：

①严格遵守标准预防的原则，遵守消毒、隔离的各项规章制度。

②工作时应穿工作服、隔离衣，戴工作帽和防护口罩，必要时戴乳胶手套。严格执行洗手与手消毒制度。

③下班时进行个人卫生处置，并注意呼吸道与黏膜的防护。

19　什么是二级防护？

二级防护主要适用于进行血液、体液或可疑污染物操作的医务人员，传染病流行期发热门诊的工作人员，转运疑似或临床诊断传染病的医护人员和司机，污水、污物处理人员，SARS、人感染高致病性禽流感等烈性传染病隔离病区工作人员，P3 实验室、负压病房的工作人员等。其着装要求包括在基础防护基础上，可根据危险程度（或相关预案）使用以下防护用品：隔离衣、防护服、防护镜（罩）、外科手术口罩、高效过滤口罩（如 N95 口罩）、手套、隔离鞋、鞋套等。

20　二级防护的措施有哪些？

二级防护的主要措施包括：

①严格遵守标准预防的原则，根据传染病的传播途径，采取相应的隔离措施，并严格遵守消毒、隔离的各项规章制度。

②进入隔离区和专门病区的医护人员必须戴防护口罩，穿工作服、防护服或隔离衣、鞋套，戴手套、工作帽。严格按照清洁区、半污染区和污染区的划分，正确穿戴和脱摘防护用品，并注意呼吸道、口腔、鼻腔黏膜和眼睛的卫生与保护。

21　什么是严密防护？

严密防护主要适用于进行危险性大的有创操作，如给烈性传染病、特殊感染的患者进行气管插管、吸痰、病理尸解的医务人员。其着装要求在加强防护基础上，应使用普通面罩或正压呼吸面罩（全面型呼吸防护器）、防水防护服或防水围裙及防水鞋等。

22　什么叫隔离？

隔离是把传染病患者、病原携带者安置在指定地方，与健康人和非传染病患者分开，进行集中治疗和护理，并对具有传染性的分泌物、排泄物、用具等进行必要的消毒处理，以防病原体的扩散和传播的措施。

23　传染病隔离原则与方法有哪些？

在标准预防的基础上，根据疾病的传播途径，制订相应的隔离与预防措施。一种疾病可能有多种传播途径时，应将多种防护措施结合使用。方法如下：

①隔离病室应有隔离标志，并限制人员的出入。如黄色为严密隔离，橙色为接触隔离，蓝色为呼吸道隔离，棕色为肠道隔离，红色为体液-血液隔离等。

②传染病患者或可疑传染病患者应安置在单人隔离房间。受条件限制的医院，同种病原体感染者可安置于一室。

③隔离的传染病患者或疑似传染患者产生的医疗废物，应严格执行医疗废物管理条例予以处理，防止病原体扩散和传播。

解除隔离原则：已满隔离期者、连续多次病原检查阴性者、确定不再排出病原体的，即可解除隔离。

24　传染病隔离的种类有哪些？

不同传染病具有不同的传播途径，依据不同传播途径采取有效的隔离措施，隔离种类主要有：

（1）呼吸道隔离　适用于由患者的飞沫和鼻咽分泌物经呼

吸道传播的疾病，如麻疹、流行性脑脊髓膜炎等。

（2）消化道隔离 适用于由患者排泄物直接或间接污染食物、餐具引起的消化道传染病，如伤寒、细菌性痢疾等。

（3）严密隔离 适用于严重急性呼吸综合征和某些传染性强的传染病，如霍乱、鼠疫等。

（4）虫媒隔离 适用于以昆虫为媒介的传染病，如疟疾、流行性乙型脑炎等。

（5）接触隔离 适用于病原体直接地接触皮肤或黏膜而引起的传染病，如破伤风、狂犬病等。

（6）血液和（或）体液隔离 适用于由血液、体液及血制品传播的传染病，如乙型肝炎、艾滋病等。

25 如何判定隔离期限，什么情况下才可以解除隔离？

隔离时间的长短应根据传染病的最长传染期而定。原则上是以患者没有传染性不能再传染他人为度。除传染病患者外，传染病患者的接触者也应隔离观察，称为留验。留验期间如接触者发病则应立即隔离、治疗。若接触者未发病，观察期满即可解除隔离。观察期应按传染病的最长潜伏期计算。

第三节 传染病感染监控基本知识

01 传染病房医院感染管理有哪些要求？

①传染病区应自成一区，相对独立，通风良好，流程合理，设单独出入口，按区域隔离布局。

②患者通道和医务人员通道分开。

③传染病区应明确划分三区，清洁区、半污染区、污染区，半污染区与污染区之间设立有效的缓冲区。各区之间界限清楚，

标识明显。各区应安装适量的非手触式开关的流动水洗手池，缓冲区两侧的门不应同时开启。

④医务人员进入传染病房接触传染病患者时应采取二级防护，戴医用防护口罩，穿工作服、隔离衣或防护服、鞋套，戴手套、工作帽。严格按照清洁区、半污染区和污染区的划分，正确穿戴和脱摘防护用品，并注意呼吸道、口腔、鼻腔黏膜和眼睛的卫生与保护。

⑤医务人员为传染病患者实施可引发气溶胶的操作时，采取三级防护，在二级防护的基础上，加戴面罩或全面型呼吸防护器。

⑥疑似传染病患者要与传染病患者分开安置。同一类型的传染病患者可安置于一间病室内，床间距应≥1.1米。病房应设单独通往室外的通道或阳台。

⑦应对病房空气、物体表面和地面进行随时消毒。空气消毒可采用自然通风和机械通风方式，每日通风时间不少于1小时，紫外线照射时间要大于30分钟。用含有有效氯1000mg/L消毒剂溶液擦拭地面、桌面和其他物品表面。

⑧患者的排泄物、分泌物及污水必须经消毒处理后方可排放。患者的生活垃圾放入黄色垃圾袋，按照医疗废物进行管理和处置。患者出院后对病房进行终末消毒。

⑨严格探视制度，探视者应戴外科口罩，必要时可穿隔离衣。

02 消毒种类有哪些？

消毒是指用化学、物理、生物的方法消除或杀灭由传染源排出至外环境中的病原体，从而切断传播途径，控制传染病传播。消毒一般分为两类，分别是疫源地消毒和预防性消毒。

①疫源地消毒是指对目前或曾经存在传染源的地区进行消毒，目的是杀灭由传染源排到外界环境中的病原体，细分又可

分为终末消毒和随时消毒。终末消毒是指患者痊愈或死亡后对其居住地进行的一次彻底消毒，随时消毒是指对传染源的排泄物、分泌物及其污染物进行随时消毒。

②预防性消毒是指在未发现传染源的情况下，对可能受病原体污染的场所、物品和人体所进行的消毒，如饮用水消毒、乳品消毒、空气消毒、手术室及医务人员手的消毒等。

03 消毒方法有哪些？

消毒从狭义上讲是消灭污染环境的病原体，从广义上讲则包括消灭传播媒介在内。消毒的方法包括物理消毒法和化学消毒法。

（1）物理消毒法

①热力灭菌法。通过高温使微生物的蛋白质及酶发生变性或凝固，新陈代谢发生障碍而死亡，如煮沸消毒、预真空型压力蒸汽灭菌、高压蒸汽灭菌、焚烧消毒、巴氏消毒等。

②辐射消毒法。利用射线照射达到杀菌的目的，如微波消毒、红外线消毒、紫外线消毒等。

（2）化学消毒法 使用化学消毒药物使病原体蛋白质变性从而死亡的方法。

①含氯消毒剂。常见有次氯酸钠、氯胺及含氯石灰等，具有溶于水、杀菌作用强、杀菌谱广、作用快、价格低廉等优势，主要适用于餐具、环境、水、疫区消毒等。

②醛类消毒剂。常见有甲醛及戊二醛，具有广谱、高效、快速杀菌等特点，但对皮肤黏膜具有刺激性，常可用于仪器、内镜消毒。

③氧化消毒剂。如过氧乙酸、过氧化氢、臭氧、高锰酸钾等，主要靠其强大氧化能力进行灭菌，具有杀菌广、速效等特点，但对仪器、金属腐蚀性强。

④杂环类气体消毒剂。主要有环氧乙烷、环氧丙烷等，为广谱高效消毒剂，对一般物品无损害，常用于电子设备、医疗器械、精密仪器等的消毒。

⑤碘类消毒剂。常见有 2% 碘酊和 0.05% 碘伏，有广谱、快速杀菌的作用，适用于皮肤黏膜消毒，但碘酊对皮肤黏膜具有一定刺激性，使用时需配合 75% 乙醇进行脱碘，而碘伏使用方便不需要脱碘，可适用于黏膜冲洗消毒。

⑥醇类消毒剂。主要有 75% 乙醇，可迅速杀灭细菌繁殖体，临床使用较为广泛。

⑦其他消毒剂。苯扎溴铵、氯己定等。

04　传染病患者出院后床单位如何处理？

传染病患者出院后床单位应进行终末消毒，包括输液架、仪器架、被服、床垫、床架、床头柜等，具体处理方法如下：

①患者使用过的被服应撤下，统一放入双层黄色垃圾袋，标注感染类型，经污物物流通道送至指定地点统一消毒处理，避免在病区内清点，防止疾病传播。

②床头仪器架、线盒、输液架等使用 0.1% 有效氯消毒液进行擦拭。

③床旁桌、床头柜等应使用 0.1% 有效氯消毒液依照由内向外原则进行擦拭。

④床垫、床栏、床架等应使用 0.1% 有效氯溶液浸泡后的专用消毒毛巾，拧至半干依据从上向下顺序彻底擦拭，不得来回反复擦拭，不留死角。床垫须翻起双面擦拭，必要时送洗消部门统一消毒，有条件的医院可使用床单位消毒机进行统一消毒。

⑤消毒地面应从里向外拖地，采用 S 型方式退出，若有可能污染，则进行污点清洁与消毒。

⑥消毒后的床单位应由专人进行检查，避免消毒不彻底，

特殊感染床单位消毒后可进行物表采样，评估消毒效果。

⑦床单位消毒完毕后，床尾应悬挂消毒人及消毒时间，以备待用。

⑧开窗通风，更换室内空气，必要时进行空气消毒。

第四节　呼吸道传染病基本知识

01　什么是呼吸道传染病？

呼吸道传染病是指病原体从人体的鼻腔、咽喉、气管和支气管等呼吸道感染侵入而引起的具有传染性的疾病。常见的呼吸道传染病有流行性感冒、麻疹、水痘、风疹、流行性腮腺炎、肺结核等。

02　呼吸道传染病的基本特征有哪些？

呼吸道传染病具有传染性、流行性、季节性、感染后有免疫性四项基本特征。而由于呼吸道与外界相通，当感染者大声讲话、咳嗽、打喷嚏时，可从鼻咽部喷出大量含有病原体的黏液飞沫，悬浮于空气中，人群受各种病原体的侵袭机会多，特别是在人群密集、空气流通差的环境中。而儿童、老年人、体弱者、营养不良或慢性疾病患者、过度劳累者、精神高度紧张者等人群更易患病。同时受到自然因素影响，在冬春季节，气候寒冷、空气干燥，呼吸道抵抗力降低，从而，更易导致疾病的流行。

03　呼吸道传染病常见症状与体征有哪些？

不同的呼吸道传染病有不同的临床表现。一般起病急，无明显前驱症状，少数有全身不适、肌肉酸痛、头痛、食欲减退、畏寒发热等，多伴有发热、咳嗽、咽痛、流涕等上呼吸道症状，部分病例可出现皮疹、疱疹等体征。如流行性感冒一般表现为发病急，有发热、乏力、头痛及全身酸痛等明显的全身中毒症状，而咳嗽、流涕等呼吸道症状较轻。麻疹可表现为发热、咳嗽、流涕、眼结膜充血，口腔黏膜有麻疹黏膜斑，皮肤出现斑丘疹。水痘全身症状轻微，突出表现为皮肤黏膜分批出现迅速发展的斑疹、丘疹、疱疹与痂皮。风疹全身症状轻，伴有低热、皮疹和耳后、枕部淋巴结肿大。流脑则可表现为突发高热、剧烈头痛、频繁呕吐、皮肤黏膜瘀斑、烦躁不安，可出现颈项强直、神志障碍及抽搐等。

04　呼吸道传染病的流行特征有哪些？

①传播范围广，传播途径易实现，发病率高。

②冬春季高发。

③儿童及老年人多见。

④受居住条件和人口密集程度的影响。

⑤在未经免疫预防的人群中，发病呈周期性升高。

05　呼吸道传染病的隔离原则是什么？

呼吸道传染病主要通过空气飞沫或气溶胶经呼吸道传播，患者大声讲话、咳嗽、打喷嚏时，从鼻咽部喷出大量含有病原体的黏液飞沫，悬浮于空气中，易感者吸入时可造成感染。呼吸道隔离就是在标准预防的基础上，根据呼吸道传染病传播的特点，把传染病患者、病原携带者安置在指定地方，与健康人和非传染病患者分开，进行集中治疗和护理，以防止病原体的扩散和传播的措施。其隔离原则主要包括：

①将同种疾病的病员安置在一室，床间距为 2 米。

②接触患者必须戴口罩，必要时穿隔离衣。

③患者的口、鼻咽分泌物等需要进行消毒处理。

④限制患者外出，如需要检查时应佩戴防护口罩。

⑤病室使用紫外线进行空气消毒，每天 2 次，通风每天不少于 3 次，地面擦洗每天 2 次，室内保持一定的温度和湿度。

06 呼吸道传染病房设置有哪些要求？

《传染病医院建设标准》规定：传染病医院的建设应符合所在地区城乡总体建设规划、区域卫生规划和医疗机构设置规划等要求，充分利用现有卫生资源，避免重复建设或过度集中。

呼吸道传染病病区选址应特别注意环境保护要求，除防止外环境对院区干扰外，尤其注重病区污、废水排放，医疗废弃物的处置，保证周围环境的卫生安全。

传染病区的总平面，应根据地形地势、病区用地范围合理规划、布置。在保证使用功能与传染病防护隔离卫生安全的前提下建筑物应合理组合，提高土地利用率。病房在建筑布局上应遵循"三区二带二线"的原则：

（1）清洁区 主要包括医护值班室、休息室、男女更衣室、库房等，使用蓝色标识牌。

（2）半污染区 主要包括医护办公室、治疗室、消毒间等，使用黄色标识牌。

（3）污染区 主要包括病房、病房卫生间、病房走廊、污染区附属间、污染楼梯或电梯，使用红色标识牌。

（4）缓冲带 1 清洁区与半污染区之间，安装有紫外线消毒设施，加装实际的隔离屏障（如隔离门），避免气流对流。

（5）缓冲带 2 半污染区与污染区之间，安装有风淋装置和紫外线消毒装置，加装实际的隔离屏障（如隔离门），避免气流对流。

（6）清洁通道 工作人员的专用通道，只能直接通向隔离病区的清洁区。

（7）污染通道　患者专用通道，可以是电梯、楼梯，只能直接通向隔离病区的污染区；污物通道主要为运送半污染区和污染区的物品和医疗垃圾；各种临床标本传递通道，可设立专用的隔离传递窗口。

07　呼吸道传染病常见的消毒方法有哪些？

呼吸道传染病常见的消毒方法包括物理消毒法和化学消毒法两种。

（1）物理消毒法

①热力灭菌法。如煮沸消毒、高压蒸汽灭菌、焚烧消毒、巴氏消毒法等，通过高温使微生物的蛋白质及酶发生变性或凝固，新陈代谢发生障碍而死亡。

②辐射消毒法。如紫外线、红外线、微波消毒等，其中紫外线消毒穿透力弱，对真菌孢子及细菌芽孢效果差。

（2）化学消毒法　是指用化学消毒药物使病原体蛋白质变性而死亡的方法。常用的消毒剂有以下几种。

①含氯消毒剂。如漂白粉、次氯酸钠等。

②氧化消毒剂。如过氧乙酸、臭氧等。

③醛类消毒剂。如甲醛、戊二醛等。

④杂环类气体消毒剂。如环氧乙烷、环氧丙烷等。

08　常见呼吸道传染病依据病原微生物特点可分为哪几类？

常见呼吸道传染病依据病原微生物特点可分为：

（1）由细菌感染引起的疾病　如肺结核、大叶肺炎、白喉、百日咳、流感嗜血杆菌感染、军团菌感染等。

（2）由病毒引起的疾病　如流行性感冒、水痘、带状疱疹、腮腺炎、麻疹、严重急性呼吸综合征（SARS）等。

（3）其他 如由支原体和衣原体等非典型病原体引起的肺部感染性疾病。

09 什么是新发呼吸道传染病？

新发呼吸道传染病是指近30年来人们新认识到的或新发现的那些能够造成地域性或国际公共卫生问题的传染病，如急性呼吸窘迫综合征（ARDS）、SARS及0139型霍乱等。

10 近年新发呼吸道传染病有哪些？

近年新发呼吸道传染病包括：新型冠状病毒肺炎、严重急性呼吸综合征（SARS）、人感染高致病性禽流感、中东呼吸综合征、甲型H1N1流感、猪链球菌病等。

11 呼吸道传染病的主要传播途径是什么？

呼吸道传染病主要通过空气飞沫或气溶胶经呼吸道传播，部分也可通过直接密切接触或间接接触传播。主要传播过程是随患者咳嗽、大声讲话、打喷嚏等方式排出的飞沫侵入易感者口、咽、鼻部等上呼吸道引起感染。

12 常见呼吸道传染病病原体有哪些？

传染病由特异性病原体引起，对人类有致病性的病原体在500种以上，主要包括病毒、细菌、支原体、衣原体、真菌、螺旋体、立克次体和寄生虫等。每种呼吸道传染病均由特异性病原体引起。例如引起人感染高致病性禽流感的病原体是禽流感病毒，其亚型分为H5N1、H9N2、H7N7；腮腺炎的病原体是腮腺炎病毒，属于副黏液病毒属的单股RNA病毒；麻疹的病原体为麻疹病毒，属于副黏液病毒科的麻疹病毒属，只有一个血清型；流行性脑脊髓膜炎是由脑膜炎奈瑟菌所致的急性化脓性脑膜炎，该细菌为一种有荚膜的革兰氏染色阴性的专性需氧双球菌。常见的呼吸道传染病有流行性感冒、流行性腮腺炎、麻疹、肺结核、水痘、流行性脑脊髓膜炎等，其相应的病原体为流感病毒、腮腺炎病毒、麻疹病毒、结核分枝杆菌、水痘-带状疱疹病毒、脑膜炎球菌等。

13 呼吸道传染病流行过程需要满足的基本条件有哪些？

呼吸道传染病流行过程需要满足的基本条件包括传染源、传播途径和易感人群。

①传染源是指病原体已经在体内生长繁殖并能将其排出体外传染其他个体的人或动物。包括患者、隐性感染者、病原携带者、受感染的动物等。

②传播途径是指病原体离开传染源后，到达另一个易感者的途径。呼吸道传染病主要通过空气飞沫传播，部分也可通过密切接触或间接接触传播。

③易感人群是指对某种传染病缺乏特异性免疫力的人。包括婴幼儿、特殊职业人员、免疫缺陷者、老年人、慢性疾病患者等。

14 呼吸道传染病的居家护理有哪些？

呼吸道传染病的居家护理包括：做好家庭消毒隔离，重视空气消毒，最好让患者独居一室，选择朝阳或通风条件好的房间，有条件的家庭可使用移动式紫外线灯进行照射消毒。室内不能潮湿。咳嗽和打喷嚏时，用手帕捂住口鼻，痰液最好吐在纸内，然后烧毁，切忌随地吐痰。被褥经常放在太阳下曝晒，患者的寝具、食具单独使用，并定期消毒。患者不宜与儿童接触，尽量不到公共场所去，提倡外出时戴口罩，以免病菌扩散传染，影响他人健康。同时患者还可以通过合理的体育锻炼，规律的生活方式，以及改善营养状况来提高非特异性免疫力。

15　呼吸道传染病诊断依据有哪些？

（1）临床资料　全面而准确的临床病史采集和全面、细致的体格检查至关重要，如麻疹患者可出现口腔黏膜斑，白喉患者可出现莱膜，百日咳患者出现痉挛性咳嗽等。

（2）流行病学资料　包括发病年龄、职业、季节、地区、生活习惯、预防接种史及既往病史。如百日咳和猩红热多发生于 1 ～ 5 岁儿童，流行性感冒多发生于冬春季节。

（3）实验室及其他检查资料　传染病由特异性病原体引起，因此实验室检查对诊断具有特殊的意义，如检出或分离培养出病原体即可直接确定诊断，准确治疗。检查主要包括：一般实验室检查、病原学检查、分子生物学检测、免疫学检查、内镜等其他检查。

16　如何防范呼吸道传染病？

冬春季是呼吸道传染病的高发季节，天气骤变的情况下也易发病。儿童、老年人、体弱者、营养不良或慢性疾病患者、过度劳累者、精神高度紧张者等人群容易患呼吸道传染病。

为预防呼吸道传染病，应做到：①经常开窗通风，保持室内空气新鲜。②搞好家庭环境卫生，保持室内和周围环境清洁。养成良好的卫生习惯，不要随地吐痰，勤洗手。③保持良好的生活习惯，多喝水、不吸烟、不酗酒。经常锻炼身体，保持均衡饮食，注意劳逸结合，提高自身抗病能力。④要根据天气变化适时增减衣服，避免着凉。儿童、老年人、体弱者和慢性疾病患者应尽量避免到人多、拥挤的公共场所。如果有发热、咳嗽等症状，应及时到医院检查治疗。

17 呼吸道传染病主要护理措施有哪些？

呼吸道传染病主要护理措施如下：

（1）一般护理

①隔离措施。采取呼吸道隔离，将同种疾病的病员安置在一室，床间距为 2 米。接触患者必须戴口罩，必要时穿隔离衣。患者的口、鼻分泌物等需要进行消毒处理。限制患者外出，如需要检查时应佩戴防护口罩。病室使用紫外线进行空气消毒，每天 2 次，通风每天不少于 3 次，地面擦洗每天 2 次，室内保持一定的温度和湿度。应让急性期患者卧床休息，并协助其做好生活护理。

②饮食护理。保证足够热量和液体的摄入，遵医嘱给予高热量、高蛋白、高维生素、易消化的食物，避免进食辛辣刺激的食物，发热期应多饮水，每日保证 2000mL 液体摄入，维持水电解质平衡，必要时也适当增加肠外营养的供给。

（2）病情观察

严密观察生命体征，重点关注体温、血压、意识、呼吸、皮疹进展和消退等情况，实施降温措施后，及时评价降温的效果，观察患者有无虚脱等不适表现。咳嗽、咳痰患者观察呼吸、排痰情况，密切观察有无呼吸急促、呼吸困难、面色发绀等窒息表现。

（3）用药护理

遵医嘱应用抗病毒及抗生素药物，高热患者可对症使用药物降温，皮肤瘙痒者可使用炉甘石洗剂擦拭，感染性休克患者可使用去甲肾上腺素升压治疗。

（4）对症处理

①高热者行物理降温，可用冰帽、冰袋冷敷头部或大动脉

走行部位，幼儿、年老者可使用温水擦浴，必要时使用解热镇痛药物。采取降温措施后应密切观察体温变化，评估降温效果。

②有咳嗽咳痰、胸闷憋气等症状时，应取半卧位，同时吸氧，必要时给予吸痰，严重者可给予呼吸机辅助呼吸。

（5）健康指导

①对患者指导。多锻炼身体，调整饮食结构，增强机体免疫力。讲解疾病相关知识，减轻患者心理负担，提高其依从性。

②疾病预防指导。减少公众集会和集体活动；室内每日开窗通风或进行空气消毒，使用过的餐具应煮沸消毒，衣物可使用含氯消毒剂浸泡或阳光曝晒 2 小时。

参 考 文 献

[1] 伍媛，肖春花，利旭辉 . 呼吸道传染病的特点及预防控制的探讨 [J]. 现代诊断与治疗 , 2015, 26(9)：2084.

[2] 媛琪，林小田，王昱 . 肺结核发病影响因素分析 [J]. 解放军预防医学杂志 , 2015, 33(1)：11.

[3] 曾国艳，李家莲，梁金清，等 . 突发呼吸道传染病涉外隔离病人的护理 [J] . 全科护理 , 2012, 10(1)：30-31.

[4] 邵庆杰，王文杰 . 新发急性呼吸道传染病采用护理干预的效果分析 [J]. 河南医学研究 , 2014, 23(7)：142-143.

[5] 杨丽梅 . 呼吸道传染病的预防与控制研究 [J]. 中国医药指南 , 2018, 16(05)：111-112.

[6] 韦雪芳 . 呼吸道传染疾病的预防与控制 [J]. 现代诊断与治疗 , 2017, 28(15)：2853-2855.

[7] 徐振生 . 探讨呼吸道传染病的特点及预防与控制 [J]. 中国社区医师 , 2015, 31(33)：125-126.

[8] 梁春荣 . 呼吸道传染病的特点与预防控制措施分析 [J]. 中国社区医师 , 2015, 3l(5)：147-148.

[9] 陈璇，王艳华，蒋晓静 . 传染病护理学 [M]. 北京：人民卫生出版社 , 2012,6.

[10] 李兰娟，王宇明 . 感染病学 [M]. 北京：人民卫生出版社 , 2015.

第二章

常见呼吸道传染病

第一节　严重急性呼吸综合征

01　什么是严重急性呼吸综合征？

严重急性呼吸综合征，即 SARS，曾称传染性非典型肺炎，是由 SARS 冠状病毒（SARS-CoV）引起的急性呼吸道传染病。

02　严重急性呼吸综合征的病因及发病机制是什么？

SARS 是一种由 SARS-CoV 引起的传染病，人们对其发病机制的了解还不是非常清楚。

SARS-CoV 由呼吸道进入人体，在呼吸道黏膜上皮内复制，进一步引起病毒血症。被病毒侵染的细胞包括气管支气管上皮细胞、肺泡上皮细胞、血管内皮细胞、巨噬细胞、肠道上皮细胞、肾脏远段曲管上皮细胞和淋巴细胞。

03　严重急性呼吸综合征的传染源有哪些？

现有资料表明，严重急性呼吸综合征患者是最主要传染源。通常认为症状明显的患者传染性较强，特别是持续高热、频繁咳嗽、出现 ARDS 时的传染性较强。退热后传染性迅速下降，尚未发现潜伏期患者以及治愈出院者有传染他人的证据。

　　并非所有患者都有同等传播效力，有的患者可造成多人甚至几十人感染（即超级传播现象），但有的患者却未传播一人。造成超级传播的机制还不清楚，超级传播者的病原是否具有特殊的生物学特征尚不清楚。

　　已有本病的病原可能来源于动物的报道。有人检测发现，从果子狸分离的病毒与 SARS-CoV 的基因序列高度符合，因此推测该病最初可能来源于动物。

04　严重急性呼吸综合征传播途径是什么？

　　严重急性呼吸综合征的主要传播途是近距离呼吸道飞沫传播，即通过与患者近距离接触，吸入患者咳出的含有病毒颗粒的飞沫而致病。气溶胶传播是经空气传播的另一种方式，被高度怀疑为严重流行疫区的医院和个别社区暴发的传播途径之一。

　　尚无证据表明苍蝇、蚊子、蟑螂等媒介昆虫可以传播 SARS-CoV。

05　哪些人为严重急性呼吸综合征的易感人群？

　　一般认为各人群普遍易感 SARS，但儿童感染率较低，原因尚不清楚。SARS 症状期患者的密切接触者是 SARS 的高危险人群。医护人员和患者家属与亲友在治疗、护理、陪护、探望患者时，同患者近距离接触次数多，接触时间长，如果防护措施不力，很容易感染 SARS。

06　严重急性呼吸综合征具有哪些流行特征？

　　自 2002 年底我国局部地区发生 SARS 病例以来，发现其主要有以下流行特征：

　　①多为急性起病。

②有散发、流行等不同形式，分布地区较广。

③青壮年发病率较高，儿童患病率较成人低，男女之间发病无差别。

④具有较强的传染性，与患者密切接触的家庭成员及医护人员感染率较高。

⑤SARS 第一代的传播潜伏期为 4～5 天，第二代在 10 天左右，其病原传染力在传播过程中逐渐下降。

07 严重急性呼吸综合征潜伏期为多长时间？

SARS 潜伏期通常限于 2 周以内，一般约为 2～10 天。

08 严重急性呼吸综合征临床表现及体征有哪些？

（1）SARS 的临床表现　急性起病，自发病之日起，2～3 周内病情都可处于进展状态。主要有以下 3 类症状。

①发热及相关症状。常以发热为首发和主要症状，体温一般高于 38℃，常呈持续性高热，可伴有畏寒、肌肉酸痛、关节酸痛、头痛、乏力。在早期，使用退热药可有效；进入进展期，通常难以用退热药控制高热。

②呼吸系统症状。可有咳嗽，多为干咳，少痰，少部分患者出现咽痛。可有胸闷，严重者渐出现呼吸加速、气促，甚至呼吸窘迫。常无上呼吸道卡他症状。呼吸困难和低氧血症多见于发病 6～12 天以后。

③其他方面症状。部分患者出现腹泻、恶心、呕吐等消化道症状。

（2）SARS 患者的体征　SARS 患者的肺部体征常不明显，部分患者可闻少许湿啰音，或有肺实变体征。偶有局部叩浊、呼吸音减低等少量胸腔积液的体征。

09　严重急性呼吸综合征常见并发症有哪些？

　　SARS 的并发症一般发生在疾病最为严重的阶段之后。

　　（1）继发感染　肺部继发感染是重要的并发症，可使病变影像的范围增大、病程延长。在疾病恢复过程中，继发感染可使肺内片状影像再次增多。肺部继发感染也可引起空洞及胸腔积液，一般在发病 2～3 周以后。空洞可为单发及多发，病原诊断需要经相应的病原学检查。有的患者在出院后复查时发现合并空洞及胸腔积液。

　　据报道，也有并发脑内感染的病例。当患者出现中枢神经系统的症状和体征时，建议作颅脑 CT 或磁共振成像（MRI）检查。

　　（2）肺间质改变　少数患者在肺内炎症吸收后残存肺间质纤维化，表现为局部的不规则的高密度斑片、索条状及蜂窝状影像，可引起牵拉性支气管扩张。严重的肺间质增生使肺体积缩小。肺间质纤维化的影像表现是不可逆的。炎症吸收过程中在 X 线上可能出现肺纹理增重和条状阴影，在 HRCT 上可出现支气管血管束增粗、小叶间隔和小叶内间质增厚、胸膜下弧线影等。

　　（3）纵隔气肿、皮下气肿和气胸　纵隔气肿表现为纵隔间隙有气体影，呈条状或片状，气体量较多时可位于食管、气管、大血管等结构周围。皮下气肿较为明显。部分病例的纵隔气肿、皮下气肿和气胸发生在使用呼吸机之后。

　　（4）胸膜病变　肺内病变可引起邻近胸膜的局限性胸膜增厚，或轻度幕状粘连。胸膜改变可随肺内病变的吸收而消退。明显的胸腔积液较少见。

　　（5）心影增大　可能为心肌病变所致。判断心影大小要根据标准的立位后前位胸片。床旁胸片要注意心脏横位及心影放大的影响。

（6）骨质缺血性改变　患者在治疗后若出现关节疼痛和活动受限等症状，建议作 CT 或 MRI 检查。骨质异常改变以髋关节多见，也可发生在膝、肩等关节和长骨骨干。

10 严重急性呼吸综合征实验室检查有哪些？

SARS 常见的实验室检查有：

（1）血常规　病程初期到中期白细胞计数通常正常或下降，淋巴细胞则常见减少，部分病例血小板亦减少。T 细胞亚群中 CD3、CD4 及 CD8 T 细胞均显著减少。

（2）血液生化检查　丙氨酸氨基转移酶（ALT）、乳酸脱氢酶（LDH）及其同工酶等均可不同程度升高。

（3）血清学检测　国内已建立间接荧光抗体法（IFA）和酶联免疫吸附试验（ELISA）来检测血清中 SARS 病毒特异性抗体。IgG 型抗体在起病后第 1 周检出率低或检不出，第 2 周末检出率 80% 以上，第 3 周末 95% 以上，且效价持续升高，在病后第 3 个月仍保持很高的滴度。

（4）分子生物学检测　目前采用基因探针和 PCR 等方法。基因核酸杂交技术虽然敏感性和特异性高，但由于基因探针常用同位素标记，具有放射性污染，且设备要求高、操作烦琐，一般难以推广。PCR 技术具有简便、快速、敏感、特异等特点，容易推广，但实验室的标准化问题有待于解决。

（5）病毒（衣原体、细菌）的分离　采用患者鼻咽分泌物接种人胚肺细胞或猴肾细胞培养，分离病毒和衣原体，再用补体结合或中和试验、IFA 或 ELISA 等鉴定抗原。但细胞培养阳性率不够高，另外因技术操作复杂，实验设备要求较高，一般医院不具备培养条件，且敏感性受标本采集、运输、保存等因素影响，该实验方法不适合用于常规检测，多用于科研和疑难病例的鉴定。

11　严重急性呼吸综合征常见的影像学表现有哪些？

SARS 的 X 线和 CT 基本影像表现为磨玻璃密度影像和肺实变影像。

（1）磨玻璃密度影像　磨玻璃密度影像在 X 线和 CT 上的判定标准为病变的密度比血管密度低，其内可见血管影像。在 X 线上磨玻璃密度影像也可以低于肺门的密度作为识别标准。磨玻璃密度影像的形态可为单发或多发的小片状、大片状，或在肺内弥漫分布。在 CT 上密度较低的磨玻璃影像内可见肺血管较细的分支，有的在磨玻璃样影像内可见小叶间隔及小叶内间质增厚，表现为胸膜下的细线影和网状结构。磨玻璃影像内若合并较为广泛的网状影像，称为"碎石路"（crazy paving）征。密度较高的磨玻璃影像内仅能显示或隐约可见较大的血管分支。有的磨玻璃影像内可见空气支气管征（air bronchogram）。

（2）肺实变影像　在 X 线和 CT 上肺实变影像的判定标准为病变的密度比血管密度高，其内不能见到血管影像，但有时可见空气支气管征。在 X 线上肺实变影像又可以以高于肺门阴影的密度作为识别的依据。病变形态为单发或多发的小片状、大片状，或弥漫分布的影像。

12　严重急性呼吸综合征诊断依据有哪些？

根据流行病学史、临床症状和体征、一般实验室检查、胸部 X 线影像学变化，配合 SARS 病原学检测阳性，排除其他表现类似的疾病，可以作出 SARS 的诊断。具有临床症状和出现肺部 X 线影像改变，是诊断 SARS 的基本条件。流行病学方面有明确支持证据和能够排除其他疾病，是能够作出临床诊断的最重要支持依据。对于未能追及前向性流行病学依据者，需注意动态追访后向性流行病学依据。对病情演变（症状、氧合状况、肺部 X 线影像）、抗菌治疗效果和 SARS 病原学指标进行动态观察，对诊断具有重要意义。应合理、迅速安排初步治疗和有关检查，争取迅速明确诊断。

（1）临床诊断　对于有 SARS 流行病学依据，有症状，有肺部 X 线影像改变，并能排除其他疾病诊断者，可以作出 SARS 临床诊断。

（2）确定诊断　在临床诊断的基础上，若分泌物 SARS-CoV RNA 检测阳性，或血清 SARS-CoV 抗体阳转，或抗体滴度 4 倍及以上增高，则可作出确定诊断。

（3）疑似病例　对于缺乏明确流行病学依据，但具备其他 SARS 支持证据者，可以作为疑似病例，需进一步进行流行病学追访，并安排病原学检查以求印证。对于有流行病学依据，有临床症状，但尚无肺部 X 线影像学变化者，也应作为疑似病例。对此类病例，需动态复查 X 线胸片或胸部 CT，一旦肺部病变出现，在排除其他疾病的前提下，可以作出临床诊断。

（4）医学隔离观察病例　对于近 2 周内有与 SARS 患者或疑似 SARS 患者接触史，但无临床表现者，应自与前者脱离接触之日计，进行医学隔离观察 2 周。

13　严重急性呼吸综合征治疗原则是什么？

虽然 SARS 的致病原已经基本明确，但发病机制仍不清楚，目前尚缺少针对病因的治疗。临床上主要以对症支持治疗和针对并发症的治疗为主。在目前疗效尚不明确的情况下，应尽量避免多种药物（如抗生素、抗病毒药、免疫调节剂、糖皮质激素等）长期、大剂量地联合应用。

（1）一般治疗与病情监测　卧床休息，注意维持水电解质平衡，避免用力和剧烈咳嗽。密切观察病情变化（不少患者在发病后的 2 ～ 3 周内都可能属于进展期）。一般早期给予持续鼻导管吸氧（吸氧浓度一般为 1 ～ 3 L/min），根据病情需要，每天定时或持续监测脉搏血氧饱和度（SpO2），定期复查血常规、尿常规、血电解质、肝肾功能、心肌酶谱、T 淋巴细胞亚群（有条件时）和 X 线胸片等。

（2）对症治疗　体温高于 38.5℃，或全身酸痛明显者，可使用解热镇痛药。高热者给予冰敷、酒精擦浴、降温毯等物理降温措施。儿童禁用水杨酸类解热镇痛药；咳嗽、咯痰者可给予镇咳、祛痰药；有心、肝、肾等器官功能损害者，应采取相应治疗；腹泻患者应注意补液及纠正水电解质失衡。

（3）糖皮质激素的使用　应用糖皮质激素的目的在于抑制异常的免疫病理反应，减轻全身炎症反应状态，从而改善机体的一般状况，减轻肺的渗出、损伤，防止或减轻后期的肺纤维化。应用指征如下：①有严重的中毒症状，持续高热不退，经对症治疗 3 天以上最高体温仍超过 39℃；② X 线胸片显示多发或大片阴影，进展迅速，48 小时之内病灶面积增大＞50%且在正位胸片上占双肺总面积的 1/4 以上；③达到急性肺损伤或 ARDS 的诊断标准。具备以上指征之一即可应用。成人推荐剂量相当于甲泼尼龙 80 ～ 320 mg/d，静脉给药具体剂量可根据病情及个体差异进行调整。当临床表现改善或胸片显示肺内阴影有所吸收时，逐渐减量停用。一般每 3 ～ 5 天减量 1/3，通常静脉给药 1 ～ 2 周后可改为口服泼尼松或泼尼松龙。一般不超过 4 周，不宜过大剂量或过长疗程使用，应同时应用制酸剂和胃黏膜保护剂，还应警惕继发感染，包括细菌或（和）真菌感染，也要注意潜在的结核病灶感染扩散。

（4）抗病毒治疗　目前尚未发现针对 SARS-CoV 的特异性药物。临床回顾性分析资料显示，利巴韦林等常用抗病毒药对 SARS 没有明显治疗效果。可试用蛋白酶抑制剂类药物 Kaletra

［洛匹那韦（lopinavir）/利托那韦（ritonavir）］等。

（5）免疫治疗　胸腺肽、干扰素、静脉用丙种球蛋白等非特异性免疫增强剂对 SARS 的疗效尚未肯定，不推荐常规使用。SARS 恢复期血清的临床疗效尚未被证实，对诊断明确的高危患者，可在严密观察下试用。

（6）抗菌药物的使用　抗菌药物的主要应用目的有两个：一是用于对疑似患者的试验治疗，以帮助鉴别诊断；二是用于治疗和控制继发细菌、真菌感染。鉴于 SARS 常与社区获得性肺炎（CAP）相混淆，而后者常见致病原为肺炎链球菌、支原体、流感嗜血杆菌等，在诊断不清时可选用新喹诺酮类或 β- 内酰胺类联合大环内酯类药物试验治疗。继发感染的致病原包括革兰氏阴性杆菌、耐药革兰氏阳性球菌、真菌及结核分枝杆菌，应有针对性地选用适当的抗菌药物。

（7）心理治疗　对疑似病例，应合理安排收住条件，减少患者担心院内交叉感染的压力；对确诊病例，应加强关心与解释，引导患者加深对本病的自限性和可治愈的认识。

（8）中药治疗。

14　严重急性呼吸综合征常用药物有哪些？

SARS 常用药物有糖皮质激素、抗病毒药物、增强免疫功能药物、抗菌药物、中药等。

15　严重急性呼吸综合征常见护理问题有哪些？

（1）体温过高　与病毒感染有关。

（2）气体交换受损　与肺部炎症使双肺受累范围广、病变重有关。

（3）清理呼吸道无效　与痰液黏稠有关。

（4）焦虑和恐惧　与 SARS 的传染性强，需要隔离，且病情进展迅速，无特异性治疗有关。

16　严重急性呼吸综合征护理要点有哪些？

（1）一般护理

①生活护理。充分休息，减少氧耗。

②高热的护理。要监测患者体温变化，根据体温变化及时调整测量频次。高热患者要防止惊厥，及时给予物理降温，如冰袋、酒精或温水擦浴，慎用退热药，必要情况下遵医嘱给予退热药。嘱患者多饮水，防止发生虚脱；出汗过多者应及时更换潮湿的被服，保持被服干燥，使患者舒适；寒战时注意保暖，增加盖被。

③咳嗽、咳痰的护理。嘱患者多饮水，必要时予雾化吸入，避免剧烈咳嗽，咳嗽剧烈者给予镇咳药，咳痰者给予祛痰药。

④胸闷的护理。予患者半卧位，予氧气 2L/min 吸入。

⑤吸氧的护理。在患者接受吸氧治疗时，护理人员需要实时监测患者的生命体征与不良反应状况，一旦发现患者在吸氧过程中呼吸受阻、急促、不畅，护理人员需要及时帮助患者调节吸氧量。如果发现患者存在头晕、缺氧等不适感，需要及时检查吸氧设备是否存在堵塞或脱落现象。

⑥呼吸困难的护理。严重 SARS 患者在早期如能适当应用无创通气，可减少气管插管率和降低病死率。如 SARS 出现严重的合并症，无创通气无效时，应即时使用有创机械通气治疗。

⑦应用呼吸机的护理。a. 保持气管插管的正常位置，妥善固定。长期插管者，气囊定时放气。b. 观察神志，注意有无缺氧表现，缺氧轻度表现为烦躁，中度为谵妄，重度则引起昏迷。c. 定时监测血气分析，尤其是在机械通气开始阶段和病情变化时，并根据检查结果及时调节呼吸机参数。d. 机械通气过程中，密切检测患者自主呼吸频率、节律与呼吸机是否同步。机械通

气后气量合适，患者安静；如出现烦躁，人机对抗，多为通气不足或痰堵，应及时清除痰液，增加通气量。e. 及时正确处理呼吸器急症。当患者突然出现缺氧或呼吸困难时，应立即断开呼吸机，用简易呼吸器进行手动呼吸，然后找出原因并做适当处理。f. 人工气道建立后，呼吸道加温加湿功能丧失，纤毛运动功能减弱，造成分泌物排出不畅，因此进行人工加温加湿，保护呼吸道黏膜纤毛及腺体功能正常非常必要。合理的气道加温加湿可减少痰液潴留，预防痰痂形成，增加患者舒适感。

⑧吸痰的护理。掌握正确的吸痰方法，保持呼吸道通畅。气管内吸痰的指征：a. 闻及痰鸣音。b. 诊断气道有无阻塞。吸痰方法：a. 吸痰前用简易呼吸器纯氧膨肺。b. 选择相当于插管一半直径的吸痰管，负压范围 $-120 \sim -80$ mmHg。c. 一次吸痰 $10 \sim 15$ 秒，吸痰过程中观察心率、心律。d. 再次纯氧膨肺，重复吸痰直到肺部清晰。e. 动作轻柔，注意无菌操作，减少肺部感染。

（2）饮食护理

①应尽早给予患者足够的营养，使其提高免疫力。

②患者尽量经口进食，补充饮水量。根据病情遵医嘱由流质饮食逐步向普通饮食过渡，确保患者进食时不影响吸氧及呼吸机的使用。对不能进食或进食较差者可留置胃管，并通过肠外营养支持，补充液体及维生素，保持水电解质平衡。接受无创通气治疗的患者每次进食量及饮水量应限制在 200mL 以内，避免加重腹胀，发生呕吐而窒息。

（3）用药护理

①在 SARS 的药物治疗中主要是应用大剂量的糖皮质激素，它具有较强的抗炎、抗过敏和免疫抑制作用，能迅速缓解症状。但由于糖皮质激素的应用易出现应激性溃疡，免疫功能较差的患者容易引起真菌感染等，常见的不良反应有满月脸、水牛背、

血压升高、血糖升高、电解质紊乱、骨质疏松，也可诱发精神失常，因此应定期测量血压、血糖，以便及时发现药源性糖尿病和医源性高血压。注意观察大便潜血结果，呕血、便血的性质及出血量，并做好呕吐物、排泄物的消毒处理，防止污染。

②糖皮质激素的使用一般不超过4周，不宜过大剂量或过长疗程使用，应同时应用制酸剂和胃黏膜保护剂，还应警惕继发感染，包括细菌或（和）真菌感染，也要注意潜在的结核病灶感染扩散。

（4）心理护理

①对疑似病例。合理安排收住条件，减少患者担心院内交叉感染的压力。

②对确诊病例。加强关心和解释，引导患者对本病的自限性和可治愈性的认识。

③对患者进行积极疏导，表示理解和同情，安慰、鼓励患者，帮助他们树立信心，调整心态，培养乐观的情绪。在语言交流受限的情况下，增加手势进行沟通，取得患者的合作，使患者得到关怀而保持情绪平稳并积极配合治疗。

17　严重急性呼吸综合征患者住院环境有哪些要求？

①SARS患者住院应设立独立的隔离病区。

②分设三区二带二线。即设清洁区、半污染区、污染区、缓冲带等，各区无交叉。

③SARS病区隔离，通风良好，有紫外线消毒设备，独立设区，与其他病区（包括疑似病例病区）相隔离，有明显标识。

④患者应戴口罩，不得离开病区。

⑤施行封闭式管理。重症患者应当收治在重症监护病房或具备监护和抢救条件的病室，收治SARS患者的重症监护病房或具备监护和抢救条件的病室不得收治其他常规患者。有条件

的医院应收治在负压病房。

18 如何对严重急性呼吸综合征患者居住的环境进行消毒隔离？

（1）空气消毒　3%过氧化氢喷雾 20 ～ 40mL/m³，作用 1 小时，每天上午、下午各 1 次。

（2）地面和物体表面消毒　地面要湿式拖扫。用 0.1%过氧乙酸拖地、0.2% ～ 0.5%过氧乙酸喷洒或 1000 ～ 2000mg/L 含氯消毒剂喷洒（拖地）。房间门口、病区出入口可放置浸有 2000mg/L 有效氯的脚垫，不定时补充喷洒消毒液，保持脚垫湿润。桌、椅、柜、门（把手）、窗、病历夹、医用仪器设备（有特殊要求的除外）等物体表面可用 0.2% ～ 0.5%过氧乙酸或 1000 ～ 2000mg/L 含氯消毒剂擦拭消毒。

（3）患者的排泄物、分泌物消毒　每病床需设置加盖容器。装足量 1500 ～ 2500mg/L 有效氯消毒液，用作排泄物、分泌物随时消毒，作用时间 30 ～ 60 分钟。消毒后的排泄物、分泌物可倒入病房卫生间。每天消毒痰具 1 次。

（4）患者使用过物品消毒　其使用的被褥、衣服、口罩等要定时消毒，用 1000mg/L 有效氯消毒液浸泡 30 分钟；便器、浴盆用 1000 ～ 2000mg/L 有效氯消毒液浸泡 30 分钟。呼吸治疗装置使用前应当进行灭菌或高水平消毒，尽量使用一次性管道，重复使用的各种管道由消毒供应中心统一处理。每个诊室、病房备单独的听诊器、血压计、体温计等物品。每次用后立即消毒，体温计用 1000mg／L 有效氯消毒液浸泡 30 分钟，听诊器、血压计用 0.2% 过氧乙酸擦拭。

（5）污水、污物的处理　患者的生活垃圾要用双层黄色垃圾袋盛装，及时消毒处理，避免污染。使用后的隔离衣裤、口罩、帽子、手套、鞋套及其他废弃物及时分类、消毒、处理，存放容器必须加盖，避免污染。现阶段污水处理可以适当增加药物投放量，使总含氯量≥6.5mg/L。

（6）尸体处理　死亡患者的尸体用0.5%过氧乙酸溶液浸湿的棉球或纱布堵塞其孔道后，再用0.5%过氧乙酸溶液浸湿的布单双层严密包裹，并尽快火化。

（7）终末消毒　患者出院、转院、死亡后，其房间必须进行终末消毒。患者离开救护车后，应当立即对车内空间及担架、推车等运载工具及用具用0.5%过氧乙酸喷洒消毒30分钟。

19　严重急性呼吸综合征暴发的影响因素是什么？

SARS暴发的影响因素有以下两个：

（1）自然因素　从目前的资料看，不利于空气流通以及迫使人们室内聚集的环境条件，会促使传染源传播病原体。季节因素与SARS在人与人之间的传播似乎无直接关系。至于气象条件、季节性、地理条件、生态环境等与SARS暴发的关系，尚需进一步观察。

（2）社会因素　人口密度高、流动性大、卫生条件差、不良的卫生习惯，均会促使疾病的传播。人口集中、交通便利、医疗资源丰富的大城市，常因患者就诊相对集中，容易造成SARS的暴发和流行。医院内感染的预防控制措施不力、医护人员的个人卫生习惯和防护措施不当等，将导致医院内传播。

20　严重急性呼吸综合征与普通肺炎的区别是什么？

①严重急性呼吸综合征与普通肺炎（如同细菌引起的大叶性肺炎或支气管肺炎）有相似之处，其症状可为发热、咳嗽、胸痛、全身酸痛、肺部阴影等，总体表现与普通肺炎主要症状很相似。

②不同之处见表2-1。

表2-1　严重急性呼吸综合征与普通肺炎的区别

项目	严重急性呼吸综合征	普通肺炎
传染性	短期内形成不同范围、不同程度的流行	不形成流行传播，传染性小
病原体	SARS-CoV	病原体常为细菌，可以很快查明，表现相对规律，易于预测和把握
治疗药物	在治疗和预防上目前没有十分有效的治疗药物	对抗生素等药物敏感，治疗有良好效果
预后	可出现突发的大量内毒素血症引发患者死亡，并且不易被控制	病情变化较容易预测，预后也较易预测
病死率	严重急性呼吸综合征死亡率明显高于普通肺炎的死亡率	可因细菌毒力极强而引发死亡，如金黄色葡萄球菌肺炎、链球菌肺炎等，但其主要发生在体质或抵抗力较差的人群，其严重程度也和人体体质关系密切

21　严重急性呼吸综合征预后如何？

①多数患者完全康复。

②部分患者出院后留有不同程度肺纤维化。

③病死率相关的危险因素：重症患者、患有其他严重基础疾病、50岁以上年龄组的患者。

22　如何预防严重急性呼吸综合征？

（1）控制传染源

疫情报告，我国已将严重急性呼吸综合征列入《中华人民共和国传染病防治法》2004年12月1日施行的法定传染病乙类首位，并规定按甲类传染病进行预防和控制。

①发现或怀疑本病时，应尽快向卫生防疫机构报告。做到早发现、早隔离、早治疗。

②隔离治疗患者，对临床诊断病例和疑似诊断病例应在指定的医院按呼吸道传染病分别进行隔离观察和治疗。

③隔离观察密切接触者，对医学观察病例和密切接触者，如条件许可应在指定地点接受隔离观察，为期 14 天。在家中接受隔离观察时应注意通风，避免与家人密切接触，并由卫生防疫部门进行医学观察，每天测量体温。

（2）切断传播途径

①社区综合性预防，减少大型群众性集会或活动，保持公共场所通风换气、空气流通。

②排除住宅建筑污水排放系统淤阻隐患；保持良好的个人卫生习惯，不随地吐痰，避免在人前打喷嚏、咳嗽、清洁鼻腔，且事后应洗手。

③确保住所或活动场所通风，勤洗手，避免去人多或相对密闭的地方，注意戴口罩。

④医院应设立发热门诊，建立本病的专门通道。

（3）保护易感人群

①保持乐观稳定的心态。

②均衡饮食，多喝汤饮水。

③注意保暖，避免疲劳，足够的睡眠以及在空旷场所做适量运动等，这些良好的生活习惯有助于提高人体对严重急性呼吸综合征的抵抗能力。

参 考 文 献

[1] 钟南山.传染性非典型肺炎诊疗方案 [C]// 中国中西医结合学会传染病专业委员会.第一次全国中西医结合传染病学术会议论文汇编，2006：508-528.

[2] 张雪哲，王武，卢延，等 . SARS 胸部表现和并发症的 CT 研究 [J]. 中

华放射学杂志，2003, 37：775-779.

[3] 赵春惠，郭雁宾，吴昊，等. 北京地区 108 例 SARS 患者临床特征、治疗效果及转归分析 [J]. 中华医学杂志，2003, 83：897-901.

[4] 钟南山. 传染性非典型肺炎临床诊治标准专家共识 [J]. 中华结核和呼吸杂志，2003(06)：6-7.

[5] 张莉.11 例不明原因非典型肺炎的病情观察及护理体会 [J]. 中国医药指南，2016, 14(31)：273-274.

[6] 房润碧，李纪兰，孙建华. 医院预防非典消毒隔离与人员防护 [J]. 中国消毒学杂志，2004(04)：108-109.

[7] 范春红. 传染性非典型肺炎病房的自我防护 [J]. 医学理论与实践，2004(05)：612.

[8] 聂格娃，崔树萍，马玉莲. 传染性非典型肺炎患者的护理 [J]. 包头医学，2003(03)：27.

[9] 王俊枫. 舒适护理在慢性支气管炎护理中的应用效果 [J]. 中国医药指南，2018, 16(19)：221.

第二节　人感染高致病性禽流感

01　什么是人感染高致病性禽流感？

人感染高致病性禽流感是指人感染禽流感病毒后引起的急性呼吸道传染病，其主要表现与流行性感冒类似，如发热、咳嗽、鼻塞、流涕、全身关节疼痛、肌肉酸软无力等，多数伴有严重的肺炎，严重者心、肾等多种脏器衰竭导致死亡。

02　引起人感染高致病性禽流感的病原体是什么？

引起人感染高致病性禽流感的病原体是禽流感病毒，它是甲型流感病毒的一种，属于正黏液病毒科流感病毒属。能够感染人类的禽流感病毒主要包括 H5N1、H7N1、H7N2、H7N3、H7N7、H7N9 和 H9N2 等亚型，其中高致病性禽流感常由 H5 和 H7 亚型毒株引起，病情严重，进展较快，可引起全身多脏器功能衰竭，病死率较高。

03　禽流感病毒的存活时间有多久？

禽流感病毒在体外抵抗力较强，低温、干燥环境下可存活数月，对酸性环境有一定的抵抗力，在 pH 4.0 的条件下也具有一定的存活能力，在有甘油存在的情况下可保持一年以上活力。粪便和鼻腔分泌物中的病毒的传染性在 4℃可保持 30～35 天。禽流感病毒对高温、紫外线、各种消毒剂比较敏感，容易被杀死。65℃ 30 分钟或 100℃ 2 分钟可被灭活。碘剂、含氯消毒剂、苯扎溴铵、过氧乙酸等消毒剂都能迅速破坏其传染性。裸露的病毒在直射阳光下 40～48 小时可灭活；若紫外线直接照射，可迅速破坏其活性。

04　人感染高致病性禽流感发病机制和病理特征是什么？

禽流感病毒进入人体的呼吸道表面纤毛柱状上皮细胞内进行复制。被感染的宿主细胞发生变性、坏死、溶解、脱落，产生炎症反应，引起发热、头痛、肌痛等全身症状。随后病毒破坏呼吸道基底膜，侵袭全部呼吸道，导致气管黏膜严重坏死、肺不张、肺透明膜形成。

05　禽流感病毒的类型有哪些？

根据禽流感病毒致病性和毒力的不同，可将其分为高致病性、低致病性和非致病性三大类。禽流感病毒依据其外膜血凝素（HA）和神经氨酸酶（NA）蛋白抗原性的不同而有许多亚型。目前已从禽类鉴定出 15 个 HA 亚型（H1～H15），9 个 NA 亚型（N1～N9）。特别是 H5 和 H7 亚型，对禽类具有高度的致病力，并可引起禽类重症流感的暴发流行。其次为 H9 和 H4 亚型。

06　人感染高致病性禽流感的传染源有哪些？

　　人感染高致病性禽流感的传染源主要是患禽流感或携带禽流感病毒的鸡、鸭、鹅等禽类，特别是鸡，其他禽类或猪也有可能成为传染源。患者是否为人感染高致病性禽流感的传染源尚待进一步确定。

07　易感染禽流感的禽类包括哪些？

　　许多家禽和野生鸟类都对禽流感病毒敏感，并从其体内分离出病毒。家禽中鸡、火鸡、鸭、鹅是自然条件下最常受感染的禽种，其他包括鸽子、鹦鹉、鹌鹑等，以及野生鸟类如野鸭、乌鸦、麻雀、燕子等也会受感染。国外报道，已发现携带禽流感病毒的鸟类达 88 种。

08　人感染高致病性禽流感的传播途径是什么？

　　人感染高致病性禽流感主要通过呼吸道、消化道传播。人也可能因密切接触感染的家禽的眼鼻分泌物、排泄物，受病毒污染的水、饲料、衣服、鸟笼、餐具、饮具，及直接接触病毒毒株等致感染。目前尚无人与人之间传播的确切证据。高危行为包括宰杀和加工被感染禽类。目前研究的多数证据表明存在禽 - 人传播，可能存在环境（禽排泄物污染的环境）- 人传播，以及少数非持续的 H5N1 人间传播。目前认为，H7N9 人感染高致病性禽流感患者是通过直接接触禽类或被禽类排泄物污染的物品、环境而感染的。

09　如何切断人感染高致病性禽流感的传播途径？

　　切断人感染高致病性禽流感传播途径的措施主要有：
　　（1）疫点消毒　对售禽摊位、屠宰场、禽舍、物品、交通工具用 1000mg/L 的含氯消毒剂溶液消毒 60 分钟以上；动物的排泄物、分泌物、污水加入 10％漂白粉充分搅拌后放置 1 小时再倒掉；排泄物容器用 1500mg/L 含氯消毒剂浸泡 30 分钟；死禽、禽类废弃物及垃圾焚烧、深埋；医院诊室要彻底消毒，医务人员要做好个人防护；加强标本和实验室毒株管理。

（2）疫区消毒　在疫区周围设置警示标志，在出入疫区的交通路口设置动物检疫消毒站，对出入的车辆和有关物品进行消毒。关闭疫区禽类产品交易市场。

（3）养成良好的卫生习惯　菜板要生熟分开，不吃半熟的禽类食品。咳嗽或打喷嚏时用纸巾遮掩口鼻、锻炼身体、饮食均衡、有充足的睡眠和休息，保持室内空气流通，排水畅通。学校及幼儿园要采取措施，教导儿童不要喂饲野鸽和其他雀鸟，接触禽鸟或禽鸟粪便后要立刻彻底清洗双手。

10　哪些是人感染高致病性禽流感的易感人群？

一般认为人群对人感染高致病性禽流感普遍易感，12 岁以下儿童所占比例较高，病情较重。从事家禽养殖业者及其同地居住的家属，在发病前 1 周内到过家禽饲养、销售及宰杀等场所者，接触禽流感病毒感染材料的实验室工作人员，与人感染高致病性禽流感患者有密切接触的人员，均为高危人群。

11　人感染高致病性禽流感的流行特征是什么？

人感染高致病性禽流感一年四季均可流行，以冬、春季为主。一般情况下人感染高致病性禽流感与鸡的禽流感流行地区一致，通常呈散发性。

12　人感染高致病性禽流感的潜伏期为多长时间？

人感染高致病性禽流感潜伏期从几小时到几天不等，其长短与病毒的致病性、感染病毒的剂量、感染途径等有关。潜伏期一般为 2 ～ 4 天，通常在 7 天以内。

13 为什么说人感染高致病性禽流感是新发传染病？

新发传染病是指近 30 年来人们新认识到的或新发现的那些能造成地域性或国际公共卫生问题的传染病。虽然禽流感在禽鸟等动物中已经流行了 100 多年，但以前一直没有人类感染的报道。1997 年，在我国的香港地区，发生了 18 例人感染高致病性禽流感病例，其中 6 人死亡。该次暴发的人感染高致病性禽流感病毒株与当时发生在香港家禽中的禽流感的病毒株一致，均为 H5N1 型，这是第一次有记录的禽流感感染人类的病例。所以说，人感染高致病性禽流感对于人类来说，是一种新发现的传染病。

14 人感染高致病性禽流感的临床表现及症状有哪些？

人感染高致病性禽流感根据病毒的不同亚型其临床表现可以不同。

①常急性起病，早期症状类似普通流感，主要表现为发热，体温大多持续在 39℃以上，持续 1 ～ 7 天，多数为 2 ～ 4 天，可伴有流涕、鼻塞、咳嗽、咽痛、咯血痰等呼吸道症状和头痛、乏力、肌肉酸痛等全身不适。

②部分患者可有恶心、腹痛、腹泻、稀水样便等消化道症状。

③重症患者晚期高热不退，病情发展迅速，临床表现为明显的肺炎，有肺部实变体征。可出现多种并发症。

15 人感染高致病性禽流感的并发症有哪些？

人感染高致病性禽流感的并发症有：急性肺损伤、急性呼吸窘迫综合征（ARDS）、肺出血、胸腔积液、全血细胞减少、多脏器功能衰竭、休克等。

16　人感染高致病性禽流感的实验室检查有哪些？

人感染高致病性禽流感的实验室检查包括血常规检查、病毒分离、病毒抗原及基因检测、免疫学检查。

（1）血常规检查　白细胞总数一般不高或降低。重症患者多有白细胞总数及淋巴细胞减少，并有血小板减少。

（2）病毒分离　从患者呼吸道标本（如鼻咽分泌物、口腔含漱液、气管吸出物或呼吸道上皮细胞等）中可分离出禽流感病毒。

（3）病毒抗原及基因检测　取患者呼吸道标本采用免疫荧光法（或酶联免疫法）检测甲型流感病毒核蛋白抗原或基质蛋白、禽流感病毒H亚型抗原阳性，还可用RT-PCR法检测禽流感病毒亚型特异性H抗原基因。

（4）免疫学检查　双份血清抗禽流感病毒抗体滴度在恢复期较发病初期有4倍或以上升高，可作为回顾性诊断的参考指标。

17　人感染高致病性禽流感影像学表现有哪些？

人感染高致病性禽流感的影像学表现为尚未出现肺炎时，X线胸片可无异常表现。随着病程的进展，绝大部分患者出现胸部影像异常表现（合并肺炎）。病变形态可分为斑片状影、大片状影、斑片融合影像。病变内可见"空气支气管征"。在大部分病程中肺部表现为弥漫性病变。肺实变影像一般缺乏按肺叶或肺段形态分布的表现。重症患者肺内病变进展迅速，短期内病灶迅速进展增大，从小片到大片，从上肺到全肺，从单侧到双侧，从磨玻璃影到实变，1～2天即可有显著变化。少数可合并单侧或双侧胸腔积液。病变吸收速度快。病变严重时如出现两肺广泛实变影像（白肺）表明合并急性呼吸窘迫综合征（ARDS）。辅助通气患者气胸发生率较高，小儿患者可伴心影扩大。

18　人感染高致病性禽流感的诊断依据有哪些？

人感染高致病性禽流感的诊断要根据流行病学、临床表现及病原学检测等综合分析。

（1）流行病学　发病前1周内曾到过疫点，有病死禽接触史，与被感染的禽或其分泌物、排泄物等有密切接触，与人感染高致病性禽流感患者有密切接触，在实验室从事有关禽流感病毒研究等。

（2）临床表现　患者发病初期表现为流感样症状，包括发热、咳嗽，可伴有头痛、肌肉酸痛和全身不适，也可以出现流涕、鼻塞、咽痛等。部分患者肺部病变较重或病情发展迅速时，出现胸闷和呼吸困难等症状。呼吸系统症状出现较早，一般在发病后1周内即可出现，持续时间较长，部分患者在经过治疗1个月后仍有较为严重的咳嗽、咳痰。在疾病初期即有胸闷、气短以及呼吸困难，常提示肺内病变进展迅速，将会迅速发展为严重缺氧状态和呼吸衰竭。重症患者病情发展迅速，多在5～7天出现重症肺炎，体温大多持续在39℃以上，呼吸困难，可伴有咯血痰；可快速进展为急性呼吸窘迫综合征、脓毒血症、脓毒症休克，部分患者可出现纵隔气肿、胸腔积液等。

（3）病原学检测　实验室检查从患者鼻咽或气管分泌物中分离到流感病毒；患者恢复期血清中抗流感病毒抗体滴度比急性期高4倍以上；在患者呼吸道上皮细胞查到流感病毒颗粒特异的蛋白成分或特异的核酸；采集标本经敏感细胞将病毒增殖一代后，查到流感病毒颗粒特异的蛋白或特异的核酸。

19　人感染高致病性禽流感的治疗原则是什么？

①对疑似和确诊患者应进行隔离治疗。

②对症治疗。可应用解热、缓解鼻黏膜充血、止咳祛痰药等。

③抗病毒治疗。应在发病 48 小时内试用抗流感病毒药物。

④重症治疗。营养支持、血氧监测和呼吸支持，防止继发细菌感染，防止其他并发症。可短期应用糖皮质激素来改善毒血症状及呼吸窘迫情况。

20　治疗人感染高致病性禽流感的主要药物有哪些？

治疗人感染高致病性禽流感的主要药物有：

（1）神经氨酸酶抑制剂　实验研究表明奥司他韦（oseltamivir）对禽流感病毒 H5N1 和 H9N2 有抑制复制作用，同时减弱病毒的致病力，是确认和推荐的人感染高致病性禽流感预防治疗药物。扎那米韦对 H3N1 有效，包括对奥司他韦耐药株。

（2）M_2 离子通道阻滞剂　金刚烷胺（amantadine）和金刚乙胺（rimantadine）可干扰病毒 M_2 离子通道活性来抑制禽流感病毒株的复制，早期应用可能有助于阻止病情发展、减轻病情、缩短病程、改善预后，但某些毒株可能对金刚烷胺和金刚乙胺有耐药性。金刚烷胺可引起注意力不集中、眩晕、嗜睡、惊厥、谵妄、呕吐等神经系统症状。

21　人感染高致病性禽流感常见护理问题有哪些？

（1）体温过高　与病毒感染有关。

（2）清理呼吸道无效　与支气管感染、分泌物增多有关。

（3）气体交换受损　与病毒性肺炎有关。

（4）活动无耐力　与低氧血症及营养摄入不足有关。

（5）知识缺乏　缺乏疾病的相关知识。

（6）焦虑、恐惧　与隔离、担心疾病的预后有关。

（7）营养失调（低于机体需要量）　与发热、纳差、摄入减少、腹泻有关。

22　人感染高致病性禽流感的护理要点有哪些？

人感染高致病性禽流感的护理要点主要有：

（1）一般护理

①加强病情观察。密切监测患者生命体征，尤其应注意呼吸频率、深浅及呼吸形态的变化。观察患者有无胸闷、气短，及时发现呼吸道梗阻。病情较重者应持续心电监护，特别加强血氧饱和度及血气分析的监测。

②做好消毒隔离。发现人感染高致病性禽流感患者后应立即进行隔离治疗，收治于独立的隔离病区，有条件的可在负压病房收治。按呼吸道飞沫隔离和接触隔离采取防护。对人感染高致病性禽流感患者居住环境应做好日常消毒及终末消毒。a. 空气消毒。保持隔离区空气流通，定期通风，病室每日紫外线空气消毒 2～3 次。b. 物体表面消毒。患者的物品应专人专用，每天用 1000mg/L 含氯消毒剂对室内的物品表面进行擦拭消毒。c. 地面消毒。用 1000mg/L 含氯消毒剂湿拖地面消毒，每日 2次。d. 医疗废物处理。医护人员按规范穿戴防护服、护目镜、N95 口罩及双层一次性乳胶手套，所使用的一次性物品专人收集后焚烧。病区垃圾要用双层垃圾袋盛装，并及时进行无害化处理，存放容器必须加盖，避免造成污染。分泌物、排泄物用 2000mg/L 含氯消毒剂浸泡于加盖容器内 2 小时后倾倒。

③活动与休息。患者应以卧床休息为主，适当在房间内活动，避免劳累及受凉。

（2）用药护理

因人感染高致病性禽流感的治疗无特效药，用药种类繁多，故在用药期间要严密观察各类药物的治疗效果及毒副作用。

①抗病毒类药物有无引起胃肠道反应。

②激素类药物有无引起应激性消化道出血。

③抗凝药物有无引起皮下出血、瘀斑及大小便颜色异常等。使用抗凝药依诺肝素钠时应注意于深层皮下注射，更换注射部位，抽血或注射后按压时间要稍长。

④对用呼吸机辅助通气的患者，在使用镇静剂时要观察镇静效果，根据患者的情况调节镇静剂的用量，原则上不宜镇静过深，以唤之能睁眼为适度。

（3）饮食护理

给予高热量、高蛋白、高维生素、易消化的清淡饮食，保证足够的水分。不能经口进食者应以肠内营养为主，肠外营养为辅，注意水电解质平衡。

（4）心理护理

人感染高致病性禽流感患者因为对疾病认知的缺乏和隔离环境的影响，可能产生复杂、消极的心理反应，这些消极心理反应不仅不利于疾病的康复，甚至会加速病情恶化，护理人员在工作中加强对患者的心理指导将有助于疾病的痊愈。

①正确评估患者的心理状态。通过密切接触或采用心理量表评估患者的情绪状态，通过心理访谈了解患者负性情绪的原因，以此为依据进行情绪疏导。

②认识调整。耐心细致地讲解禽流感的传播途径、发病原因、病程规律、治疗方案的制订与实施、各项预防传染措施等相关知识，使患者了解疾病及相关防护隔离措施、科学护理的重要性，引导患者正确认识疾病，促使其积极参与治疗过程、配合护理。

③强化社会支持。人感染高致病性禽流感患者的工作、生活、学习均可能受到不同程度的影响，自尊心和自信心下降，需要及时利用社会支持保障系统获得恰当的社会支持，帮助其

恢复并维持健康的心理状态。因此，护理人员在做到以身作则、尊重患者、不歧视对待患者的前提下，应正确引导患者家属，使他们在合适的时间探望患者，耐心、细致地关爱、照顾患者，使患者能感受到来自家庭的温暖。

23 人感染高致病性禽流感与普通流感的区别是什么？

人感染高致病性禽流感与普通流感的区别见表2-2。

表2-2　人感染高致病性禽流感与普通流感的区别

区别	人感染高致病性禽流感	普通流感
病原体	由高致病性禽流感病毒引起	由普通流感病毒引起
传播途径	只能通过禽传染给人，不能人传人	可人-人传播
潜伏期	一般为2～4天，通常在7天以内	一般为1～4天，平均为2天
流行特征	常是先出现禽类动物的流感疫情，大量禽类动物患病、死亡，偶尔导致人类感染。人类感染的病例是散发的，多发生在郊区和乡村，或发生于有禽类动物接触史的人，发病无明显的人群聚集性	有一定的流行性，冬春季是流行高峰。人流感常常从大城市开始流行，在人员密集的场所造成多人发病的疫情，并按照公路和交通的沿线向其他城市传播
临床表现	起病急骤，全身症状较重，可以有发热、流涕、鼻塞、咳嗽、咽痛、头痛、全身不适、肌肉酸痛等流感症状，人感染高致病性禽流感的进展往往非常迅速，多数患者很快出现高热，体温多在39℃以上，伴有咳嗽气喘，有明显的缺氧症状，可快速进展为重症肺炎，并且出现呼吸窘迫、呼吸困难，甚至呼吸衰竭危及生命。后期出现其他脏器的损害，表现为肝肾功能的异常，会伴有低血压和心力衰竭的情况	进展缓慢，一般症状较轻，体温多在38.5℃以下，主要以流涕、鼻塞等上呼吸道感染为主要症状，一般一周左右就可以自愈，有自限性，如果症状比较重，对症用药后短时间也会痊愈

续表

区别	人感染高致病性禽流感	普通流感
治疗	多需要在重症监护病房治疗，药物首选奥司他韦	流感对症可自愈，根据患者的情况选用抗病毒药
病死率	可达 60%	较低
预防策略	人感染禽流感预防策略首先是监测和控制禽类动物中的流感疫情，发现高致病性禽流感疫情要对疫区内所有家禽采取控制性捕杀措施，进行无害化处理，对疫点、疫区全面消毒。人类应尽量避免与禽类动物接触，禽类动物的饲养和管理人员要特别注意防护	普通流感主要通过呼吸道和密切接触传播，最好的预防方法是接种流感疫苗。另外，锻炼身体，不吸烟，少饮酒，控制体重，增加机体免疫力，平时注意多洗手，去医院戴口罩等措施可有效地预防

24 人感染高致病性禽流感患者的预后如何？

人感染高致病性禽流感是一种症状很严重的疾病，其预后与感染的病毒亚型有关，如感染 H9N2、H7N7、H7N2、H7N3者，大多预后良好。而感染 H5N1 者的病情会迅速加重，部分患者会出现进行性肺炎、急性呼吸窘迫综合征、肺出血、胸腔积液、全血细胞减少、肾衰竭、败血症、休克及瑞氏综合征等多种并发症，病死率可高达 30%。此外，影响本病预后的因素还有患者的年龄、是否有基础疾病、诊治是否及时、是否伴发严重并发症等。

25 为什么禽流感病毒容易发生变异？

禽流感病毒属正黏液病毒科，流感病毒属。病毒基因组由8 个负链的单链 RNA 片段组成，膜上含有血凝素和神经氨酸酶活性的糖蛋白纤突。根据抗原性的不同，可分为 A、B、C三型，其型特异性由核蛋白（NP）和基质（M）抗原的抗原性质决定。A型流感病毒可见于人类、多种禽类、猪和马及其他哺乳动物，B型和C型一般只见于人类。根据血凝素（HA）和神经氨酸酶（NA）的抗原特性，将A型流感病毒分成不同的亚型。目前，有15种特异的HA亚型和9种特异的NA亚型。流感病毒属分节段RNA病毒，不同毒株间基因重组率很高，流感病毒抗原性变异的频率高，其变异主要以两种方式进行：抗原漂移和抗原转变。抗原漂移可引起HA和（或）NA的次要抗原变化，而抗原转变可引起HA和（或）NA的主要抗原变化。单一位点突变就能改变表面蛋白的结构，因此也改变了它的抗原或免疫学特性，导致产生抗原性的变异体。而当细胞感染两种不同的流感病毒粒子时，病毒的8个基因组片段可以随机互相交换，发生基因重排。通过基因重排有可能产生高致病性毒株。基因重排只发生于同类病毒之间，它不同于基因重组。这就是禽流感病毒容易发生变异的原因。

26　禽流感病毒会在人与人之间传播吗？

目前只发现经家禽传染给人的病例，还没有发现人与人之间传染的案例。也就是说，人和人之间到目前还没有证据证明是可以互相传染的。除非禽流感病毒与普通流感病毒发生基因重组，否则它很难侵犯人类，导致人与人之间的传播。不过，WHO警告说，从理论上说，如果病毒变种，就可能出现人与人之间的传播。

27　接种流感疫苗可以预防人感染高致病性禽流感吗？

接种流感疫苗只能预防流感疫苗所含毒株引起的流感，并不能预防所有的流感，也无法预防人感染高致病性禽流感。主要的预防措施是避免接触生禽，避免到养鸡场或可能和生禽接触的地方。

第三节　肺　结　核

01　什么是肺结核？

肺结核是由肺部感染结核分枝杆菌而引起的一种慢性呼吸道传染病。病变较轻时可无症状。早期患者常有倦怠、精神萎靡、体重下降及食欲减退等症状，部分患者可表现为感冒持续不愈或反复发作，有轻微干咳或伴有少量黏痰，偶有痰中带血丝。在病变活动期可有发热、盗汗及消瘦，体温多在午后或傍晚上升，部分患者还有不同程度的咯血。

02　结核分枝杆菌的病原学特征是什么？

结核分枝杆菌的病原学特征包括：

（1）菌体特点

①多形性。结核分枝杆菌形态细长稍弯曲，两端圆形呈杆状，不同种可呈现丝状、球状、串珠状、棒状等多种形态。

②抗酸性。结核分枝杆菌抗酸染色呈红色，可抵抗盐酸酒精的脱色作用，故称抗酸杆菌。一般细菌无抗酸性。因此，抗酸染色是鉴别分枝杆菌和其他细菌的方法之一。

③变异性。结核分枝杆菌的形态、菌落、毒力及耐药性等均可发生变异。

④菌体结构复杂。结核分枝杆菌菌体成分复杂，主要是类脂质、蛋白质和多糖类。

（2）生物特性

①生长缓慢。结核分枝杆菌增殖一代需 10～20 小时，培养成肉眼可见的菌落一般需 4～6 周。

②抵抗力强。结核分枝杆菌对干燥、冷、酸、碱等抵抗力强。

在一般温度的室内和暗处的痰内，结核分枝杆菌可生存 6 ～ 8 个月，飞扬在空气尘埃中的结核分枝杆菌需 8 ～ 10 天才死亡，痰内结核分枝杆菌在阳光直射下 2 小时可被杀死，而在紫外线 1 米以内照射下仅需 10 ～ 20 分钟即可被杀死。

03　肺结核的传播途径是什么？

肺结核主要是经呼吸道传播，呼吸道传播途径有 3 种，即空气传染、尘埃传染、气溶胶传染。

（1）空气传染　通过包括带有结核分枝杆菌的传染飞沫（国际上称其为微滴核）的传染性媒介，传染给健康人。肺结核患者多有咳嗽症状，使传染的机会增多，称为咳嗽传染，是肺结核最主要的传染途径。

（2）尘埃传染　排菌结核病患者的痰吐在地上，水分蒸发后会成为带菌的尘埃，随风飘扬，健康人吸入肺泡而被感染。

（3）气溶胶传染　坠落于地面、衣被、物品上的结核分枝杆菌，随尘埃飞扬，健康人吸入肺泡也可被感染。

04　肺结核的传染源是什么？

肺结核的传染源是痰菌阳性的开放性肺结核，特别是空洞性肺结核患者。

05　哪些人群为肺结核的易感人群？

肺结核的易感人群主要有：

①未接种过卡介苗或接种不成功的人群。

②有肺部基础疾病的患者，比如有慢性阻塞性肺疾病、支气管哮喘等肺功能差的患者。

③免疫力低下的人群，包括孕妇、儿童、老年人，营养不良、长期使用免疫抑制剂、糖尿病、HIV 感染及肿瘤患者。

④密切接触结核患者的人群，比如聚集性生活的学生、军队人员、感染科医护工作者以及密切接触肺结核患者的家属。

06　什么是结核分枝杆菌潜伏感染者？

结核分枝杆菌潜伏感染者即机体内感染了结核分枝杆菌，但由于机体的抗病能力使感染处于隐匿状态，没有发生临床结核病、没有临床细菌学或者影像学方面活动结核的证据，即无明显的结核病症状和体征、胸片无异常、结核菌素试验呈阳性反应。据估计，全球约有1/3人群感染结核分枝杆菌却无明显的临床症状，处于结核感染潜伏期，但这种人群在其生命的任何时候都有可能转变成结核患者，而变成传染源。

07　人感染结核分枝杆菌后一定会发病吗？

个体一旦感染结核分枝杆菌后，将终身携带病菌，约有10%～15%的感染者会在一定条件下发展为活动性结核病，成为新患者并继续传染给其他人。人体感染结核分枝杆菌后，只有少数会发生结核病，主要受到两种因素的影响，即受到感染结核分枝杆菌毒力大小及受感染者身体抵抗力高低的影响。由于机体的抵抗力和感染结核分枝杆菌的毒力相当而未发病，此时患者可无任何症状，但当机体免疫力下降时结核分枝杆菌可乘虚而入，发生活动性结核病。受感染的人多在感染后2～4年内发病，其余则可在一生中任何时候或其免疫功能低下时发病。因此，对于受结核分枝杆菌感染的人，增强身体抵抗力就成为减少发病的重要措施。

08　肺结核有哪些流行特点？

肺结核病的流行特点有广泛性、慢性和顽固性。

（1）肺结核病起病缓慢而隐匿　早期症状不明显，不易被发现，在人群中造成长期传染。病程长，多数患者长时间和正常人生活在一起，使其流行难以控制，流行容易反复。

（2）发病不易被预防　结核病从感染到发病的时间长短不定，受多种因素的影响，短则数周，长则数年乃至数十年，使其发病难以预防。

（3）复发不易防治　结核病的临床治愈并非生物学治愈，硬结、钙化灶内残存的结核分枝杆菌是内源性复发的根源，难以防治。

因此，结核病控制任重道远。近 20 年，结核病一直被世界卫生组织和我国政府列为重点控制的传染病之一。

09　如何早期发现肺结核？

早期发现肺结核病例能使患者得到及时治疗，并能及早控制和消灭传染源。凡有可疑结核病症状的患者应及时到医院就诊，发现结核患者，应及时转诊至结核病防治机构。在我国，主要是通过以下 4 种方法检查、发现肺结核患者。

①健康检查。定期进行胸部 X 线检查是早期发现肺结核的重要方法之一。

②长期反复咳嗽。感冒半月以上，普通抗生素治疗无效或效果不佳者，或痰中带血、午后低热、夜间盗汗、消瘦无力以及妇女月经失调等，应及时去医院拍片和进行痰检。这已是世界上绝大多数国家和地区结核病发现的主要手段，我国目前也以此方法为主。

③保育人员、饮食服务行业人员、医务人员、中小学教师、工矿一线人员等特殊人员要定期作痰液检查及肺部 X 线检查。

④与肺结核患者密切接触者，尤其是开放性肺结核患者密切接触人群，如患者的家属、结核病房的医护人员，也要定期进行检查。

10　肺结核潜伏期为多长时间？

肺结核潜伏期是指人体感染了结核分枝杆菌到发病的一段时间，肺结核没有固定的潜伏期，其潜伏期的长短因患者机体的免疫状态不同而不同。部分患者免疫功能差，其潜伏期就短，感染后数周就出现临床症状；部分患者免疫功能较好，且有一定的特异性细胞免疫功能，其潜伏期很长，甚至终身都没有临床表现。

11　肺结核可分为哪几型？

中华人民共和国卫生行业标准 WS 196—2017 将结核病分为：

（1）原发性肺结核　原发复合征和胸内淋巴结结核。

（2）血行播散性肺结核　包括急性、亚急性、慢性血行播散性肺结核。

（3）继发性肺结核　包括浸润性肺结核、慢性纤维空洞性肺结核、干酪性肺炎、结核球等。

（4）气管、支气管结核　气管、支气管黏膜及黏膜下层的结核病。

（5）结核性胸膜炎　干性、渗出性胸膜炎及结核性脓胸。

12　肺结核临床表现及体征有哪些？

肺结核的临床表现有两个方面。①全身症状。发热最常见，多为长期午后低热。部分患者有乏力、食欲减退、盗汗和体重减轻等全身症状。若肺部病灶进展播散，常呈不规则高热。妇女可有月经不调或闭经。②呼吸系统症状。主要有咳嗽、咯痰、咯血、胸痛，甚至在晚期会出现呼吸困难、发绀等。

肺结核的典型体征多见于病灶范围较大及病变活动期，如颜面苍白、面颊潮红，患侧肺部呼吸运动减弱，叩诊呈浊音，听诊时呼吸音减低。肺有广泛纤维化或胸膜粘连增厚者，对侧可有代偿性肺气肿体征。支气管结核可有局限性哮鸣音。

13　肺结核常见并发症有哪些？

肺结核常见并发症为自发性气胸、脓气胸、支气管扩张、慢性肺源性心脏病。结核分枝杆菌随血行播散可并发淋巴结、胸膜、肠、腹膜、骨及泌尿生殖器官结核。

14　肺结核常见实验室检查有哪些？

肺结核常见实验室检查有痰结核分枝杆菌检查、血常规血沉检查、结核分枝杆菌荧光定量检查、结核病感染T细胞检测等。

①痰结核分枝杆菌检查，是确诊肺结核的特异性方法，也是制订化疗方案和考核治疗效果的主要依据，可分为涂片法和培养法。结核分枝杆菌培养作为结核病诊断的金标准，同时也为药物敏感性测定和菌种鉴定提供菌株。结核分枝杆菌培养费时较长，一般为2～6周，阳性结果随时报告，培养至8周仍未生长者报告阴性。

②血常规血沉检查，一般表现为白细胞减少，血沉增快等。

③结核分枝杆菌荧光定量PCR检查，是近年发展起来的一种重要的结核分枝杆菌基因诊断技术，具有灵敏度高、特异性强、可定量、污染少、易于标准化等优点，并极大地缩短了检测的时间，对肺结核的鉴别诊断和肺外结核的诊断有独特作用。

④结核感染T细胞检测（T-SPOT.TB），是一项国际最前沿的结核病感染诊断技术，用于结核病感染的筛查、结核病鉴别诊断及疗效评估。

15 肺结核常见影像学表现有哪些？

肺结核影像学的特点是病变多发生在上叶的尖后段和下叶的背段，密度不均匀、边缘较清楚、变化较慢，大多数是以渗出性病灶为主，部分患者可有增殖性病灶、纤维结节性病灶，甚至有空洞性病灶，还有部分患者病灶里可见钙化。原发性肺结核 X 线胸片呈典型哑铃"双极影"。支气管淋巴结结核 X 线表现为肺门淋巴结肿大，边缘模糊称炎症型，边缘清晰称结节型。

16 肺结核诊断依据有哪些？

肺结核的诊断应根据结核病史、临床表现、体征及实验室检查等综合分析。

①病史、症状和体征。起病隐匿，进展缓慢，有发热、疲劳、消瘦、盗汗、咳嗽咯痰等临床表现，抗感染治疗无效，有肺结核患者密切接触史。

②属于结核病易感人群。

③影像学表现。急性血行播散性肺结核影像学表现为分布均匀、大小均匀、密度均匀的粟粒样病灶，病灶数量多而分布密集时肺野可呈毛玻璃样改变。亚急性或慢性肺结核表现为分布不均、大小不均、密度不均的粟粒病灶，上中肺野多。

④ PPD 实验阳性，痰涂片或痰培养结核分枝杆菌阳性。

⑤诊断性抗结核治疗有效。

⑥临床上排除其他非结核肺部疾病。

17 什么是结核菌素试验？

结核菌素是结核分枝杆菌在液体培养基中的代谢产物，经细菌筛过滤后将细菌去掉，再经过一定方法提取得到。最早采用的结核菌素是一种粗体物，成分比较复杂，除结核菌素外的其他培养物质都包括在内，也称旧结核菌素（OT），用它所做的皮肤试验叫做 OT 试验。后来人们又将其中的有效成分蛋白质提取出来，形成纯化蛋白衍生物（PPD），用此类结核菌素进行的皮肤试验就叫作 PPD 试验。人们最初提取结核菌素的目的是将它们用于治疗结核病，以促进机体的免疫反应。后来经过试验发现此路不通，但同时发现它可以用来判定体内是否有结核分枝杆菌的感染，于是便改变了初衷，将它们用于判定结核分枝杆菌感染。现广泛用于临床的是后一种，在判定结核分枝杆菌感染方面它已取代了 OT 试验。

18　肺结核的药物治疗原则是什么？

合理的治疗可使病灶内的结核分枝杆菌消失，最终达到临床治愈和生物学治愈。结核病的治疗原则是早期、联合、适量、规律、全程。

（1）早期　早期病变可逆，治疗效果最好，同时早治还可减少传染源的危害。

（2）联合　一般治疗应采用两种或两种以上抗结核药物联合应用，可延缓耐药的产生及增加药物的协同作用，达到较理想的治疗效果。

（3）适量　采用既能发挥其有效抗菌作用，而不发生或少发生副作用的适宜剂量。剂量过小，既影响疗效又容易导致耐药性的产生，剂量过大易发生毒副作用。

（4）规律　化疗成功的关键在于在规定的时间内有规律、不间断地用药，坚持按规定的化疗方案进行治疗。

（5）全程　患者按规定的治疗方案完成疗程。如短程化疗6 个月或 9 个月，标准化疗 1 ～ 1.5 年。不能提早停药或随意更换药物。

19　目前临床常用的抗结核药物有哪些？

抗结核药物是指那些能杀死或抑制结核分枝杆菌生长的药物，种类较多。但到目前为止，国际公认的常用抗结核药物只有12种（有的国家不将氨硫脲列入，故为11种）。其中链霉素、卷曲霉素、卡那霉素和紫霉素均属氨基糖苷类抗生素，胃肠吸收差，故用其注射剂。其余口服药是异烟肼、利福平、吡嗪酰胺、乙胺丁醇、乙硫异烟胺、丙硫异烟胺、氨硫脲、环丝氨酸。

20　肺结核常见护理问题有哪些？

（1）清理呼吸道无效　与肺部炎症、痰液黏稠、咳嗽无力等有关。

（2）低效型呼吸形态/气体交换受损　与肺部炎症、痰液黏稠等引起的呼吸面积减少有关。

（3）有窒息的危险　与大咯血有关。

（4）体温过高　与结核分枝杆菌引起的肺部感染有关。

（5）胸痛　与结核病灶累及胸膜有关。

（6）营养失调（低于机体需要量）　与结核病消耗增加、摄入不足有关。

（7）活动无耐力　与结核病毒性症状有关。

（8）知识缺乏　缺乏对疾病发生、发展、治疗及防护等相关知识。

（9）焦虑、恐惧　与结核病病程长及治疗预后不确定性有关。

（10）孤独　与在陌生的隔离环境有关。

21　肺结核护理要点有哪些？

（1）一般护理

①病情观察。密切观察患者的体温、脉搏、呼吸的变化。

患者若发热、脉搏快、呼吸急，说明病情加重，应及时通知医生。

②消毒隔离。对肺结核患者应采取呼吸道隔离，并做好空气及物表消毒，室内保持良好的通风并每日进行紫外线消毒，物品表面每日使用 1000mg/L 含氯消毒剂擦拭消毒。患者的痰液吐在密闭容器内，与胸腔积液、引流液等用 2000mg/L 含氯消毒剂浸泡 60 分钟倒入医院的污水处理系统。工作人员及陪护探视人员戴 N95 口罩并定时更换。患者用过的衣被经常清洗并在太阳下曝晒 2～4 小时，可达到杀死结核分枝杆菌的目的。

③活动与休息。肺结核患者早期中毒症状明显，需卧床休息。症状减轻后可进行适量活动和体育锻炼，以不感到劳累为宜。保证充足的睡眠。做好基础护理，保证清洁与舒适。保持大便通畅，尤其是肺结核咯血患者避免用力排便或做屏气动作。

（2）对症护理

①结核毒性症状的护理。肺结核患者常有低热、盗汗、食欲减退、消瘦无力等全身毒性症状，需遵医嘱应用抗结核药物，一般不需要特殊处理，高热者遵医嘱做好退热护理。

②咳嗽、咳痰的护理。指导患者有效咳嗽，对于咳痰无力者进行胸肺叩拍、雾化吸入、体位引流、机械吸痰等促进痰液排出。

③咯血的护理。评估咯血的颜色及量，安抚患者，协助取患侧卧位，保持呼吸道通畅，指导患者轻轻将气道内积血咯出，避免屏气。如有窒息先兆，立即取头低足高位或使患者身体倒置，躯干与床成 45°～90°。托患者头部向背部屈曲，并迅速拍击背部，进行体位引流，以便倒出肺部积血。如患者牙关紧闭，要用开口器或压舌板撬开患者口腔，用吸引器吸出咽喉及气管内血块。同时给予高流量吸氧，注射呼吸兴奋剂。若上述无效，只要心跳存在，立即行气管插管或切开，吸去积血。咯血量过多时配血备用。大咯血期间暂禁饮食，咯血停止后进

温凉易消化饮食。

（3）用药护理

遵医嘱给药，服药到口。观察药物不良反应，如消化道反应、过敏反应、肝功能损害等。

（4）饮食护理

肺结核是一种慢性消耗性疾病，蛋白质分解代谢显著增强，造成蛋白质过多分解，出现蛋白质、热量不足，必须注意补充和增加营养。结核病活动期患者全身毒血症导致食欲减退，热量及蛋白质摄入不足；结核病灶修复需要蛋白质，合理的营养可增强机体免疫力，促进疾病的痊愈。告知患者及家属饮食营养的重要性，指导其采取优良的均衡饮食，给予高热量、高蛋白、富含维生素的食物，多食肉、蛋、奶及水果等食物。盗汗明显的患者给予足够的液体，并合理调节饮食、改善就餐环境、少食多餐，增进患者食欲。肺结核患者饮食的一般原则是：

①供给充足热能，每日总热量在8368～12552kJ。

②供给足量优质蛋白，1.2～1.5g/（kg·d）为宜，可以选择牛奶、瘦肉、家禽、淡水鱼类、蛋类等。

③补充含钙丰富的食物。

④供给丰富的维生素。

⑤补充适量的矿物质和水分。

⑥注意饮食调配，增进食欲。

（5）心理护理

主动与患者交流，给予关心和耐心解释，消除患者的紧张恐惧心理。

（6）健康宣教

为患者讲解结核病相关知识有利于提高其治疗依从性及消除其心理恐惧，教育和指导患者正确服用抗结核药、采取正确的消毒隔离措施、养成良好的生活习惯有利于疾病的恢复。

22　肺结核患者用药有哪些注意事项？

①要按时足量服用抗结核药物。据长期的科研和治疗实践，"坚持规范化疗，完成规定疗程"可以治愈约90%以上的患者，而不合理治疗只有约45%患者治愈，55%左右患者治疗失败或因病情严重而死亡。不合理化疗导致失败率增加，同时复发率增高，更危险的是容易使结核分枝杆菌产生耐药性，再度治疗效果极差，可能会成为久治不愈的慢性传染源。

②漏服抗结核药后需24小时内及时补服。日常生活中，常会由于种种原因漏服药物。于是，有的患者认为一顿不吃没关系，也有患者想因此服用两倍剂量的药物，其实，这些做法都是不科学的。如果发现漏服，应立即将漏服药物补上，同时下顿抗结核药物按时间间隔依次类推。

③出现药物过敏反应要正确处理。服用抗结核药物有可能会出现过敏现象，轻微的过敏，表现为皮肤出现皮疹、瘙痒；严重的过敏，会导致全身广泛的皮疹，甚至皮肤出现坏死脱落，此种临床症状称为剥脱性皮炎；另有部分患者发生过敏时，会出现发热等症状。对于轻微的过敏，一般无需停药，只要加服一些抗过敏药物即可。严重的药物变态反应，有时可危及生命，应立即停药，并到医院进行对症治疗，直到症状消失。同时应该寻找过敏原以确定对哪一种药物过敏，避免再次出现严重的不良反应。为了确定对哪一种抗结核药物过敏，可全部停药，逐个试用，同时观察过敏缓解情况。

④其他不良反应及时报告医生或复诊。在服用抗结核药物过程中，可能出现肝肾功能损害、胃肠道不良反应等，如果不良反应较轻，一般无需停药，只需同时加服一些药物对症处理，如果反应较重则需停用抗结核药物。

23 如何对肺结核患者进行心理指导？

患者被诊断为肺结核后往往难以接受，从健康人到患者的角色转换需要一定的时间和医护人员的帮助。疾病造成的身体不适和疾病的传染性使患者焦虑、敏感、自卑，医护人员应充分理解和尊重患者，主动与患者交流，了解患者的需求。向患者介绍有关的病情、治疗、护理的知识，使患者对疾病有良好的控制感。要引导患者减少对疾病的关注，增加对外界信息的了解，选择适合患者的娱乐消遣方式，丰富患者的生活。疾病急性期应多休息。同时做好患者及家属的工作，保证家属既能做好消毒隔离，又能关心爱护患者，给予患者精神和经济上的支持，不能冷淡或歧视患者。

24 肺结核的患者环境有哪些要求？

肺结核患者住的房间要朝阳，经常通风保持充足的日光照射，最好用石灰重新粉刷。肺结核患者房间内消毒主要指空气消毒，通常采用紫外线室内照射，患者如已迁出房间，门窗要彻底冲洗，或用消毒剂擦拭。肺结核患者住的房间除了必要的生活用品外不要堆放杂物，以利于空气流通和便于消毒处理。

25 肺结核患者居家治疗期需采取哪些防护措施？

肺结核患者居家治疗期间最好是独居一室，尤其注意与抵抗力弱的婴幼儿隔离开。卧室要注意通风，保持空气新鲜，但避免吹对流风以防感冒。有条件者每日进行紫外线空气消毒1～2次。患者的茶具、餐具、卧具等单独使用和清洗，所用的卧具、书籍等每日在阳光下曝晒2小时，餐具用后煮沸消毒。尽量避免面对面和家人谈话，咳嗽、打喷嚏要用手或手帕掩住口鼻，手帕应煮沸消毒。患者不要随地吐痰，同时做好痰液的消毒处理。将痰吐在纸上装在密闭的垃圾袋内和擦拭口鼻分泌物的纸一起焚烧；或将痰吐在痰杯里加含氯消毒剂消毒后倾倒。

26　应如何预防校园肺结核疫情暴发？

预防校园肺结核疫情暴发主要措施如下：

①开展校园结核病健康教育。通过健康教育课、主题班会、宣传展板、黑板报、宣传窗或开展讲座、播放影像制品等形式对在校学生和教职工广泛宣传结核病防治的核心知识，提高对结核病的认知水平，增强自我防护意识，减少对结核病患者的歧视。

②创建良好的学校卫生环境。做好校园环境的清扫保洁，消除卫生死角。做好教室、宿舍、图书馆、食堂等人群聚集场所的保洁和通风，保持室内空气流通。

③落实学校健康体检、晨检及因病缺课登记及追踪制度。按有关规定将结核病的检查项目作为学校新生入学体检和教职工每年常规体检的必查项目，并纳入学生和教职工的健康体检档案。落实由班主任或班级卫生员负责的晨检工作，重点了解每名学生是否有咳嗽、咳痰、发热、盗汗等肺结核的可疑症状。

④学校发现结核病散发病例，应当在强化各项常规预防措施的同时，采取以病例管理为主的防控措施，严防结核病在校园内传播。

27　肺结核预后如何？

目前为止，肺结核已成为一种预防有方、治疗有效的疾病。经过治疗后一般有下列五个方面的转归。

（1）治愈　浸润性病灶吸收、缩小，甚至痊愈，不留任何痕迹；或病灶纤维化，形成致密的瘢痕而痊愈；病灶钙化。

（2）稳定 病变无活动性，空洞闭合，痰菌持续阴性达6个月以上。空洞仍然存在，痰菌连续转阴1年以上。以上两种情况均属于临床初步治愈，但仍需观察的患者。

（3）好转 病变较前吸收好转；空洞闭合或缩小；痰菌转阴。

（4）进展 新发现活动性病变；病变较前恶化、增多；新出现空洞或空洞增大；痰菌阳性。

（5）恶化 已经确诊的肺结核患者，因各种因素的影响，经治疗未能控制，或治疗不正规，甚至没有抗结核治疗，病灶范围增大，出现空洞或原空洞增大；原痰菌阴性的患者，出现痰菌阳性，亦可考虑病灶恶化。

28 如何预防肺结核？

（1）管理传染源 对患者应做到早发现、早诊断、早治疗。活动期肺结核的患者应按呼吸道传染病进行隔离治疗，限制患者活动范围，避免到公共场所，外出时应戴N95口罩或其他符合标准的口罩。

（2）切断传播途径 开展群众卫生运动，养成良好的卫生习惯，不随地吐痰，不要对着其他人打喷嚏、咳嗽等。指导患者将痰吐在纸上焚烧处理。餐具煮沸消毒，痰具用消毒液浸泡消毒，同桌共餐时使用公筷以预防感染。

（3）保护易感人群 卡介苗不能预防感染，但可减轻感染后的发病与病情。

给未受过结核分枝杆菌感染的新生儿、儿童和青少年接种卡介苗，使人体产生对结核分枝杆菌的获得性免疫力。对于普通人群，要注意生活规律、合理营养、适当锻炼，提高机体免疫力，增强抗病能力。

第四节 百 日 咳

01 什么是百日咳？

百日咳是由百日咳杆菌引起的急性呼吸道传染病，婴幼儿多见，临床特点是阵发性、痉挛性咳嗽，咳嗽终末出现深长的鸡鸣样吸气性吼声，外周血液中淋巴细胞增多。未经治疗可迁延2～3个月，故名"百日咳"。

02 百日咳的病因和发病机制是什么？

百日咳由百日咳杆菌感染引起。百日咳杆菌侵入易感者呼吸道后，在喉、气管、支气管、细支气管黏膜纤毛丛中繁殖并释放多种毒素，导致呼吸道广泛炎症，并使产生的黏稠分泌物排出受阻，不断刺激呼吸道的末梢神经，通过咳嗽中枢，反射性引起痉挛性咳嗽，由于长期刺激使咳嗽中枢形成兴奋灶，以致非特异性刺激，如饮水进食、咽部检查、冷风等，均可引起咳嗽痉挛性发作，当分泌物排除不净，可导致不同程度的呼吸道阻塞，以至引起肺不张、肺气肿、支气管扩张及感染；长期剧烈咳嗽还可使肺泡破裂形成纵隔气肿和皮下气肿；痉咳不止，使脑部缺氧、充血、水肿并发百日咳脑病；还可引起面部浮肿，眼结膜及颅内出血。

03 百日咳的传染源有哪些？

百日咳的传染源有百日咳患者、隐性感染者及带菌者。

04 百日咳的传播途径是什么？

百日咳的传播途径为经呼吸道飞沫传播，主要为说话、咳嗽、打喷嚏时分泌物散布于空气中形成气溶胶，他人通过吸入而被传染，偶有通过物品和污染的手传播。

05　哪些人群为百日咳的易感人群？

人群对百日咳普遍易感，学龄前儿童易感性高，尤以婴幼儿时期易感性最强。

06　百日咳的流行特征是什么？

百日咳四季均可发生，但以冬春季多见。百日咳为全球性疾病，世界各地均有发生，以散发为主，在儿童集体机构如托儿所、幼儿园等也可引起流行。由于实施计划免疫，百日咳在我国的发病率已明显下降。

07　百日咳的潜伏期为多长时间？

百日咳的潜伏期为 2 ～ 21 天，一般为 7 ～ 14 天。

08　百日咳的病程有多长？

百日咳的典型患者全病程 6 ～ 8 周。

09　百日咳病程可以分为几期？

百日咳临床病程可分为以下三期。

（1）卡他期　从发病开始至出现痉咳，一般 1 ～ 2 周；开始症状类似感冒，除咳嗽外，可有流涕、喷嚏、轻度发热，也可只有干咳，并不引起注意；当其他症状逐渐消失时，咳嗽反而加重，日轻夜重，渐呈痉咳状。

（2）痉咳期　一般为 2 ～ 6 周（数天至 2 个多月），阵发性、痉挛性咳嗽为本期特点；发作时频频不间断地短咳十余声或数十声为呼气状态，最后深长吸气，因此时喉部仍呈痉挛状态，故伴有高音调的鸡鸣样吼声，接着又发生下次的痉咳，如此反复发作多次，直至咯出黏稠痰液为止；咳嗽剧烈时，可有大、小便失禁，双手握拳屈肘、两眼圆睁、面红耳赤、涕泪交流、头向前倾、张口伸舌、唇色发绀等，表情极其痛苦，呕吐后方可结束；轻者一日数次，重者一日数十次，以夜间为多；奔跑、进食、受凉、烟熏、哭吵等均可诱发；发作前一般无明显预兆。

（3）恢复期　阵发性痉咳次数逐渐减少至消失，持续 2 ～ 3 周好转痊愈。若有并发肺炎、肺不张等常迁延不愈，可长达数周之久。

10　新生儿及婴幼儿百日咳有哪些临床特点？

新生儿和婴幼儿百日咳临床症状及体征往往表现不典型，常无典型痉咳，往往咳嗽数声后即出现屏气发绀，易致窒息、惊厥。呼吸动作可停止在呼气期。心率先增快，继而减慢乃至停止。若不及时行人工呼吸、给氧等积极抢救可窒息死亡。

11　成人百日咳有哪些临床特点？

近年来青少年和成人百日咳有增多趋势，一组经细菌培养证实的成人百日咳，平均年龄为 35 岁，有典型症状与痉咳后呕吐，但也可仅有数周干咳，罕有并发症。多数患者仍可坚持工作，本人虽无多大痛苦但可作为传染源传播给儿童等易感人群。

12　百日咳常见并发症有哪些？

小儿百日咳常有并发症发生，成人中较少见，常见的并发症有：

（1）支气管肺炎　最常见的并发症，多为继发感染所致，可发生在病程中任何时期，但以痉咳期多见。发生支气管肺炎时，阵发性痉咳可暂时消失，而体温突然升高，呼吸浅而快，口唇发绀，肺部出现啰音，外周血白细胞计数升高，以中性粒细胞升高为主，X线胸片检查可见肺部病变。

（2）肺不张　肺不张是由支气管或细支气管被黏稠分泌物部分堵塞引起的，多见于肺中叶和下叶，可能与中叶分泌物引流不畅有关。

（3）肺气肿及皮下气肿　由于痉咳及分泌物阻塞，可导致肺气肿，当肺泡高压，肺泡破裂可引起肺间质气肿，通过气管筋膜下产生颈部皮下气肿，通过肺门可引起纵隔气肿，通过胸膜脏层可产生气胸。

（4）百日咳脑病　这是最严重的并发症，发生率2%～3%，主要发生于痉咳期，表现为反复抽搐、意识障碍、高热，甚至出现脑水肿、脑疝而危及生命，是由于痉咳期脑血管痉挛导致脑缺氧、脑出血所致。

（5）其他　由于经常性呕吐、厌食造成营养不良；剧咳时由于腹腔内压力增高可致脐疝、腹股沟疝、直肠脱垂等。

13　百日咳常见实验室检查有哪些？

（1）血常规检查　发病早期外周血白细胞计数升高，痉咳期最为明显，常为（20～50）×10^9/L，其中以淋巴细胞为主，一般>60%，多为成熟的小淋巴细胞。有继发感染时中性粒细胞增高。

（2）细菌学检查

①细菌培养。发病早期采用鼻咽拭子培养阳性率较高，发病第一周可达90%左右，以后逐渐降低，至第4周阳性率只有2%。

②单克隆抗体菌落印迹试验。此法48小时可出结果，敏感性高，可用于早期诊断。

③荧光抗体染色法检查。用鼻咽分泌物涂片或鼻腔黏膜压片，以荧光抗体染色检测特异抗原，早期阳性率达75%～85%

可协助诊断，但要注意有假阳性。

（3）血清免疫学检查　留取急性期和恢复期双份血清，用血凝抑制试验或补体结合试验方法，检测特异性抗体，主要用于回顾性诊断或不典型病例的辅助诊断；酶联免疫吸附试验可以测定百日咳特异性 IgM、IgG、IgA 抗体作为早期诊断的依据，对细菌培养阴性者更有意义。

（4）分子生物学检测　用 PCR 检测患者鼻咽分泌物百日咳杆菌 DNA，具有快速、敏感、特异的诊断价值。

（5）嘌呤环化酶（AC）活性检测　检测快速、阳性率高，用于早期诊断。

14　百日咳诊断依据有哪些？

百日咳的诊断要根据流行病学资料、临床表现、实验室检查、病原学及血清学检查等综合分析。凡具备以下（1）、（2）、（3）三项者，可做临床诊断；病原及血清学阳性可确诊。

（1）流行病学史　起病前 1～2 周内有与百日咳患儿接触史，幼儿多见。

（2）临床表现　流行季节有阵发性痉挛性咳嗽者；咳嗽后伴有呕吐，严重者有结膜下出血或舌系带溃疡；新生儿或婴幼儿有原因不明的阵发性青紫或窒息者，多无典型痉咳；持续咳嗽两周以上能排除其他原因者。

（3）实验室检查　白细胞总数明显增多，淋巴细胞高达 50% 以上。

（4）病原学及血清学检查

①细菌培养。咽拭子培养，早期阳性率较高。

②荧光抗体染色法。鼻咽拭子涂片检查得阳性结果。

③血清学检查。酶联免疫吸附测定检测百日咳特异性免疫球蛋白 M（IgM）抗体可作为早期诊断；双份血清凝集试验及

补体结合试验，效价呈 4 倍增长，作为回顾性诊断。

15　百日咳治疗原则是什么？

①隔离患者，按呼吸道隔离，保持空气新鲜，避免诱发痉咳的因素。

②尽早给予抗生素治疗，百日咳杆菌对大环内酯类抗生素比较敏感，并发肺炎可选用敏感抗生素，首选红霉素或罗红霉素，应用于卡他期或痉咳期早期，尽可能降低传染性，减轻症状并缩短病程。

③对症支持治疗，包括镇咳、祛痰治疗，必要时吸氧，并发脑病时可予脱水、止痉等对症处理。

16　百日咳常见护理问题有哪些？

（1）清理呼吸道无效　与痰液黏稠、积聚气道有关。

（2）体温过高　与呼吸道炎症反应有关。

（3）有感染的危险，继发性肺炎　与机体抵抗力下降有关。

（4）有窒息的危险　与痉挛导致脑缺血缺氧有关。

（5）营养失调（低于机体的需要量）　与体力消耗高，代谢高有关。

（6）舒适度的改变　与间断咳嗽有关。

（7）潜在并发百日咳脑病　与痉咳导致脑出血、缺氧、颅内高压有关。

17　新生儿及婴幼儿百日咳护理要点有哪些？

（1）一般护理

①卧床休息，如痉咳次数不多，无并发症，可适当活动。病室保持清洁、温暖、空气流通。

②按呼吸道隔离，尽量减少诱发咳嗽的因素，如避免做过

度兴奋的游戏，尽量少去人多的场合。

③确诊的患者应立即隔离至病后 40 天，或隔离至痉咳后 30 天，对接触者应密切观察至少 3 周。

（2）饮食护理

由于病程长，体力消耗多，容易导致营养不良，所以百日咳饮食应注意：

①食用新鲜蔬菜水果，补充维生素。

②应尽量摄取营养价值高、易消化的食物，如豆制品。

③清淡饮食，避免煎炸油腻食物。

（3）用药护理

①抗生素治疗，应用于卡他期或痉咳期早期，可降低传染性。

②皮质激素治疗，只短期应用于危重患者，如幼婴或者脑病者。

（4）并发症护理

①支气管肺炎的护理。密切观察病情，及时报告医生，对症治疗，呼吸困难者取半坐位，发绀者及时氧疗，咳喘严重者及时清除呼吸道分泌物。

②百日咳脑炎的护理。密切观察患者生命体征、意识及瞳孔的变化，备好负压吸引器及急救药品。

（5）心理护理　经常对患者及家属进行健康指导，讲解百日咳的相关知识，解答患者及家属的疑问及疑虑。

18　百日咳预后如何？

并发百日咳脑病及支气管肺炎者预后较差。近年来由于诊断及治疗的改善，我国百日咳病死率已下降至 0.5% 左右。

19　如何预防百日咳？

（1）管理感染源　发现患者立即隔离治疗，主要是呼吸道隔离。

（2）保护易感人群　自动免疫，普及百日咳、白喉、破伤风三联疫苗计划免疫，从出生3个月开始，每月注射一次，共3次；接触百日咳患者的婴幼儿可注射含抗毒素的免疫球蛋白。

（3）切断传播途径　最主要的是进行有效消毒。

（4）药物预防　密切接触病患后可口服红霉素7～10天进行预防。

20　百日咳疫苗的分类有哪些？

百日咳疫苗是指适用于吸附百白破和吸附无细胞百白破的全程免疫用疫苗，可分为以下3种。

（1）吸附百日咳疫苗、白喉和破伤风类毒素混合制剂（吸附百白破疫苗）　由百日咳疫苗原液、精制白喉和破伤风类毒素用氢氧化铝吸附制成，每毫升含百日咳菌8个效力单位（8EU），精制白喉类毒素20絮状单位（20LF），精制破伤风类毒素5LF。

（2）吸附无细胞百日咳疫苗、白喉和破伤风类毒素混合制剂（吸附无细胞百白破疫苗）由无细胞百日咳疫苗原液、精制白喉和破伤风类毒素用氢氧化铝吸附制成。每毫升含无细胞百日咳抗原15～18μg PN，精制白喉类毒素25～30LF，精制破伤风类毒素7～14LF。

（3）吸附百日咳疫苗、白喉类毒素混合制剂（吸附百白疫苗）由百日咳疫苗原液、精制白喉类毒素用氢氧化铝吸附制成。每毫升疫苗含有百日咳菌8EU，精制白喉类毒素20LF。

21　百日咳疫苗的接种对象有哪些？

吸附百白破疫苗和吸附无细胞百白破疫苗均为3个月至6周岁儿童作全程免疫用。吸附百白疫苗为6周岁以下已经全程免疫后的儿童作加强免疫用。

22 百日咳疫苗常见哪些接种反应？

百日咳疫苗常见的接种反应有：

①局部可出现红肿、疼痛、发痒，或有低热、疲倦、头痛等。一般不需特殊处理即自行消退。偶见过敏性皮疹、血管性水肿。

②无菌性化脓，多系注射过浅或疫苗未摇匀，硬结不能吸收而形成注射部位化脓。

23 接种百日咳疫苗有哪些注意事项？

①因吸附制剂放置后易出现沉淀，疫苗使用时应充分摇匀。

②疫苗不能冻结，冻结后出现凝块，不能使用。

③采用肌内注射，局部可能有硬结，可逐步吸收，注射第2针时应更换另侧部位。

④注射完疫苗后需充分休息多饮水。

⑤应备有 0.1% 肾上腺素，供偶有发生休克时急救用。

⑥如注射第 1 针后出现高热、惊厥等异常情况者，不再注射第 2 针。

第五节 白 喉

01 什么是白喉？

白喉是由白喉杆菌引起的一种以咽、扁桃体及其周围组织黏膜充血肿胀、出现灰白色伪膜为典型特征的急性呼吸道传染病，主要症状有发热、憋气、声音嘶哑、犬吠样咳嗽，严重者全身中毒症状明显，可并发心肌炎和末梢神经麻痹。

02 白喉的病因及发病机制是什么？

白喉的常见病因为白喉杆菌感染。白喉杆菌侵袭力弱，侵入上呼吸道黏膜后仅在表层上皮细胞内繁殖，一般不引起菌血症。当局部黏膜有损伤时白喉杆菌的侵袭力增强，其产生的外毒素为主要的致病因素。该毒素有 A、B 两个片段，B 片段无直接的毒性，但当它与宿主易感细胞表面特异性受体结合，A 片段即通过易位作用进入细胞内，从而对细胞发生直接致死作用，表现为局部黏膜上皮细胞坏死，并逐渐扩大融合，同时可见局部黏膜血管扩张充血，大量纤维蛋白渗出及白细胞浸润。渗出的纤维蛋白与坏死细胞、白细胞和细菌凝结在一起，覆盖在破坏的黏膜表面，形成本病的特征性假膜。假膜一般为灰白色，有混合感染时呈黄色，伴出血时呈黑色。假膜质地致密，开始薄，继之变厚，边缘较整齐，不易脱落，用力剥脱时可出血。假膜形成处及周围组织呈轻度充血肿胀。假膜可由扁桃体向咽峡、鼻、喉、气管、支气管等处扩展，喉、气管和支气管被覆柱状上皮部位形成的假膜与黏膜粘连不紧易于脱落造成窒息。外毒素由局部吸收，引起全身毒血症症状，假膜范围愈广泛，毒素吸收量愈大，中毒症状亦愈重。外毒素与各组织细胞结合后可引起全身性病理变化，其中以心肌、末梢神经较显著。心脏早期常扩大，心肌混浊肿胀及脂肪变性，以后可有多发性灶性玻璃样变，心肌坏死及单核细胞浸润，传导束也可被累及，最后可有结缔组织增生，偶见心内血栓形成。神经病变多见于周围神经，髓鞘常呈脂肪变性，神经轴亦断裂，主要累及运动神经。

03 白喉的传染源是什么？

白喉患者和带菌者为主要传染源。

04 白喉的传播途径是什么？

白喉主要通过呼吸道飞沫传播；亦可通过被污染的手、衣物、用具等传播；偶有经过破损的皮肤黏膜传播。

05 哪些人群为白喉的易感人群？

白喉普遍易感，但不同年龄有较大差异，6个月以下婴儿有来自母体的抗体，较少发病。以往2～10岁的儿童发病率最高，我国广泛推行计划免疫以来发病率显著降低。现仅在未进行免疫接种或免疫不完全的人群中偶然散发。

06 白喉的流行特征是什么？

白喉属于乙类传染病，成人和年长儿童以咽白喉居多，易发于秋冬和早春。

07 白喉的潜伏期为多长时间？

白喉的潜伏期为1～7天，多数为2～4天。

08 白喉根据病变部位可分为哪几种类型？

根据伪膜发生所在部位，可将白喉分为咽白喉、喉白喉、鼻白喉及其他部位白喉4种类型。

（1）咽白喉　最为常见，占发病人数的80%，临床表现可分为轻型、普通型、重型和极重型。咽白喉需与急性扁桃体炎、鹅口疮和樊尚咽峡炎相鉴别。

（2）喉白喉　原发性喉白喉少见，多为咽白喉向下蔓延所致。喉白喉应与急性喉炎、气管异物相鉴别。

（3）鼻白喉　原发性鼻白喉亦少见，也是多数由咽白喉发展而来，多见于婴幼儿。鼻白喉应与鼻腔异物、慢性鼻炎等相鉴别。

（4）其他部位白喉　较少见，如皮肤、眼结膜、耳、舌、外阴等部位感染白喉杆菌，均可有假膜形成。诊断时应与各相应部位化脓性感染疾病相鉴别。

09 白喉的临床表现有哪些？

白喉以发热、憋气、声音嘶哑、犬吠样咳嗽，咽、扁桃体及其周围组织出现白色伪膜为特征。

①咽白喉可分为轻型、一般型、严重型。轻型咽白喉发热和全身症状轻微，扁桃体稍红肿，其上有点状或小片状假膜，数日后症状可自然消失，易误诊为急性扁桃体炎。一般型咽白喉逐渐起病，有乏力、纳差、恶心、呕吐、头痛，轻至中等度发热和咽痛，扁桃体中度红肿，其上可见乳白色或灰白色大片假膜，但范围仍不超出扁桃体，有时假膜带黄色，若混有血液，则呈暗黑色，假膜开始较薄，边缘较整齐，不易剥去，若用力拭去，可引起小量出血，并在 24 小时内又形成新的假膜。严重型咽白喉发病急，扁桃体和咽部高度水肿，充血明显，假膜在 12～24 小时内蔓延成大片，除扁桃体外，并波及腭弓、上腭、悬雍垂、咽后壁和鼻咽部，甚至延及口腔黏膜，口腔有腐臭味，颈淋巴结肿大，甚至可出现淋巴结周围炎，颈部肿大如"牛颈"，如抢救不及时可迅速死亡。咽白喉的咽部疼痛大多不显著，全身中毒症状严重者可有高热或体温不升、烦躁不安、呼吸急促、面色苍白、呕吐、脉细速、血压下降，或有心脏扩大、心律失常，亦有出血、血小板降低等危重症状。

②大多数喉白喉是由咽白喉蔓延而来，少数原发。喉白喉起病较缓，特点是咳嗽呈"空空"声、声音嘶哑、犬吠样咳嗽，重者可失声。同时由于喉部有假膜、水肿和痉挛而引起呼吸道阻塞症状，吸气时可有蝉鸣音，严重者吸气时可见"三凹征"，呼吸困难窒息而死。喉镜检查可见喉部红肿和假膜，假膜有时可伸展至气管和支气管，严重者细支气管内亦有假膜形成。

③鼻白喉指前鼻部白喉，后鼻部白喉乃咽白喉的一部分。鼻白喉可单独存在，或与喉白喉、咽白喉同时存在。多见于婴

幼儿，原发于鼻部者较多，呈慢性过程，病变范围小，全身症状轻微。主要表现为浆液血性鼻涕，以后转为厚脓涕，有时可伴鼻衄，常为单侧性，鼻孔周围皮肤发红、糜烂及结痂，鼻前庭或中隔上可见白色假膜，未经治疗者常迁延不愈。

10 白喉常见并发症有哪些？

（1）中毒性心肌炎 最常见的并发症，心电图异常者可达25%左右。多发生在病程的第 2 ～ 3 周。心电图检查有心肌损害、传导阻滞等改变。

（2）周围神经麻痹 多见于病程第 3 ～ 4 周。主要侵犯颅神经，以舌咽神经受损引起的腭咽肌瘫痪最为常见。此外，可见眼肌、面肌、四肢远端肌、肋间肌、膈神经肌、膈肌等瘫痪。白喉引起的神经麻痹，一般可在 2 ～ 3 个月内恢复，不留后遗症。

11 白喉常见实验室检查有哪些？

（1）血常规检查 血常规检查可见白细胞增高，中性粒细胞百分比增高，重者可出现中毒颗粒。

（2）细菌学检查 在假膜与黏膜交界处涂抹，进行涂片检查和培养，常可找到革兰氏阳性杆菌或白喉杆菌，必要时可做白喉杆菌毒力试验。

（3）血清学检查 采用荧光抗体染色法在荧光显微镜下检测白喉杆菌，可早期诊断。

12 白喉诊断依据有哪些？

白喉的诊断要依据流行病学资料、临床表现、病原学及实验室检查等综合分析。

（1）流行病学资料 包括年龄、发病季节、白喉接触史、本地区有无白喉流行、是否接种百白破三联疫苗等流行病学资料。

（2）临床表现 有明显的临床症状，咽部出现白膜，不易拭去，强行擦去则局部出血。

（3）病原学检查 咽拭子取咽部分泌物培养，可见白喉杆菌生长，或直接涂片找见白喉杆菌，即可确诊。

（4）实验室检查 血白细胞及中性粒细胞增多，有中毒颗粒。重者红细胞、血红蛋白、血小板减少，可出现蛋白尿、血尿、管型尿等。

13 白喉治疗原则是什么？

早期足量给予白喉抗毒素，同时必须配合使用抗生素。

14 白喉的治疗方法是什么？

（1）一般治疗 严格隔离，不少于7天，卧床休息2～4周，有心肌损害时应延长至4～6周甚至更长。烦躁不安者，可给予镇静剂，如注射硫酸镁。

（2）中和毒素 白喉抗毒素可以中和游离的毒素但不能中和已结合的毒素，抗毒素的应用宜早期、足量。依据病情轻、中、重不同，剂量分别为2U、6U、10U，肌内注射。注意使用前进行皮试：用生理盐水稀释10倍后取0.1mL注于前臂屈侧皮内，15～30分钟后无过敏反应（红肿）方可应用，过敏者必须先做脱敏治疗。

（3）抗菌治疗 首选为青霉素40万～80万单位肌内注射，2次/日。青霉素过敏者或使用青霉素1周后培养仍阳性者可改用红霉素、四环素。

（4）对症治疗 烦躁不安者使用镇静剂；中毒症状严重或并发心肌炎者必要时应用肾上腺皮质激素，静脉注射高渗糖、能量合剂、维生素C、维生素 B_6 等；喉梗阻患者可气管滴入

α- 蛋白酶，必要时气管切开；出现神经麻痹患者可用 B 族维生素或呼吸机辅助治疗。

15　白喉带菌者应如何处理？

对于白喉带菌者应先做白喉杆菌毒力试验，阳性者隔离，并给予青霉素或红霉素治疗 5 ～ 7 天，细菌培养连续 3 次阴性方可解除隔离。对顽固带菌者如用药无效可考虑扁桃体摘除。

16　白喉常见护理问题有哪些？

（1）口腔黏膜改变　与咽喉部炎症有关。

（2）有窒息的危险　与咽喉、气管部假膜形成致使气道狭窄或假膜脱落造成梗阻有关。

（3）吞咽障碍　与软腭麻痹有关。

（4）潜在并发病毒性心肌炎　与白喉杆菌外毒素吸收有关。

17　白喉护理要点有哪些？

（1）一般护理

①消毒隔离。白喉患者需严格呼吸道隔离至连续 2 次咽拭子白喉杆菌培养阴性，无培养条件者隔离至症状消失后 2 周，陪护人员戴口罩，限制探视。保持病室环境安静整洁、空气新鲜，每日紫外线消毒，对患者用过的物品煮沸 15 分钟消毒，患者的鼻咽分泌物、排泄物用 2000mg/L 含氯消毒剂消毒，废弃物焚烧。白喉杆菌对干燥、寒冷及阳光抵抗力较其他非芽孢菌要强，在干燥假膜内存活 2 个月，在水和牛奶中可活数周；随尘埃播散，若暴露于直射阳光下经数小时才被杀死；但对热及化学消毒剂敏感，56℃ 10 分钟；在 0.1% 升汞、5% 苯酚和 3% ～ 5% 的来苏尔溶液中，均能迅速被杀灭。

②活动与休息。监督患者卧床休息 2 ～ 4 周，有心肌损害

时应延长至 4 ～ 6 周甚至更长。

③口腔护理。保持口腔清洁，每日用温盐水或抑菌漱口液漱口，防止继发感染。

（2）气道管理　密切观察患者呼吸，及时发现有无呼吸困难、声音嘶哑、犬吠样咳嗽或三凹征，及时清理呼吸道分泌物或脱落的假膜，给予氧疗。

（3）饮食护理　鼓励患者进食，宜少食多餐，白喉患者宜食高热量、高蛋白、富含维生素 B 和维生素 C 的清淡、少油易消化流食或半流食，禁食辛辣刺激、不易消化及生冷、油炸食品；流行季节可饮萝卜汁、青果汁、鲜芦根汤等，有预防作用。

（4）发热护理　严密观察体温变化，多饮水，着宽松棉质衣物以利排汗。

（5）并发症护理　密切监测生命体征变化，特别是心率节律的变化，必要时给予心电监护。准确记录出入量。

（6）心理护理　儿童患者因高热、呼吸困难易出现烦躁、啼哭等，应适当安抚，增加其安全感；要做好患者及家属的心理疏导、介绍疾病相关知识以消除顾虑、稳定情绪，使其积极配合治疗。

18　白喉预后如何？

白喉的预后与年龄、治疗早晚、临床类型、有无并发症及预防接种有关。年龄小、体质弱者，病死率高；治疗越早预后越好；重症者预后差，合并症如中毒性心肌炎死亡较多。一般咽白喉或鼻白喉预后较佳，喉白喉及各种混合性白喉则较严重。

19　如何预防白喉？

（1）管理传染源　及时隔离治疗患者，病愈后连续 2 次咽拭子白喉杆菌培养阴性，方可解除隔离。如无培养条件，起病后隔离 2 周。对带菌者给予青霉素或红霉素隔离治疗 1 周。密切接触者检疫 7 天。

（2）切断传播途径　对患者的鼻咽分泌物及所用物品彻底消毒。

（3）保护易感人群　这是最重要的环节。对学龄前儿童按计划免疫程序接种，对新生儿进行百白破接种；7 岁以上儿童首次免疫或流行期易感者接种吸附精制白喉和破伤风类毒素；对没有接受白喉类毒素全程免疫的幼儿，最好给予白喉类毒素与抗毒素同时注射。

第六节　麻　　疹

01　什么是麻疹？

麻疹是由麻疹病毒所致的急性呼吸道传染疾病，该病传染性强，主要病变在皮肤、眼结膜、鼻咽部、气管和肠道等部位。

02　麻疹的病因及发病机制是什么？

（1）麻疹的病因

①麻疹是由麻疹病毒引起的急性呼吸道传染病。病原体是麻疹病毒，麻疹病毒为 RNA 病毒，存在于患儿的鼻咽分泌物、血液和尿液中。

②麻疹患者为主要传染源，从潜伏期末至出疹后 5 天内都具有传染性。本病主要经呼吸道传播，在咳嗽、打喷嚏、说话时，以飞沫形式传染易感者。麻疹的传染性较强，未患过麻疹而又未接种疫苗者易感。

（2）麻疹的发病机制

①当易感者吸入麻疹患者鼻咽部分泌物或含有病毒的飞沫

后，麻疹病毒在局部黏膜短期繁殖，同时有少量病毒侵入血液。此后病毒在远处器官的单核巨噬细胞系统中复制活跃，大约在感染后第5～7天大量进入血液，此即临床前驱期。在此时期患儿全身组织，如呼吸道上皮细胞和淋巴组织内，均可找到病毒，并出现在鼻咽分泌物、尿液及血液等分泌物和体液中。此时传染性最强。

②皮疹出现后，病毒复制即减少，到感染后第16天，仅尿内病毒尚能持续数日。出疹后第2天，血清内抗体几乎100%阳性，临床症状也开始明显改善。由于此时全身及局部免疫反应尚在受抑制中，故部分患者常继发鼻窦炎、中耳炎和支气管肺炎。

③10%的患儿脑脊液中淋巴细胞明显增多50%。在病情高峰时有脑电图改变，但仅0.1%有脑炎的症状和体征，其出现常在急性起病数天后。此时血清中抗体已增高且已找不到病毒，因此考虑为自身免疫性脑炎。

03 麻疹的传染源有哪些？

急性患者是麻疹唯一的传染源，从潜伏期最后1～2天至出疹后5天内都具有传染性。患者的口、鼻、咽、眼的分泌物均含有病毒，并随飞沫排出体外，故呼吸道飞沫传播为主要传播途径。四季均可发病，以冬春季最多，6个月至5岁幼儿发病率最高。病后有持久免疫力，再次发病者极少。

04 麻疹的传播途径是什么？

①麻疹病毒随飞沫进入被感染者的鼻、咽和眼，或直接被吸入气管、支气管，在局部的上皮细胞内繁殖，并经过淋巴管内的流动细胞到达局部淋巴结，继续繁殖并扩散到血流，形成第一次病毒血症。

②病毒进入血中淋巴细胞后被送到全身的淋巴组织、肝、脾器官，在这些组织和器官广泛增殖后再次进入血流，导致第二次病毒血症，引起广泛病变，全身皮肤和黏膜的毛细管内皮细胞亦被麻疹病毒所感染。

05　麻疹的易感人群有哪些？

①本病传染性极强，易感者接触后90%以上均发病。发病者在未接受疫苗的学龄前儿童、免疫失败的十几岁儿童和青年人中多见甚至可形成社区内的流行。

②婴儿可从胎盘中得到母亲抗体，生后4～6月内有被动免疫力。以后逐渐消失，虽然绝大部分婴儿在9个月时血内的母亲抗体已测不出，但有些小儿仍可持续存在甚至长达15个月，影响疫苗接种。易感母亲的婴儿对麻疹无免疫力，可在分娩前后得病。

06　麻疹有哪些流行特征？

①在人口密集而未普种疫苗的地区，2～3年有一次大流行。

②麻疹的潜伏期为7～21天，平均为10天左右。接种过麻疹疫苗者可延长至3～4周。

07　麻疹的潜伏期是多长时间？

麻疹的潜伏期为7～21天，平均为10天左右。接种过麻疹疫苗者可延长至3～4周。

08　麻疹的临床类型有哪些？

（1）典型麻疹

①前驱期。从发病到出疹约3～5日。主要症状有发热及

上呼吸道卡他症状，一般发热低到中等度，亦有突发高热伴惊厥者。流鼻涕、刺激性干咳、眼结膜充血、流泪、畏光等日渐加重，精神不振、厌食、肺部可闻到干啰音。幼儿常有呕吐、腹泻，在软腭、硬腭弓可出现一过性红色细小内疹。在起病第2～3日可于双侧近白齿颊黏膜处出现细砂样灰白色小点，绕以红晕，称麻疹黏膜斑为本病早期特征。黏膜斑可逐渐增多，互相融合，也可见于下唇内侧及牙龈黏膜，偶见于上腭，一般维持16～18小时，有时延至1～2日，大多于出疹后1～2日内消失。

②出疹期。起病约3～5日后，全身症状及上呼吸道症状加剧，体温可高达40℃，精神萎靡、嗜睡、厌食。首先于耳后发际出现皮疹，迅速发展到面颈部，一日内自上而下蔓延到胸、背、腹及四肢，约2～3日内遍及手心、足底，此时头面部皮疹已可开始隐退。皮疹约2～3mm大小，初呈淡红色，散在，后渐密集呈鲜红色，进而转为暗红色，疹间皮肤正常。出疹时全身淋巴结、肝、脾可肿大，肺部可闻干、湿啰音。

③恢复期。皮疹出齐后按出疹顺序隐退，留有棕色色素斑，伴糠麸样脱屑，约存在2～3周。随皮疹隐退全身中毒症状减轻，热退，精神、食欲好转，咳嗽改善而痊愈。整个病程约10～14天。

（2）轻型麻疹　多见于接受过疫苗免疫者。目前以轻型患者多见。发热低，上呼吸道症状轻，麻疹黏膜斑不明显，皮疹少，并发症少。

（3）重型麻疹　病情重笃。高热、谵妄、抽搐者为中毒性麻疹；伴循环衰竭者为休克性麻疹；皮疹为出血性，压之不退色者为出血性麻疹。

（4）异型麻疹　见于接种灭活麻疹疫苗后半年以后再次接种者。我国用减毒活疫苗，故此型很少见。

09   麻疹临床表现及体征有哪些?

（1）典型麻疹

①潜伏期。一般为（10±2）天（6 ～ 21 天），感染严重或经输血获得感染者潜伏期可短至 6 天，接受过免疫制剂（全血、血清、免疫球蛋白等）或曾接种过麻疹疫苗而发病时，则潜伏期可延长至 3 ～ 4 周。在潜伏期末 1 ～ 2 天已可从上呼吸道分泌物中排出麻疹病毒。有些患者于接触麻疹患者数小时后，可出现暂时性轻度上呼吸道症状及低热，甚至有一过性皮疹，但甚罕见。

②前驱期。一般持续 3 ～ 5 天，体弱及重症可延长至 7 ～ 8 天，而曾接种过麻疹疫苗或有被动免疫力者则可短至 1 天。此期临床上主要表现为上呼吸道（包括眼结合膜）炎症的卡他症状。有发热、咳嗽、流鼻涕、流眼泪、畏光等，伴有不同程度的全身不适。发热常日低夜高，逐日升高，可达 39 ～ 40℃，婴幼儿可发生高热惊厥，年长儿或成人常诉头痛、头昏、乏力、嗜睡。咳嗽渐加重，多半为干咳，因上呼吸道黏膜炎症常下延至喉部、气管、支气管，咳嗽往往带嘶哑声，年幼儿甚至出现呼吸急促和困难。常伴胃纳减退，甚至呕吐、腹泻等胃肠道症状。

体格检查可见口腔及咽部黏膜充血明显，发病后 2 ～ 3 天可在第一磨牙对面的颊黏膜上出现科氏斑，为麻疹前驱期的特征性体征，有麻疹早期诊断价值。此种细小口腔内疹，呈白色，为 0.5 ～ 1mm 针尖大小，散在于鲜红湿润的颊黏膜上。初起时仅几个，很快增多，且可融合，扩散至整个颊黏膜，以及口唇内侧、牙龈等处，也偶见于眼睑结合膜上，极少发生于硬、软腭。斑点数目少时易在日光下见到细小白点，周围红晕，数目众多时可融合成片，仅见充血的颊黏膜上有细盐样突起颗粒。

科氏斑一般维持2～3天，迅速消失，有时在出疹后1～2天还可见到。个别患者在前驱期开始时见到颈、胸、腹部出现风疹样或猩红热样或荨麻疹样皮疹，数小时内就消退，称为前驱疹。有时在腭垂（又称悬雍垂）、扁桃体、咽后壁、软腭处可发现棕红色斑点，出疹期初迅速隐去。

③出疹期。起病后3～5天当呼吸道卡他症状及发热达高峰时开始出现皮疹，常在见到科氏斑后1～2天出现。首先从耳后发际出现淡红色斑丘疹，渐及头部前额、脸面、颈部，自上而下扩展至胸、腹、背，最后达四肢，直至手心、脚底，2～3天就波及全身。

皮疹以斑丘疹为主，开始时颜色鲜红，压之退色，大小不等，平均直径2～5mm，分布稀疏分明，至出疹高峰时皮疹数目增多，聚集融合成片，色泽也渐转暗，但疹间皮肤仍属正常，偶见小疱疹或细小出血性皮疹。

病情严重时，尤其伴有心肺衰竭时，皮疹颜色可突然转暗，并快速隐退。随出疹达到高峰全身中毒症状加重，体温进一步升高，可达40℃以上，精神萎靡、嗜睡倦怠，或终日烦躁不安，咳嗽加重有痰、唇舌干燥、咽极度充血、眼睑浮肿，分泌物多。颈部淋巴结及肝脾肿大，肺部常闻干、湿啰音。胸部X线检查，可见纵隔淋巴结增大，肺纹理增粗。

④恢复期。对于单纯麻疹患者，当皮疹和中毒症状发展到高峰后，体温常于12～24小时内较快下降，随之精神好转，呼吸道症状减轻，但咳嗽常可延续较久，食欲大大好转。

一般体温下降后2～3天皮疹按出疹顺序依次消退，留下浅棕色色素沉着斑，伴糠麸样细小脱屑，以躯干为多，2～3周内退尽。若无并发症，单纯麻疹自起病至疹退一般病程为10～14天。

（2）非典型麻疹 根据麻疹病毒基因差异、毒力强弱，进入人体数量多少，以及患者年龄大小、健康状况、营养优劣、免疫力的高低等，麻疹的临床发展过程除大多为典型麻疹外，在部分病例尚可呈现以下非典型表现。

①重型麻疹。大多由于患者体质弱,有其他疾病,营养不良、免疫力低下或伴有继发性细菌感染等，使麻疹病情加重，如中毒性麻疹，因麻疹病毒感染严重，起病不久即出现40℃以上高热，伴有严重中毒症状，往往神志不清、反复惊厥、呼吸急促、唇指发绀、脉搏细速，皮疹密集，呈暗红色，融合成片。皮疹可呈出血性，形成紫斑，甚至伴发内脏出血、呕血、咯血、便血等（出血性麻疹），有时皮疹呈疱疹样可融合成大疱（疱疹样麻疹）。

有些年幼体弱小儿麻疹患者，皮疹疏淡，未能出透，未及手足心，或皮疹突然隐没，体温下降低于常温，面色苍白或青灰色（中医称白面痧），四肢厥冷，大多因心功能不全或循环衰竭引起（休克性麻疹),心率快、脉搏细弱,呼吸不规则或困难。

并发重症细菌性（金黄色葡萄球菌）肺炎或其他病毒性肺炎（腺病毒性肺炎）等也常属重症,常发生心力衰竭,病情重危,病死率高。

②轻型麻疹。大多因体内对麻疹病毒有一定的免疫力所致，如6个月前婴儿尚留有来自母体的被动免疫抗体，或近期注射被动免疫制剂，或以往曾接种过麻疹疫苗，以及第二次感染发病者，都可表现为轻症。

轻型麻疹潜伏期可延长至3～4周，发病轻，前驱期短而不明显，呼吸道卡他症状较轻，科氏斑不典型或不出现，全身症状轻微，不发热或仅有低中度热。

皮疹稀疏色淡，病程较短，很少有并发症，但病后获免疫力，特异抗体上升滴度与患典型麻疹者基本相同。现已证实麻疹也有不少隐性感染或无皮疹型麻疹，只能依据病后血清特异抗体增加来证实。

③异型麻疹。主要发生在以往接种过麻疹灭活疫苗者，当接种 4～6 年后再接触麻疹急性期患者，就可引起异型麻疹。潜伏期为 7～14 天，前驱期可突发高热，达 39℃以上，伴头痛、肌痛、腹痛、乏力等，而上呼吸道卡他症状不明显，可有干咳，多半无流鼻涕、眼泪、结膜炎等。

多数患者无典型科氏斑。起病后 2～3 天出现皮疹，从四肢远端腕部、踝部开始，向心性扩散到达四肢近端及躯干，以下身为多，很少扩散到乳头线以上部位，偶见于头面部。皮疹一般呈黄红色斑丘疹，有时呈 2～3mm 大小的小疱疹，有痒感，消退时不结痂，皮疹偶呈瘀点、瘀斑或荨麻疹样，常伴四肢水肿。

呼吸道症状虽不严重，但肺部有时可闻啰音。X 线检查可见肺门淋巴结肿大及肺部片状阴影。此种肺炎可反复延续 1～2 年。有些患者可表现为肝、脾肿大，肢体麻木、无力和瘫痪，也可临床上不出现明显皮疹，而有其他脏器病变症状。

本病最重要的诊断依据为恢复期麻疹血凝抑制抗体及补体结合抗体滴度急剧上升。有报告异型麻疹患者都未找到致病的麻疹病毒，流行病学资料也指出本病无传染性。

目前认为本病是在宿主部分免疫的基础上产生对麻疹病毒超敏反应所引起。有研究指出灭活麻疹疫苗缺乏 F 蛋白抗原（灭活疫苗采用的甲醛破坏了 F 蛋白），故不能在人体中诱导抗 F 蛋白抗体，致使接受灭活疫苗者缺乏阻止麻疹病毒入侵和在宿主细胞内扩散的功能，而只产生 H 蛋白血凝抑制（HI）抗体。接种灭活疫苗数年后 HI 抗体逐渐下降，当再度接触麻疹病毒时 HI 抗体在早期就迅速上升，10 天即可高达 1：1280，但因缺乏 F 抗体不能阻止病毒在细胞间传播，而引起异型麻疹。

④妊娠妇女和新生儿麻疹。易感妊娠妇女患麻疹病情相对

较重，有报告 54% 因原发麻疹肺炎及其他呼吸道并发症住院。妊娠妇女患麻疹虽不像患风疹易使胎儿发生畸变，但常在妊娠早期引起死胎，稍晚可引起自然流产或死产和早产。

患麻疹的妊娠妇女分娩前可经胎盘将病毒传给胎儿，使刚出生的新生儿也可发生麻疹，病情轻重不等，但往往无明显前驱症状而发疹较多。故主张给患麻疹母亲所产的新生儿在出生后就采用被动免疫，注射特异的免疫球蛋白。胎儿可经胎盘获得来自孕母的麻疹抗体，取得被动免疫力。

自 20 世纪 60 年代中期国际上广泛采用麻疹疫苗后，育龄妇女由于对麻疹病毒的免疫力大多来自疫苗的诱导，其麻疹保护抗体的滴度大多低于患自然麻疹后获得的抗体滴度，怀孕后通过胎盘传递给胎儿的抗体也少，出生后婴儿麻疹抗体滴度很快下降至保护水平之下，故新生儿和小婴儿麻疹患病率较普种疫苗前有所上升，一般病情不重。

⑤免疫低下者患麻疹。无论患先天性免疫缺陷或继发性免疫低下（如肿瘤患者、肾上腺皮质激素治疗者、营养不良免疫力衰弱等），若发生麻疹常患重症，病死率也较高，有报告肿瘤患者的麻疹常不出现皮疹，而一半以上可发生麻疹巨细胞肺炎，并容易并发脑炎。

临床不易得出确切麻疹诊断，只能依靠从受感染组织中找到麻疹病毒抗原。以往未患过麻疹的免疫低下者，特别是细胞免疫低下者，如遇到感染期麻疹患者，应采用特异免疫球蛋白进行足量被动免疫，越早越好，以预防发生麻疹或减轻病情，即使已接受过麻疹疫苗者也应如此。

10　麻疹常见并发症有哪些?

麻疹除了皮肤病变外，还可累及呼吸道、心脑血管系统和中枢神经系统等，最常见的并发症如下。

（1）呼吸道并发症

①肺炎。麻疹病毒感染常波及肺部，约一半以上麻疹患者有肺部病变，由麻疹病毒引起的肺炎大多发生在病之早期。患者可有轻度气促，肺部出现啰音，X线检查肺门淋巴结增大，肺纹理增粗，两肺过度充气，肺小片浸润，疹退后阴影消失较快。细菌或其他病毒引起的继发性肺炎为麻疹最常见并发症，多见于出疹期，以婴幼儿患病为重。

临床上于皮疹出齐后发热持续不降，气急缺氧症状加重，肺部啰音增多，中毒症状加剧，尚可出现吐泻、脱水、酸中毒等代谢紊乱，甚至出现昏迷、惊厥、心力衰竭等危重症状。肺部X线片可见大片融合病灶。金黄色葡萄球菌性肺炎易并发脓胸、肺脓肿、心包炎等。病程反复，迁延不愈，远期尚可遗留支气管扩张症。住院麻疹患者中大多并发肺炎为引起麻疹死亡最主要的原因。

②喉炎。麻疹过程中，轻度喉炎、气管炎颇为常见，有时发展成严重急性喉炎或喉气管支气管炎，多属细菌继发感染。出现声音嘶哑、哮吼、频咳、呼吸困难、缺氧及胸部三凹征等。呼吸道严重阻塞时必须及早将气管切开或插管，进行抢救。

③中耳炎。麻疹常见并发症，多发生于年幼病儿，为继发细菌感染。患儿哭吵不安，注意外耳道有无分泌物流出。

（2）心脑血管系统并发症　麻疹出疹期中毒症状严重，高热、气促、缺氧、脱水等常导致心功能不全，患者常表现为呼吸急促、面色苍白、鼻唇发绀、烦躁不安、四肢厥冷、脉搏细速、心音低钝、皮疹转暗或突然隐退，肝急剧增大，病情重危。心电图见低电压、T波倒置、传导异常等。少数患者出现心肌炎或心包炎征象。

2岁以下婴幼儿易致心肌病变，表现为气急、面色苍白、烦躁、发绀、心音低钝、心率快。心电图示T波和ST段改变。

（3）神经系统并发症

①脑炎。为麻疹较常见的并发症。据统计，普种疫苗前发病率在 0.01% ～ 0.5%，大多发生在出疹期，偶见于出疹前或疹退后。即使在无明显神经系统症状的患者中，脑电图检查 50% 可见异常。大多认为麻疹脑炎多为麻疹病毒直接侵犯脑组织引起，曾多次从脑组织或脑脊液中检出麻疹病毒或其抗原，但病毒引起的免疫反应在发病机制中的作用尚不能除外。临床表现与其他病毒性脑炎相似，病死率约 15%。多数可恢复正常，部分患者留有后遗症，如智力低下、癫痫、瘫痪等。

②亚急性硬化性全脑炎。是麻疹的一种远期并发症，发病率为 1/100 万～ 4/100 万，属慢性或亚急性进行性脑炎。与病毒基因变异有关，病毒变异后机体不能产生对基质蛋白的抗体，使病毒在脑细胞中长期潜伏。病理变化为脑组织退行性变。常于原发麻疹后 2 ～ 17 年（平均 7 年）发病，患者逐渐出现性格改变、智力障碍、语言和视听障碍、运动不协调、癫痫发作等症状，最后因昏迷、强直性瘫痪而死亡。

11 麻疹常见实验室检查有哪些？

临床上对于一个传染病的诊断是很严谨的，除了根据症状进行辨别外，还要进行一些必要的辅助检查，对于麻疹的诊断也同样如此，其常用的检查手段主要有以下几项。

（1）血常规检查 观察白细胞、淋巴细胞、中性粒细胞的变化。白细胞总数减少，淋巴细胞比例增多。如果白细胞总数增加，特别是中性粒细胞增加，提示继发细菌感染；若淋巴细胞严重减少，常提示预后不良。

（2）血清学检查 即用酶联免疫吸附试验，主要是通过测定患者血清特异性 IgM 和 IgG 抗体，来诊断麻疹，敏感性和特异性好。其中 IgM 抗体病后 5 ～ 20 天最高，是诊断麻疹的标准方法，IgG 抗体恢复期较早期增高 4 倍以上即为阳性，也可以诊断麻疹。

（3）病原学检查

①病毒分离。取早期患者鼻、咽、眼等分泌物或血、尿标本接种于原代人胚肾细胞，分离麻疹病毒，但不属常规检查。

②病毒抗原检测。取早期患者鼻咽分泌物、血细胞及尿沉渣细胞，用免疫酶法或免疫荧光查麻疹病毒抗原，可用于早期诊断。

③核酸检测。采用逆转录聚合酶链反应（RT-PCR）从临床标本中扩增麻疹病毒 RNA，是一种敏感和特异的诊断方法，对免疫力低下不能产生特异抗体的患者有价值。

12　麻疹诊断依据有哪些？

由于麻疹疫苗的广泛采用，不典型麻疹和轻型麻疹病例较多，给诊断带来一定困难，也在一定程度上影响了治疗和防疫工作的及时性。为帮助大家掌握麻疹的诊断，原卫生部特下发诊断标准。

（1）疑似病例　患者（多为儿童）有发热、咽红等上呼吸道卡他症状及畏光、流泪、结合膜红肿等急性结膜炎症状。发热 4 天左右，全身皮肤出现红色斑丘疹。与麻疹患者在 14 天前有接触史。

（2）确诊病例

①在口腔颊黏膜处见到科氏斑。

②咽部或结合膜分泌物中分离到麻疹病毒。

③1 个月内未接种过麻疹疫苗而在血清中查到麻疹免疫球蛋白 M 抗体。

④恢复期血清中麻疹免疫球蛋白 G 抗体滴度比急性期有 4 倍以上的升高，或急性期抗体阴性而恢复期抗体阳转。

13 麻疹治疗原则是什么？

根据患者的不同情况，临床上常常会按照以下几种方案进行治疗。

（1）一般治疗

①患者应在家隔离、治疗至出疹后 5 天。有并发症患者应住院隔离治疗，隔离期延长 5 天；

②保持室内温暖及空气流通，给予易消化、营养丰富的流质或半流质饮食，水分要充足；保持皮肤及眼、鼻、口、耳的清洁，用温热水洗脸，生理盐水漱口；用抗生素眼膏或眼药水保护眼睛，防止继发感染。

（2）对症治疗

①高热者可用小剂量退热药，但体温不得降至 39℃以下，或用适量镇静剂防止惊厥。忌用强退热剂及冰水、酒精等擦浴，以免影响皮疹透发。

②烦躁不安或惊厥者应给予复方氯丙嗪、苯巴比妥、地西泮等。

③咳嗽重且痰多者，可服止咳祛痰药。前驱期症状严重者，早期给予丙种球蛋白肌内注射，以减轻病情。

④重型麻疹有 DIC 者应及早用肝素或输新鲜全血治疗。

⑤对皮疹迟迟不透者应注意有无并发症发生，并作出相应处理。

（3）并发症治疗

①肺炎。以对症支持疗法为主。合并细菌性肺炎应选用 1～2 种抗生素治疗。常用青霉素、红霉素，也可参考细菌药敏选用。中毒症状重者，可予氢化可的松静脉滴注，疗程 1～2 天。缺氧者及时吸氧，不进食者，酌情补液，巨细胞性肺炎可予以更昔洛韦、干扰素等治疗。

②喉炎。缺氧者供氧；蒸气或雾化吸入，每日 2～4 次，重者可每小时 2～3 次；有继发细菌感染者可加用抗生素，重症者可使用皮质激素，泼尼松口服或氢化可的松静脉滴注；喉梗阻严重，应用上述治疗无效时，予气管切开。

③心血管功能不全。如病儿烦躁不安，心率超过 160 次/分，呼吸率超过 40～60 次/分，肝脏呈进行性肿大，应按心力衰竭处理。

④脑炎。与流行性乙型脑炎治疗基本相同。以对症支持治疗为主，对于危急重症患者可考虑予以免疫球蛋白、糖皮质激素抗炎等治疗，胸腺肽等支持治疗。亚急性硬化性全脑炎目前无特殊治疗。

14 治疗麻疹常用中药有哪些？

至今尚无特殊抗麻疹病毒药物，因此治疗麻疹重点在加强护理、优化环境、对症处理和预防并发症，祖国医学对治疗麻疹有丰富经验，应中西医结合处理麻疹患者。

①中医认为麻疹系热毒蕴于肺、脾二经所致，治则为初热期应驱邪外出，宜辛凉透表，可用宣毒发表汤或升麻葛根汤加减，外用透疹药以促疹出，用生麻黄、芫荽子、西河柳、紫浮萍各 15g，置锅内煮沸，以其热气蒸熏患者，待药汁稍冷后可用其擦洗面颈、四肢等，以助透疹，须注意保暖和防止烫伤。

②见形期（出疹期）治疗宜清热、解毒透疹，除继续外用透疹药蒸洗外，可内服清热透表汤，热症重者可用三黄石膏汤或犀角地黄汤。

③体虚、面白、肢冷者宜用人参败毒散或补中益气汤。

④收没期（恢复期）热降疹收时宜养阴清热，可服沙参麦冬汤或竹叶石膏汤加减。

15　麻疹的主要护理问题有哪些？

麻疹的护理主要护理问题有：

（1）体温过高　与病毒血症继发感染有关。

（2）皮肤完整性受损　与皮疹有关。

（3）营养失调（低于机体需要量）　与食欲下降、高热消耗增多有关。

（4）有感染的危险　与机体免疫力低下有关。

（5）恐惧、焦虑　与不了解病情变化有关。

（6）潜在并发症　心肌炎、喉炎、脑炎。

16　麻疹的护理要点有哪些？

（1）一般护理

①应绝对卧床休息至皮疹消退、体温正常。室内宜空气新鲜，每日通风 2 次（避免患儿直接吹风以防受凉），体温若不超过 39℃，一般不予退热药，这样有利于麻疹的透发，可多饮温开水或用温水擦浴，不要用酒精擦浴或用大剂量药物退热。若体温持续超过 39℃，可给予小剂量退热药。

②保持皮肤黏膜的清洁卫生，在室温适宜的情况下，可用温水为患儿洗脸、擦身。眼口鼻黏膜分泌物中含有大量病毒，要及时清除。用淡盐水漱口以保持口腔清洁；鼻腔分泌物容易结痂，可用湿润的棉棒擦除后涂以液状石蜡或食用油；眼分泌物增多时常把眼封住，可先用温湿毛巾温敷，再轻轻擦净，结膜充血可予 0.25% 氯霉素眼药水点眼或金霉素眼药膏涂抹。及时评估患儿透疹情况，保持床单整洁干燥与皮肤清洁。在保温情况下，每日用温水擦浴更衣 1 次（忌用肥皂），腹泻儿注意臀部清洁，勤剪患儿指甲防抓伤皮肤继发感染。如透疹不畅，可用鲜芫荽煎水服用并抹身，以促进血循环和透疹，

并防止烫伤。

③室内光线应柔和，常用生理盐水清洗双眼，再滴入抗生素眼液或眼膏，可加服维生素 A 预防眼干燥症。防止呕吐物或泪水流入外耳道发生中耳炎。及时清除鼻痂、翻身拍背助痰排出，保持呼吸道通畅。加强口腔护理，多喂水，可用生理盐水或复方硼砂含液含漱。

④注意预防，小儿麻疹并发症多且重，为及早发现，应密切观察病情。出疹期如透疹不畅、疹色暗紫、持续高热、咳嗽加剧、鼻扇喘憋、发绀、肺部啰音增多，为并发肺炎的表现，重症肺炎可致心力衰竭。

⑤患儿出现频咳、声嘶、哮吼样咳嗽、吸气性呼吸困难三凹征，为并发喉炎表现。患儿出现嗜睡、惊厥、昏迷为脑炎表现，出现并发症时可导致原有结核病的恶化，应予以相应护理。

⑥肌肤护理。应保持患儿的床单整洁干燥及皮肤清洁，在保温的情况下,每天用温水擦浴患儿 1 次，以促进血循环和透疹，注意千万不要使用肥皂。对于容易出现腹泻的患儿应注意臀部的清洁，还要勤给患儿剪指甲以防患儿自己抓伤皮肤从而继发感染。

⑦五官护理。

a. 耳。要防止呕吐物或泪水流入外耳道发生中耳炎。

b. 鼻。及时清除鼻痂、翻身拍背助痰排出，保持患儿呼吸道通畅。

c. 口。加强口腔护理，稍大的患儿可用生理盐水漱口来预防口腔炎，1 岁以下的患儿可用棉签蘸生理盐水揩拭口腔，每天 2 次。

d. 眼。可以用生理盐水清给患儿洗双眼，再滴入抗生素眼液或眼膏，也可加服维生素 A 预防患儿眼干燥症。

（2）对症护理　参见本节问答 13 中"（2）对症治疗"。

（3）饮食护理　由于患者高热消耗较大，应鼓励患者少食多餐，进食一些营养丰富、易消化的流质、半流质食物，忌食虾、蟹及辛辣、生冷、油腻食物。多饮热水及热汤，以便加速体内毒素排出，利于透疹。注意补充水分，可给予果汁、芦根水，少量、多次喂食，摄入过少者给予静脉输液，注意水电解质的平衡。疹退后要供给高蛋白、高维生素食物，尤其是富含维生素 A 的食品，如动物的肝脏和胡萝卜，防止角膜混浊、软化、穿孔。

（4）心理护理　重视健康教育，做好心理护理。建立良好的护患关系，是实施健康教育的保证。成人麻疹全身中毒症状重，并发症多，面部斑丘疹密集，有多脏器损害。患者往往担心预后是否留有后遗症，色素沉着是否永久地留存而感到恐惧、焦虑。针对患者的心理状态，给患者以关心、支持和理解，耐心向患者讲解有关知识，消除其恐惧心理，增强其治愈的信心，使之配合治疗和护理。

17　麻疹预后怎么样？

麻疹预后与患者年龄大小、体质强弱、有无接种过麻疹疫苗，原先有无其他疾病和病程中有无并发症等有关。在医疗卫生条件较差的地区麻疹大流行时病死率可高达 10%～20%。

自广泛接种麻疹疫苗后，不仅麻疹发病率大大下降，病死率也快速降低，达 1% 以下。死亡者中婴幼儿占 80%，尤其是体弱、营养差、多病及免疫力低下者预后差，患重症麻疹或并发肺炎（特别是巨细胞肺炎）、急性喉炎、脑炎和心功能不全者预后更为严重。

18　如何预防麻疹？

虽然麻疹是一种常见的传染病，但是如果人们在平时生活中注意以下几点，可在一定程度上预防麻疹的发生。

（1）控制传染源　对麻疹患者应做到早诊断、早报告、早隔离、早治疗，患者隔离至出疹后5天。易感的接触者检疫期延长到3周，并采用丙种球蛋白等被动免疫制剂。流行期间，儿童机构应加强检查，以便及时发现。

（2）切断传染途径　患者衣物应在阳光下曝晒，患者曾住房间宜通风并用紫外线照射，流行季节中做好宣传工作，易感人群尽量少去公共场所。流行期间避免去人多拥挤处及公共场所，若外出应戴口罩；无并发症的患者在家中隔离，以减少传播和继发医院感染。

（3）保护易感人群　最有效的途径就是接种疫苗。主要对象为婴幼儿，但未患过麻疹的儿童和成人均可接种麻疹减毒活疫苗。初种年龄为8月龄，7周岁加强1剂。

易感者在接触患者2天内，若接种疫苗，有可能预防发病或减轻病情；多数人在接触麻疹患者后，若未接种过疫苗，应在接触后3天内接种麻腮风疫苗，以预防本病，或者缩短病程；在接触患者5天内注射人血丙种球蛋白，可预防发病，而5天后注射人血丙种球蛋白，则只能减轻症状，免疫有效期3～8周；新生儿、孕妇、体弱者接触麻疹患者后，由于不宜接种疫苗，可注射免疫球蛋白，以预防发病或缓解症状。

需要注意的是，接种疫苗的禁忌为过敏体质、妊娠、免疫功能低下者（如肿瘤、白血病、使用免疫抑制剂及放射治疗者等）；发热及一般急、慢性疾病者应暂缓接种；活动性结核应治疗后再考虑接种；凡6周内接受过被动免疫制剂者，应推迟3个月接种；若计划到其他国家或地区出差或旅行，但不确定自己是否对麻疹有免疫力，最好咨询一下医生。

第七节　猩红热

01　什么是猩红热？

猩红热（scarlet fever）为 A 组 β 型溶血性链球菌感染引起的急性呼吸道传染病。中医称之为"烂喉痧"。其临床特征为发热、咽峡炎、全身弥漫性鲜红色皮疹和疹退后明显的脱屑。少数患者患病后由于变态反应而出现心功能、肾功能、关节的损害。

02　猩红热的病因及发病机制是什么？

猩红热是 A 组链球菌（group A streptococcus）感染所致。A 组 β 型溶血性链球菌的致病力来源于细菌本身及其产生的毒素和蛋白酶类。细菌本身的 M 蛋白和细菌荚膜能抵抗机体吞噬细胞的作用，在链激酶、透明质酸酶等作用下使炎症扩散并引起组织坏死。产生的毒素包括致热性外毒素（即红疹毒素）和溶血素。前者能致发热，使皮肤血管充血水肿、上皮细胞增殖，白细胞浸润，形成猩红热样皮疹；红疹毒素除了与各种免疫反应及细胞反应有关外，还能通过增强机体对链球菌各种产物的超敏反应引起致热反应及皮肤红斑反应。溶血素能溶解红细胞，杀伤白细胞、血小板以及损伤心脏等。而毒素入血后，引起全身毒血症表现，如发热、头晕、头痛等。产生的蛋白酶类包括链激酶、透明质酸酶、链球菌 DNA 酶、烟酰胺腺嘌呤二核苷酸以及血清混浊因子，致使宿主组织和细胞破坏、炎症扩散并引起组织坏死。A 族链球菌有超过 100 种 M 蛋白血清型，机体感染后产生的抗 M 蛋白抗体只可以抵抗同型细菌的再次感染，机体感染后获得的抗菌免疫每个血清型之间没有交叉免疫性，因此儿童可能多次发生猩红热。

03　猩红热的传染源主要有哪些？

猩红热的传染源主要是猩红热患者和带菌者。

04　猩红热传播途径是什么？

猩红热传播途径是经由空气飞沫传播，也可经由皮肤伤口或产道感染。

05　哪些人群为猩红热的易感人群？

人群普遍易感猩红热，但发病多见于小儿，尤以 5～15 岁居多。

06　猩红热具有哪些流行特征？

猩红热一年四季都有发生，尤以冬春发病为多。

07　猩红热的潜伏期为多长时间？

猩红热的潜伏期为 2～5 天，也可少至 1 天，多至 7 天。

08　猩红热的分期及临床表现有哪些？

（1）前驱期　大多骤起畏寒、发热，重者体温可升到 39～40℃，伴头痛、咽痛、杨梅舌、食欲减退、全身不适、恶心呕吐。婴儿可有谵妄和惊厥。咽红肿，扁桃体上可见点状或片状分泌物。软腭充血水肿，并可有米粒大的红色斑疹或出血点，即黏膜内疹，一般先于皮疹而出现。

（2）出疹期　皮疹为猩红热最重要的症状之一。多数自起病第 1～2 天出现。偶有迟至第 5 天出疹。从耳后、颈底及上胸部开始，1 日内即蔓延及胸、背、上肢，最后及于下肢，少数需经数天才蔓延及全身。典型的皮疹为在全身皮肤充血发红的基础上散布着针帽大小，密集而均匀的点状充血性红疹，手压全部消退，去压后复现。偶呈"鸡皮样"丘疹，中毒重者可有出血疹，患者常感瘙痒。在皮肤皱褶处如腋窝、肘窝、腹股沟部可见皮疹密集呈线状，称为"帕氏线"。面部充血潮红，可有少量点疹，口鼻周围相形之下显得苍白，称"口周苍白圈"。病初起时，舌面披以白苔，舌乳头充血肿胀，突出于白苔之上，以舌尖及边缘处为显著。2～3天后白苔开始脱落，舌面光滑呈肉红色，并可有浅表破裂，乳头仍突起，称"杨梅舌"。皮疹一般在48小时内达到高峰，2～4天可完全消失。重症者可持续5～7天甚至更久。颌下及颈部淋巴结可肿大，有压痛，一般为非化脓性。出疹时体温更高，皮疹遍布全身时，体温逐渐下降，中毒症状消失，皮疹隐退。

（3）恢复期　退疹后一周内开始脱皮，脱皮部位的先后顺序与出疹的顺序一致。躯干多为糠状脱皮，手掌足底皮厚处多见大片膜状脱皮，甲端靴裂样脱皮是典型表现。脱皮持续2～4周，不留色素沉着。

09　猩红热的分型及临床表现有哪些？

（1）普通型　在流行期间95%以上的患者属于此型。临床表现如上所述，有咽峡炎和典型的皮疹及一般中毒症状，颌下淋巴结肿大，病程1周左右。

（2）轻型　表现为低热或不发热，全身症状轻，咽部轻度充血，皮疹少、色淡、不典型，可有少量片状脱皮，整个病程2～3天，易被漏诊，近年来多见。

（3）中毒型　全身中毒症状明显，高热、剧吐、头痛，皮疹可呈片状或出血性瘀斑，甚至神志不清，可有中毒性心肌炎及周围循环衰竭、化脓性脑膜炎、中毒性休克、败血症等。此型病死率高，目前很少见。

（4）脓毒型　咽颊局部黏膜坏死形成溃疡，有脓性假膜。可引起各种化脓性并发症和败血症，如化脓性中耳炎、鼻窦炎、乳突炎、颈淋巴结炎等，已罕见。

（5）外科型或产科型　病原菌由创口或产道侵入，局部先出现皮疹，由此延及全身，但无咽炎，全身症状大多较轻。

10　猩红热常见并发症有哪些？

儿童猩红热容易产生严重的并发症，如急性肾炎、风湿热，故应引起特别的重视。

（1）化脓性并发症　可由本病病原菌或其他细菌直接侵袭附近组织器官所引起。常见的如中耳炎、乳突炎、鼻旁窦炎、颈部软组织炎、蜂窝织炎、肺炎等。由于早期应用抗菌疗法，此类并发症已少见。

（2）中毒性并发症　由细菌各种生物因子引起，多见于第1周。如中毒性心肌炎、心包炎等。病变多为一过性，且预后良好。中毒性心肌炎在猩红热的早期，病菌产生的大量毒素常常会侵犯到心脏，引起心肌炎等。患者可出现高热、寒战、面色难看等毒血症状。

（3）变态反应性并发症　一般见于恢复期，可出现风湿性关节炎、心肌炎、心内膜炎、心包炎及急性肾小球肾炎。并发急性肾炎时一般病稍轻，多能自愈。溶血性链球菌侵入机体后常使人体免疫系统发生抗原抗体的免疫反应，临床可出现下列并发症：①急性肾小球肾炎绝大部分为链球菌感染后肾炎，临床以血尿、少尿、浮肿和高血压为主要表现；②风湿热与溶血性链球菌关系密切，临床表现为发热、游走性多发性关节炎、心肌炎，以心内膜受累为主，皮下小结、环形红斑、舞蹈病。

11 猩红热常见实验室检查有哪些?

（1）血常规检查 白细胞总数和中性粒细胞比例均升高，白细胞计数可达（10～20）×10^9/L，中性粒细胞可达 0.8 以上，胞浆中可见中毒颗粒，有化脓性并发症者更高。出疹后血常规中嗜酸性粒细胞增多，可占 5%～10%。

（2）病原学检查 咽拭子或其他病灶分泌物培养可有溶血性链球菌生长。用免疫荧光法检查咽拭子涂片可进行快速诊断。

12 猩红热的诊断依据有哪些?

（1）诊断标准

①疑似病例。发热、咽痛，皮肤出现充血红点疹或充血粟粒疹。

②确诊病例。

a. 骤起发热，咽峡炎，草莓舌或杨梅舌，口周苍白，皮肤皱褶处有皮折红线（帕氏线）。

b. 发热 1～2 天内出疹，皮肤弥漫性充血、潮红，其间散布针尖大小猩红色皮疹，压之退色，2～5 天后消退。

c. 退疹 1 周内皮肤有脱屑或脱皮。

d. 血常规白细胞总数增加，中性粒细胞增多。

e. 咽拭子或脓液培养，分离出 A 组 β 型溶血性链球菌。

f. 咽拭子涂片免疫荧光法查出 A 组 β 型溶血性链球菌。

g. 红疹退色试验呈阳性。

h. 多价红疹毒素试验在发病早期呈阳性，恢复期呈阴性。

③临床诊断。疑似病例加确诊病例中的 d 和 a 或 b 或 c 项。

④实验确诊。疑似病例加确诊病例中的 e 或 f 或 g 或 h 项。

（2）鉴别诊断

①药物疹或其他过敏性皮疹。奎宁、苯巴比妥、酚酞、安

替比林、颠茄、阿托品等药都有引起猩红热样弥漫性皮疹的可能。但这类疾病缺乏全身症状，而且多有最近服药和接触过敏原的病史。

②感染金黄色葡萄球菌所致咽炎和败血症，可发生与猩红热同样的皮疹，但皮疹持续时间短暂，无脱皮，且常有局部或迁延性病灶，细菌培养结果不同。

③其他出疹性疾病。

13　猩红热的治疗原则是什么？

（1）隔离患者　隔离患者6天以上，直至咽拭子培养3次阴性，且无并发症时，可解除隔离。对咽拭子培养持续阳性者应延长隔离期。

（2）一般治疗　急性期患者应卧床休息。吃稀软、清淡食物，多喝水。保持口腔及皮肤清洁卫生，预防继发感染，年长儿可用生理盐水漱口。

（3）抗生素疗法　青霉素是治疗猩红热和一切链球菌感染的首选药物，早期应用可缩短病程、减少并发症，病情严重者可增加剂量。为彻底消除病原菌、减少并发症，疗程至少10天。对青霉素过敏者可用红霉素或头孢菌素。严重时也可静脉给药，疗程7～10天。

（4）对症治疗　高热可用较小剂量退热剂，或用物理降温等方法。若发生感染中毒性休克，应积极补充血容量，纠正酸中毒。对并发的中耳炎、鼻窦炎、肾炎、心肌炎等并发症，给予积极治疗。

14　猩红热常用药物有哪些？

青霉素是治疗猩红热和一切链球菌感染的常选药物，早期应用可缩短病程、减少并发症，病情严重者可增加剂量。为彻底消除病原菌、减少并发症，疗程至少 10 天。对青霉素过敏者可用红霉素或头孢菌素。严重时也可静脉给药，疗程 7～10 天。

15 猩红热常见护理问题有哪些？

（1）潜在并发症　心内膜炎、肾炎、关节炎。

（2）体温过高　与猩红热链球菌感染有关。

（3）皮肤完整性受损　与患者全身皮疹瘙痒有关。

（4）继发性感染　与患者个人卫生及皮肤破溃有关。

（5）焦虑、恐惧　与隔离、担心疾病的预后有关。

16 猩红热护理要点有哪些？

（1）一般护理

①病情观察。密切观察患者的生命体征和精神状态，及时测量体温、脉搏、血压、尿量情况，观察咽痛是否减轻，耳道有无流脓，患者有无浮肿、血尿、关节肿痛等。一旦发现异常，及时报告医生，给予有效措施。

②发热护理。急性期患儿需绝对卧床休息 2～3 周以预防并发症，给予恰当物理降温，可头部冷敷、温水擦浴或遵医嘱服用解热退烧药，忌用冷水或酒精擦浴。

③口腔护理。因患儿有咽喉肿痛，因此保持患儿口腔清洁是很重要的，既有利于杀灭咽部的细菌，又可预防继发感染，嘱患儿在饭后或睡觉前用温盐水漱口；对于 1～2 岁的患儿，家属用镊子夹着消毒纱布或棉花蘸温盐水擦洗口腔，勤喂水也可以达到清洁口腔的目的。

④皮肤护理。剪短患儿指甲，避免抓破皮肤。脱皮时勿用手撕扯，可用消毒剪修剪，以防传染。可用温水清洗皮肤来缓解痒感，禁用肥皂水、酒精擦拭皮肤。必要时可涂抹炉甘石洗剂。衣裤应宽松，不能穿化纤或绒布内衣裤，以防加重痒感。床褥

应保持清洁、干燥、松软、平整。

⑤预防并发症。注意观察患者生命体征，尤其是血压变化，有无眼睑浮肿、尿量减少及血尿等。每周做两次尿常规检查。

（2）饮食护理

①宜食高热量、高蛋白质的流食，如牛奶、豆浆、鸡蛋羹等含优质蛋白高的食物，还应多给藕粉、杏仁茶、莲子粥、麦乳精等补充热量。

②恢复期过渡到高蛋白、高热量的半流质饮食。如鸡泥、肉泥、虾泥、肝泥、菜粥、小薄面片、荷包蛋、龙须面等。

③病情好转改为软饭。

④高烧注意补充水分，多给饮料、果蔬。如合并急性肾炎，应给少盐、低蛋白质、半流质饮食。

⑤饮食禁忌。忌过甜过咸食物，过甜的食物会助长机体温热，并导致患儿消化不良、食欲减退。而过咸的食品会刺激患儿咽喉，使黏液分泌增多，加重病情。忌"发物"，猩红热患儿进食"发物"会导致体温升高，皮疹加剧，加重病情。忌辛辣之物，辛辣的食物助火，会直接刺激患儿咽喉，导致扁桃体疼痛加剧。忌冷饮，冷饮会导致患儿食欲减退，严重者甚至可导致消化异常。因此给患儿喝的饮料和开水应以温热为宜。忌较长纤维的蔬菜和水果，猩红热的患儿一般伴有咽部症状，咽部充血红肿，给吞咽加大难度。又因高热导致肠胃消化不佳，因此应忌食较长纤维的蔬菜和水果，如竹笋、毛笋、韭菜、豆芽、菠萝、洋葱、红薯、芋头等。忌油炸食物，油炸食物性热且油性大，猩红热患儿进食后不利于病情。凡经油炸的食品，如炸猪排、炸牛排、麻球、麻花、油条、烤鸭、烤羊肉、烤鱼片等都不能让患儿进食。

（3）用药护理

①严格遵医嘱给予患儿药物，注意观察用药反应，皮试前

应详细询问有无过敏史，用药初始时护士应仔细观察 10 ～ 15 分钟，无任何不适时方可离开患者。

②使用抗生素前应做皮试，认真询问患儿是否存在过敏史。

③初次用药时，应仔细对其进行观察，时间 15 分钟，无不适方可离开；在输液过程中严格控制输液滴速，根据患儿的情况及时调整输液速度，一般控制在 30 滴 / 分左右。

④护理人员还应加强巡视，避免发生药物外渗等不良反应，发现问题及时处理。

（4）心理护理

①积极与患儿家属沟通，认真为患儿介绍病房环境及各种物品的使用方法，使其尽快适应环境，消除陌生感。

②护理人员主动、耐心地为患儿家属答疑解惑，让其真正了解猩红热，减少患儿及家属的恐慌心理。

③护理人员应仔细对患儿家属的心理状态变化情况进行观察。

④微笑服务，及时解决生活需求，建立良好的信任关系，使患儿积极配合治疗，从而使患儿的临床症状得以有效缓解，早日康复。

17 猩红热的患者环境有哪些要求？

（1）居家隔离　呼吸道隔离，保持室内空气新鲜。猩红热治疗需要 1 周左右的呼吸道隔离期，由于猩红热极强的传染性，在猩红热的治疗阶段，应避免接触易感人群，猩红热患儿居室要阳光充足，保持空气新鲜、湿润，患儿居室要经常开窗通风换气，每天不少于 3 次，每次 30 分钟。患儿使用的食具应煮沸消毒；用过的手绢等要用开水煮烫。患儿痊愈后，要进行一次终末消毒，玩具、家具要用肥皂水或来苏尔擦洗一遍，不能擦洗的，可在户外曝晒 1 ～ 2 小时。

（2）输液观察室消毒　除开窗通风外，用 500mg/L 的含氯消毒液擦地和喷洒消毒环境，擦拭诊断床、输液椅、门把及就诊椅等室内物品。每日用紫外线照射消毒。接触患者的医务人员用规范 6 步洗手法洗手，每位患者床头配备有手消毒剂（以异丙醇为主要成分的复合醇类），并教会患者使用方法。

18　猩红热暴发的原因是什么？

猩红热好发于冬春季，主要与该病病原菌的生物特性及传播途径有关。人群普遍易感猩红热，但患者以学龄儿童和中小学生多见，鉴于托幼儿童和小学生自身免疫屏障不健全、防病意识不强、集体环境中接触频繁，因此易使猩红热交叉传染。加之目前尚缺乏免疫制剂等因素，很容易在易感人群尤其是人群密度较高的托幼机构和中小学生中引起暴发流行。另外，由于抗生素滥用导致各种传染病的病原体不断变异和耐药性增加，以及流动人口的不断迁移，一旦有猩红热疫源传人，同样也加快了在易感人群中的流行暴发。

19　猩红热的预后如何？

只要做到及早发现，及早治疗，绝大多数患者很快被治愈。严重并发症、脓毒败血症等极少见。并发心肌炎者亦不多，并发肾炎似与猩红热轻重无关，与风湿热的关系亦无一定规律性。中毒性猩红热虽少，但可危及生命，应予以重视。

20　如何预防猩红热？

①保持良好的生活习惯，随时关注天气变化给孩子增减衣服，合理膳食，养成良好的生活规律，加强身体锻炼，认真洗手，讲究个人卫生。不随地吐痰，避免正对他人咳嗽等。

②流行季节少去人员密集的公共场所。

③室内定期开窗通风，勤晒衣被，日常生活用品及玩具等及时清洗。

④做好消毒工作，发现疑似猩红热患者，立即隔离。患者接触过的食具、玩具、家具要消毒。

⑤及时就医，在高发季节，尤其是周围出现猩红热患者时，家长要密切关注儿童的身体状况，一旦发觉儿童出现发热或皮疹，应及时送往医院进行诊断和治疗，早诊断、早治疗、早隔离。

⑥如果孩子出现发热或咽痛等症状，应及时到医院就诊。

参 考 文 献

[1] 李兰娟.传染病学高级教程 [M].北京：人民军医出版社，2015：101-106，132-137.

[2] 段学章，聂为民.感染科专家首选治疗方案 [M].北京：人民军医出版社，2011：112-115.

[3] 中华人民共和国卫生部.猩红热及其防控知识 [J].中国社区医师，2011，27（31）：10.

[4] 王玫.猩红热患儿的护理对策及饮食护理干预效果 [J].医疗装备，2016，29（22）：147-148.

[5] 魏增梅，贾虹.猩红热患者的临床护理 [J].包头医学院学报，2013，29（03）：80-81.

[6] 张璐.鞍山市 2004-2014 年猩红热流行特征分析 [J].中国热带医学，2015，15（10）：1253-1254，1262.

第八节　流行性脑脊髓膜炎

01　什么是流行性脑脊髓膜炎？

流行性脑脊髓膜炎简称流脑，是由脑膜炎奈瑟菌（Nm）引起的一种化脓性脑膜炎，病变以脑膜受侵犯为主，它是一种急性呼吸道传染病，传染性较强，多见于冬春季，以儿童发病率为高。该病起病急、病情重，有发热、头痛、呕吐、颈项强直、皮肤出血点、瘀点、瘀斑及脑膜刺激征等症状。流行性脑脊髓膜炎病死率为 8% ～ 15%，10% ～ 20% 的存活者留有长期的后遗症，包括智力迟钝、听力损害和肢体活动障碍等。

02 流行性脑脊髓膜炎的病原学及发病机制是什么？

（1）病原学 脑膜炎奈瑟菌，是革兰氏阴性双球菌，该菌仅存在于人体，可从带菌者鼻咽部及患者的血液、脑脊液、皮肤瘀点中检出。分为 13 个群，最常见的是 A、B、C 三群。近 30 年来，我国流行的 Nm 菌株以 A 群为主，占 90% 以上，B 群、C 群为散发菌株。但 20 世纪 80 年代后期，流行的菌群存在由 A 群向 B 群变迁的趋势。

（2）发病机制 病原菌自鼻咽部侵入人体，如人体健康或有免疫力，则可迅速将病原菌消灭，或成为带菌状态。免疫力不强，体内缺乏特异性杀菌抗体，是引起临床发病的主要因素，细菌的毒力亦是一个重要因素。病菌从鼻咽部黏膜进入血液，发展为败血症，继而累及脑脊髓膜，形成化脓性脑脊髓脑炎。该病原菌可产生一种酶，能切断局部 IgA 重链。此外，菌毛黏附于鼻咽部上皮细胞，对致病均起了重要作用。

03 流行性脑脊髓膜炎的传染源有哪些？

传染源是流行性脑脊髓膜炎患者和带菌者，患者从潜伏期末开始至发病 10 天内具有传染性。病原菌存在于患者和无症状带菌者的鼻咽部，该病隐性感染率高，成人 60% ～ 70% 为无症状带菌并对流行性脑脊髓膜炎产生免疫，带菌者对周围人群的危险性大于患者。

04　流行性脑脊髓膜炎的传播途径是什么？

流行性脑脊髓膜炎主要经呼吸道传播，脑膜炎奈瑟菌存在于患者或带菌者的鼻咽分泌物中，病原菌主要是通过咳嗽、打喷嚏等形成的飞沫直接从空气中传播。在空气不流通处两米以内的接触者均有被感染的危险。由于病原菌在外界抵抗力极弱，所以不易发生间接传播。但密切接触如同睡、怀抱、喂奶、接吻等，对两岁以下的婴幼儿传染本病有重要意义。由于人群普遍易感，而本病隐性感染率高，应特别注意流行病，疫区接触者的隔离工作。

05　哪些人群为流行性脑脊髓膜炎的易感人群？

人群普遍易感，隐性感染率高，仅 1% 出现典型临床表现。一般多见于 5 岁以下的儿童，新生儿少见，2～3 个月以后的婴儿即有发病者，特别是 6 个月到 2 岁的婴幼儿更易感染。但从出生几天的新生儿到 70 多岁的老人，都可能被流行性脑脊髓膜炎感染。近年来由于流动人口增加及环境等综合因素，青壮年的发病率有明显的增高趋势。

06　流行性脑脊髓膜炎具有哪些流行特征？

人对流行性脑脊髓膜炎普遍易感，但多数人感染后成为带菌状态，发病者只是极少数。流行性脑脊髓膜炎在任何年龄均可发病，但以 15 岁以下为主，5 岁以下发病率最高。流行性脑脊髓膜炎发病季节以冬、春季节为主，较其他传染病都稳定，在流行性脑脊髓膜炎流行地带内此病常出现周期性流行。

07　流行性脑脊髓膜炎的潜伏期为多长时间？

流行性脑脊髓膜炎潜伏期一般为 1～7 天，平均 2～3 天。

08　流行性脑脊髓膜炎的临床分型及各型临床表现有哪些？

流行性脑脊髓膜炎根据病情特点，临床上一般分为以下四型。

（1）轻型

病情轻微，患者发热不超过 39℃，以上呼吸道症状为主，没有出血性皮疹（出血点）或仅有很少几个。脑脊液多无变化，咽拭子培养有脑膜炎奈瑟菌生长。少数人有轻度头痛和脑膜刺激症状，经过治疗，或甚至不经治疗，或被当成上呼吸道感染治疗而迅速痊愈。

（2）普通型

普通型流行性脑脊髓膜炎，分为四期：

①上呼吸道感染期。发热起病，伴咽痛、鼻黏膜充血，颇似感冒，约 1～2 天。

②菌血症期。高热、寒战、头痛、乏力，全身可见出血点或瘀斑，约 1～2 天。

③脑膜炎期。高热、剧烈头痛、喷射性呕吐、嗜睡、颈项强直、躁动不安，腰椎穿刺，脑脊液可有炎症改变，约 2～5 天。

④恢复期。约持续 1～3 周。

（3）暴发型

根据临床特点分为三型：

①休克型临床表现。发病急，高热，伴寒战、头痛、呕吐，全身出血点迅速增多并且融合成片，甚至坏死，面色苍灰，四肢凉，皮肤发花，口唇发绀，血压下降，甚至测不出，无尿或少尿，迅速陷于休克状态。继而出现昏迷、皮下出血及全身出血，导致医学上的弥散性血管内凝血，往往 24 小时内危及生命。

②脑膜脑炎型临床表现。头痛剧烈，频繁惊厥，血压增高，

四肢发硬、发挺，躁动不安，脑水肿发展迅速，可导致脑疝，呼吸突然停止而死亡。

③混合型临床表现。最严重的一型，既有低血压休克，又有脑实质改变，谵妄、意识障碍和抽搐，中枢性呼吸衰竭表现双吸气，呼吸节律不整，呼吸暂停等，病死率更高。

（4）慢性型

多见于成人，病程可迁延数月。一般表现为间歇性的发热，发热缓解后，相隔 1 ～ 4 天可再次发作。血培养或瘀斑涂片可有致病菌。

09 流行性脑脊髓膜炎常见并发症有哪些？

①继发感染，败血症期播散至其他脏器而造成的化脓性病变以及脑膜炎本身对脑及其周围组织造成的损害。继发感染以肺炎多见，尤多见于老年与婴幼儿。

②有褥疮、角膜溃疡及因小便潴留而引起的尿道感染等。

③化脓性迁徙性病变有中耳炎、化脓性关节炎、脓胸、心内膜炎、心肌炎、全眼炎、睾丸炎及附件炎等。

④脑及其周围组织因炎症或粘连而引起的损害有动眼神经麻痹、视神经炎、听神经及面神经损害、肢体运动障碍、失语、大脑功能不全、癫痫、脑脓肿等。

⑤慢性患者，尤其是婴幼儿，因脑室孔或蛛网膜下腔粘连以及间脑膜间的桥梁静脉发生栓塞性静脉炎，可分别发生脑积水和硬膜下积液。

⑥流行性脑脊髓膜炎患者在脑水肿和颅内压明显增高时可能发生脑疝。

a. 小脑幕切迹疝。表现为昏迷，疝侧瞳孔散大，对光反射消失，眼球固定或外展，对侧肢体瘫痪和锥体束征阳性。

b. 枕骨大孔疝。表现为两侧瞳孔完全散大而固定，对光反射消失；眼球常凝视或向下呈落日状。

⑦出现脑疝的患者，随着病情进展，出现中枢性呼吸衰竭，呼吸由快逐渐减慢，还可出现双吸气或叹息样呼吸，呼吸节律不整，呼吸暂停或呼吸突然停止。

10　流行性脑脊髓膜炎常见实验室检查有哪些？

（1）血常规　白细胞总数明显增加，一般在（10～30）×10^9/L 以上。中性粒细胞在 80%～90% 以上。有 DIC 者，血小板减少。

（2）脑脊液检查　脑脊液在病程初期仅可压力升高、外观仍清亮，稍后则浑浊似米汤样。细胞数常达 $1×10^9$/L，以中性粒细胞为主。蛋白显著增高，糖含量常低于 400mg/L，有时甚至为零。暴发型败血症者脑脊液往往清亮，细胞数、蛋白、糖量亦无改变。

（3）细菌学检查　①血培养脑膜炎奈瑟菌的阳性率较低，但对慢性脑膜炎双球菌败血症的诊断非常重要。②脑脊液培养，将脑脊液置于无菌试管离心后，取沉淀立即接种于巧克力琼脂培养基，同时注入葡萄糖肉汤，在 5%～10% CO_2 浓度下培养。

（4）免疫学检查　免疫学实验是近年来开展的流行性脑脊髓膜炎快速诊断方法。脑脊液中抗原的检测有利于早期诊断，其敏感性高，特异性强，目前临床常用的抗原检测方法有对流免疫电泳、乳胶凝集、反向间接血凝试验、菌体协同凝集试验、放射免疫法、酶联免疫吸附试验等。对流免疫电泳法、放射免疫测定法、间接血凝试验，如恢复期血清效价大于急性期 4 倍以上，则有诊断价值。

（5）涂片检查　包括皮肤瘀点和脑脊液沉淀涂片检查。皮肤瘀点阳性率可达 80% 左右。脑脊液沉淀涂片阳性率为60%～70%。

11 流行性脑脊髓膜炎常见影像学检查有哪些？

CT、MRI 等影像学检查可判断流行性脑脊髓膜炎患者有无脑实质病变。

12 流行性脑脊髓膜炎的诊断依据有哪些？

（1）流行病学史 在冬春季和流行地区内，儿童患病者最为多见。有些患者在发病前 7 天有明显与流行性脑脊髓膜炎患者密切接触史。

（2）临床表现

①全身症状。突然寒战、高热、恶心、呕吐、流涕、鼻塞、咽痛、全身疼痛、头痛加重、面色苍白、四肢发凉，皮肤、黏膜瘀点典型或融合成瘀斑，血压明显下降，脉搏细速，脉压差缩小。

②神经系统症状。瞳孔大小不等、边缘不整、对光反应迟钝、眼球常凝视，烦躁不安、谵妄、昏迷或惊厥。颈项强直、角弓反张、克氏征和布氏征阳性。

③幼儿发病多不典型，常见高热、呕吐、嗜睡外，还多见极度不安与惊厥、拒乳、尖叫、腹泻、咳嗽，双目凝视、颈项强直和布氏征阳性，其他脑膜刺激征可能缺项。前囟门多见隆起，呕吐频繁而失水者也可出现囟门下陷。

（3）实验室诊断

①外周血常规。白细胞（多在 $20 \times 10^9/L$ 以上）和中性粒细胞增加，核左移明显。

②脑脊液检查。脑脊液（CSF）压力常增高；脑脊液浑浊甚至呈脓性；白细胞数增多，以多形核细胞为主；蛋白质显著增高；糖量常低于 2.22mmol/L，氯化物也稍降低。脑脊液涂片可在中性粒细胞内找到革兰氏阴性双球菌。

③细菌学检查。涂片检查；细菌培养。

④免疫学试验。这是近年来开展的流行性脑脊髓膜炎快速诊断方法。脑脊液中抗原的检测有利于早期诊断，其敏感性高，特异性强。

13　流行性脑脊髓膜炎的治疗原则是什么？

流行性脑脊髓膜炎治疗的关键是尽早足量应用细菌敏感并能透过血脑屏障的抗生素，以便彻底杀灭体内的脑膜炎奈瑟菌。

（1）一般治疗　卧床休息，保持病室安静、空气流通。给予流质饮食，密切观察病情。保持口腔、皮肤清洁，防止角膜溃疡形成。经常变换体位以防褥疮发生。防止呕吐物吸入。必要时给氧。

（2）对症治疗

①高热治疗。物理降温，可用酒精擦浴；遵医嘱应用药物治疗。

②脱水治疗。脱水剂应交替或反复应用，至血压恢复正常，两侧瞳孔大小相等，呼吸平稳。用脱水剂后适当补液，使患者维持轻度脱水状态。

③抗凝治疗。鉴于本病的休克及出血与血栓形成有关，凡疑有DIC，不必等待实验室检查结果，可用肝素治疗。

④亚冬眠疗法。主要用于高热、频繁惊厥及有明显脑水肿者，以降低脑含水量和耗氧量，保护中枢神经系统。

⑤呼吸衰竭的处理。如已发生呼吸衰竭，应给予中枢神经兴奋剂。必要时予气管插管，吸出痰液和分泌物，辅以人工辅助呼吸，直至患者恢复自动呼吸。

（3）病原治疗　流行性脑脊髓膜炎预后严重，应力求用药24小时内杀灭脑脊液中致病菌，故应选择对病原菌敏感，且能较高浓度透过血脑屏障的药物。常用大剂量青霉素静脉用药，以迅速控制败血症。青霉素过敏者，可选用头孢菌素类药物，亦可应用氯霉素，但不宜应用磺胺。做到用药早、剂量足和疗程够。

（4）常见并发症的治疗

①暴发性败血症治疗。治疗包括留取血标本和其他标本进行病原学检查；选择敏感的抗生素治疗；抗炎症反应，在抗感染基础上也可以小剂量应用糖皮质激素以缓解症状，提高应激能力；营养对症治疗。

②暴发性脑膜炎治疗。治疗包括一般支持治疗和保持呼吸道通畅；降温；控制癫痫发作；特别注意的是维持电解质的平衡，低钠会加重脑水肿；积极抗颅内压增高和抗休克；若出现血管内凝血现象应及时给予肝素治疗。

14　治疗流行性脑脊髓膜炎的主要药物有哪些？

近年来国内外对用于流行性脑脊髓膜炎病原治疗的药物进行了较多研究，重新确定了首选药物。

（1）青霉素　到目前为止，青霉素是对于脑膜炎奈瑟菌高度敏感的杀菌药，特别是在败血症阶段，能迅速达到高浓度，很快杀菌，作用明显优于磺胺类药。但青霉素不易透过血脑屏障，即使脑膜炎时也只有 $10\% \sim 30\%$ 药物透过，所以使用时必须加大剂量，以保证脑脊液中达到有效浓度。

（2）头孢菌素　头孢菌素，主要是第三代头孢菌素，近年来成为流行性脑脊髓膜炎病原治疗药物的新秀。头孢菌素抗菌活性强，易透过血脑屏障，毒副作用小，高效、安全，具有良好的应用前景。国内仅用于不适合用青霉素或其他药物的患者，因为头孢噻肟与青霉素疗效相当，价格却高得多。

（3）磺胺类药　磺胺类药在 1932 年问世后就用于流行性脑脊髓膜炎，是最早用于治疗流行性脑脊髓膜炎的特效药。磺胺类药主要阻碍细菌合成核酸，影响其核蛋白的合成，使细菌不能繁殖，发挥抑菌作用。但磺胺类药对败血症期疗效欠佳，急性期颅内压高呕吐时难以口服，并有可能在输尿管等处沉淀形成结石，所以实际应用时受到一定限制。并且我国20世纪60年代已报告有耐药菌株出现。

（4）氯霉素　氯霉素能抑制细菌的蛋白质合成，属抑菌药。氯霉素有良好的抗菌活性，易透过血脑屏障，脑脊液浓度为血液浓度的30%～50%，对流行性脑脊髓膜炎及其他化脓性脑膜炎均有较好的疗效。但氯霉素毒副作用较大，特别是对骨髓造血功能有抑制作用，甚至引起再生障碍性贫血，故选用时要非常慎重，一般不首选，新生儿不宜使用。

15　流行性脑脊髓膜炎常见护理问题有哪些？

（1）潜在并发症　惊厥、脑疝、呼吸衰竭。

（2）体温过高　与脑膜炎感染毒血症有关。

（3）组织灌流量改变　与内毒素导致微循环障碍有关。

（4）皮肤完整性受损　与毛细血管通透性增高、渗出性出血有关。

（5）有受伤的危险　与意识障碍、惊厥有关。

（6）焦虑　与患者不了解疾病，且被隔离有关。

16　流行性脑脊髓膜炎护理要点有哪些？

（1）一般护理

①急性期按感染病科疾病一般护理常规呼吸道隔离。绝对卧床休息，室内保持安静，避免强光、强声刺激，以免诱发惊厥。

②保持室内空气新鲜清洁，并经常通风换气。调节室温在18～20℃。

③脑膜炎奈瑟菌对外界抵抗力弱，它对干燥、湿热、寒冷

和一般消毒剂极为敏感，在小于 37℃ 或高于 50℃ 的环境内，均容易死亡。

④注意皮肤的护理，定时更换体位，防止褥疮。口腔护理每日 2 次，眼睛每日用生理盐水清洗，滴抗生素眼药水，两眼不能闭合者用生理盐水纱布遮盖。

⑤密切观察患者精神情况，发现精神异常及时给予干预措施，保障患者安全。

（2）对症的护理

①体温过高的护理。每 4 小时测一次体温并记录，体温超过 39℃，采取物理降温，按医嘱应用退热药物。

②组织灌注量的护理。密切观察生命体征，如面色苍白、口唇发紫、四肢厥冷、脉搏细速、血压下降、体温不升，为休克表现，给予吸氧，氧流量 4～6L/min，通知医生，协助抢救。

③潜在并发症的护理。密切观察生命体征变化，如患者出现剧烈头痛、躁动不安、频繁抽搐或呕吐为颅内压增高表现，谨防惊厥、脑疝、呼吸衰竭，立即报告医生，按医嘱给镇静剂，呕吐时头偏向一侧，做好抢救工作，按医嘱予脱水治疗，脱水剂要快速静脉滴注，必要时开放两条静脉通路。

（3）用药护理 流行性脑脊髓膜炎患者常用的药物为青霉素类药物及磺胺类药物。

①青霉素类药物应用时，应详细询问过敏史。无过敏史且皮试阴性时方可使用，严格按照用药时间和用药疗程使用，注意观察有无迟发的过敏反应。严格遵医嘱使用药物剂量，以免短时间内引起高钾，导致严重的心律失常。

②磺胺类药物应用时，必须嘱患者多饮水，每日 2000mL 以上，小儿每日每千克体重 80～100mL，防止肾脏的损害，注意观察尿量及尿液的性状，随时复查尿常规，注意有无血尿或磺胺结晶，并注意肝功、血常规的变化，有无药疹的出现等。

（4）饮食护理　指导患者饮食，增加营养，不能进食者除静脉补液外，还应给予鼻饲；供给足够水分，使用磺胺类药时，每日饮水至少 2000mL，每日或隔日检查尿常规，同时保证患者的出入量平衡；母乳喂养的患儿应适当增加辅食，以高营养为宜；恢复期患者，给予高蛋白、高热量、高维生素、易消化的食物。

（5）心理护理　向家属及年长患者讲解流行性脑脊髓膜炎的相关知识，告知皮肤瘀点、瘀斑的护理方法及重要性，并告知绝大多数患者可以治愈，不必过于紧张、害怕，使其积极配合医护人员的治疗和护理，树立战胜疾病的信心。护士应密切护患关系，增进感情交流，争取患者及家属的信任，给予鼓励和支持，稳定情绪，并给予健康宣教和指导。

17　流行性脑脊髓膜炎患者如何进行消毒隔离？

脑膜炎奈瑟菌，隐藏于患者及带菌者的呼吸道分泌物里，流行性脑脊髓膜炎主要通过呼吸道飞沫和接触传播，对于流行性脑脊髓膜炎患者应给予呼吸道隔离，隔离至症状消失后 3 天。病室用紫外线消毒，每日两次，每次不少于 30 分钟。或者采用 0.5% 过氧乙酸熏蒸，用量 $1g/m^3$，作用时间 120 分钟。室内表面采用 0.2% ～ 0.5% 过氧乙酸喷洒用量 $350mL/m^2$，作用时间 60 分钟。患者衣服床单及时更换，并进行高压灭菌，或者用 0.04% 过氧乙酸浸泡，作用时间 120 分钟。

18　流行性脑脊髓膜炎暴发的原因是什么？

①未做好流行性脑脊髓膜炎疫苗接种工作。

②在流行性脑脊髓膜炎好发季节未做好预防流行性脑脊髓膜炎的卫生知识宣教。

③发现散发病例时，未做好流行性脑脊髓膜炎患者就地隔

离治疗。

④对疑似流行性脑脊髓膜炎表现的患者的诊治不及时。

⑤在处理疫情时，未及时进行血清学诊断以确定引起暴发或流行的流行性脑脊髓膜炎血清群，从而导致疫苗针对性不强。

19 流行性脑脊髓膜炎的预后如何？

流行性脑脊髓膜炎的预后取决于临床类型及治疗的早晚，近年来流行性脑脊髓膜炎的治愈率已大于95%。普通型如及时诊断，并予以合理治疗则预后良好，多能治愈，并发症和后遗症少见。暴发型病死率较高，其中脑膜脑炎型及混合型预后较差。由于婴儿患此病时症状往往不典型，诊断较困难，如延误治疗，易发生后遗症。

20 流行性脑脊髓膜炎的预后与哪些因素有关？

①暴发型患者的病程凶险，预后较差。

②2岁以下及高龄的患者预后差。

③在流行性脑脊髓膜炎流行高峰时发病的患者预后差，末期较佳。

④有反复惊厥、持续昏迷者预后差。

⑤治疗较晚或不彻底者预后不良，并且易有并发症及后遗症的发生。

21 如何预防流行性脑脊髓膜炎？

流行性脑脊髓膜炎是对人体伤害极大的疾病之一，这种疾病发病快，很容易被夺走生命或留下后遗症，所以预防措施非常重要。预防流行性脑脊髓膜炎应做到以下几条。

①早期发现，早确诊，早报告、治疗，就地隔离，做到"三早一就地"。

②脑膜炎奈瑟菌对日光、干燥、寒冷、湿热及消毒剂耐受力很差，所以要注意个人和环境卫生，保持室内的清洁，勤洗勤晒衣服和被褥；保持室内空气流通、新鲜。

③流行期间做好卫生宣传，尽量避免大型集体活动，不带孩子到患者家去串门，尽量不带孩子去公共场所游玩，需要时，应佩戴口罩。

④在流行病高峰季节里，如果发现有发热、咽喉肿痛、头痛、呕吐、精神不好、皮肤出血点等症状应及时去医院诊治。

⑤注意保暖，预防感冒。感冒时人的抵抗力会降低，容易受到脑膜炎奈瑟菌的袭击而发病。

⑥秋末冬初对 5 岁以内儿童接种流行性脑脊髓膜炎疫苗，保护率可达 80%～90%，抗病能力可维持 1 年左右；以后每年再打加强针一次。

22　国家为避免流行性脑脊髓膜炎暴发流行制定了哪些措施？

①加强流行性脑脊髓膜炎的监测，目前流行性脑脊髓膜炎监测内容包括病例、疫苗接种率、抗生素耐药性、人群抗体水平、健康人群带菌率等。

②提高流行性脑脊髓膜炎疫苗接种覆盖率，加强适龄儿童流行性脑脊髓膜炎疫苗常规接种，强化边远、贫困地区和流动儿童的预防接种工作，努力提高接种率。

③加强对流行性脑脊髓膜炎疫情调查处理，流行性脑脊髓膜炎病例应立即就地隔离治疗，尽早开始规范的抗菌药物治疗，并进行支持、对症治疗。

④加强宣传教育，开展公众健康教育，宣传防治流行性脑脊髓膜炎的科普知识，增强广大群众预防流行性脑脊髓膜炎的意识。

23 关于流行性脑脊髓膜炎疫苗接种有哪些需要了解的内容？

（1）流行性脑脊髓膜炎疫苗种类

①流行性脑脊髓膜炎 A 群疫苗。

②流行性脑脊髓膜炎 B 群疫苗。

③流行性脑脊髓膜炎 C 群疫苗。

④流行性脑脊髓膜炎 A+C 群疫苗。

⑤流行性脑脊髓膜炎 4 价疫苗（A+C+Y+W135 群疫苗）。

（2）接种对象　A 群流行性脑脊髓膜炎疫苗主要用于 6～18 个月的儿童；A+C 群流行性脑脊髓膜炎疫苗适用于 2 周岁以上儿童及成年人，在流行区的 2 岁以下儿童可进行应急接种。

（3）流行性脑脊髓膜炎疫苗的接种程序

①基础免疫的起始年龄是 6 月龄，共接种 2 剂次，两剂之间间隔 3 个月。

②加强免疫分别是 3 周岁和 6 周岁。

③全程共接种 4 剂次。

（4）接种禁忌证

①患有神经系统疾病如脑部疾患、癫痫、抽风等，以及对流行性脑脊髓膜炎疫苗过敏者。

②处于发热、急性疾病期的人群。

③肾脏病、心脏病及活动性肺结核等慢性疾病的活动期。

（5）不良反应

①局部反应。接种流行性脑脊髓膜炎疫苗后，局部出现红晕、皮疹或者轻微淋巴结反应症状，一般持续 1～2 天，多饮开水，注意保暖。

②全身反应。有低热，少数受种者可出现超过38.5℃的发热，可在医生指导下进行物理降温或者药物降温。

③偶有过敏反应。大多数接种者在接种后 10～24 小时出现，一般 1～2 天自行恢复，必要时可对症治疗。

24　流行性脑脊髓膜炎与症状类似疾病的区别有哪些？

流行性脑脊髓膜炎症状类似疾病的鉴别诊断如表 2-3 所示。

表 2-3　流行性脑脊髓膜炎症状类似疾病的鉴别诊断

疾病	流行病学	主要临床表现
其他化脓性脑膜炎	1. 肺炎球菌脑膜炎多发生在肺炎及中耳炎基础上 2. 葡萄球菌脑膜炎多发生在葡萄球菌败血症病程中	1. 包括原发病及脑膜炎的表现 2. 起病急，有发热、剧烈头痛、呕吐、意识改变、颈强直、凯尔尼格征及布鲁津斯基征等脑膜刺激征阳性及颅内高压表现 3. 皮疹不常见，有时在皮肤或黏膜出现细小出血点
流行性乙型脑膜炎	1. 发病季节多在 7～9 月 2. 有蚊虫叮咬史，经蚊虫传播	1. 脑实质损害严重，昏迷、惊厥多见，皮肤一般无瘀点 2. 脑脊液早期清亮，晚期微浑，蛋白质稍增加，糖正常或略高，氧化物正常
中毒性细菌性痢疾	1. 发病季节在夏秋季 2. 由痢疾杆菌引起，常见急性肠道传染病	1. 短期内有高热、惊厥、昏迷、休克、呼吸衰竭等症状 2. 无瘀点，脑脊液检查正常 3. 在菌痢流行季节，凡突然发热、惊厥而无其他症状的患儿，必须考虑到中毒型菌痢的可能，确诊依据为粪便细菌培养
蛛网膜下腔出血	1. 脑血管动脉瘤、血管畸形等改变 2. 脑实质或脑室出血、外伤性硬膜下或硬膜外出血流入蛛网膜下腔	1. 起病突然，以剧烈头痛为主，重者继以昏迷 2. 体温常不升高，无皮肤黏膜瘀点、瘀斑、无明显中毒症状 3. 脑膜刺激征明显

续表

疾病	流行病学	主要临床表现
结核性脑膜炎	1. 结核分枝杆菌感染，有结核病史 2. 大多数患者起病隐匿，容易漏诊	1. 起病缓慢，伴有低热、盗汗、消瘦等症状 2. 无瘀点和疱疹 3. 脑脊液的细胞数为数十至数百个，以淋巴细胞为主。薄膜和脑脊液沉淀涂片抗酸染色可检出结核分枝杆菌

参 考 文 献

[1] 脑膜炎奈瑟菌病原学研究进展 [J]. 中国疫苗和免疫, 2019, 25(04)：471-476.

[2] 郭立春. 流行性脑脊髓膜炎流行病学研究进展 [J]. 解放军预防医学杂志, 2017, 35(06)：687-689, 693.

[3] 马红. 流行性脑脊髓膜炎患者的临床护理对策 [J]. 中国卫生标准管理, 2016, 7(15)：210-211.

[4] 袁建忠. 流行性脑脊髓膜炎流行病学特征探析 [J]. 中国卫生产业, 2014, 11(12)：122-123.

[5] 张俊霞. 流行性脑脊髓膜炎特点、预防和临床治疗 [J]. 贵阳中医学院学报, 2013, 35(01)：245-247.

[6] 何彬. 流行性脑脊髓膜炎的病原学及流行病学研究进展 [J]. 内科, 2009, 4(05)：760-762.

[7] 朱昆蓉. 流行性脑脊髓膜炎病原学诊断进展 [J]. 现代预防医学, 2007(21)：4058-4059.

[8] 于臻, 李保敏. 流行性脑脊髓膜炎概述 [J]. 中国社区医师, 2007(03)：7-8.

[9] 葛伟, 李保敏. 流行性脑脊髓膜炎的流行病学 [J]. 中国社区医师, 2007(03)：9.

[10] 李兴霞, 李保敏. 流行性脑脊髓膜炎的预防及预后 [J]. 中国社区医师, 2007(03)：13-14.

[11] 马丽莉. 预防和控制流行性脑脊髓膜炎 [J]. 中国计划免疫, 2006(03)：172.

第九节 流行性感冒

01 什么是流行性感冒？

流行性感冒（简称"流感"）是流感病毒引起的急性呼吸道感染，是我国法定的丙类传染病。也是一种传染性强、传播速度快的疾病。一般秋冬季节是其高发期，所引起的并发症和死亡现象非常严重。该病是由流感病毒引起，可分为甲（A）、乙（B）、丙（C）三型，甲型病毒经常发生抗原变异，传染性大，传播迅速，乙型次之，丙型较稳定。由于流行性感冒病毒的易变异性，人群普遍对其缺乏免疫力，普遍易感，因此容易发生并可引起流行。

02 流感的发病机制是什么？

带有流感病毒颗粒的飞沫吸入呼吸道后，病毒的神经氨酸酶破坏神经氨酸，使黏蛋白水解，糖蛋白受体暴露。甲型、乙型流感病毒通过血凝素（HA）结合上皮细胞含有唾液酸受体的细胞表面启动感染。丙型流感病毒的受体为 9-O- 乙酰基 - 乙酰神经氨酸。

流感病毒通过细胞内吞作用进入细胞。流感病毒成功感染少数细胞后，复制出大量新的子代病毒颗粒，这些病毒颗粒通过呼吸道黏膜扩散并感染其他细胞。

03 流感的传染源有哪些？

流感主要的传染源是流感患者和隐性感染者。通常，患病后一周内都会有传染性，发病后第二天和第三天是传染性最强的时候。另外，被感染的动物也可能为一种传染源。

04 流感的传播途径是什么？

流感的最大传播途径是空气传播。空气中的飞沫中含有大量的流感病毒，这些病毒因子在空气中的存活时间长达半个小时，会经呼吸道进入体内。其次是接触传播，比如使用流感患者用过的物件，和流感患者握手、拥抱、接吻等。流感还有一个传播途径是直接传播，指患者的分泌液直接进入周边人员的眼睛、口腔或者鼻腔，这种传播方式主要发生在对患者进行看护的陪护人员中。

05 哪些人群为流感的易感人群？

广义而言一般人都容易被感染，得过流感或者是接种过流感疫苗还在防治期限内的人不易被感染。相对而言婴幼儿及儿童由于机体抵抗力低更容易感染。

下列人群感染流感病毒，容易发展为重症病例，应给予高度重视，尽早（发病 48 小时内）给予抗病毒药物治疗，进行流感病毒核酸检测及其他必要检查。

①年龄＜5 岁的儿童（年龄＜2 岁更易发生严重并发症）。

②年龄≥65 岁的老年人。

③伴有以下疾病或状况者。慢性呼吸系统疾病、心血管系统疾病（高血压除外）、肾病、肝病、血液系统疾病、神经系统及神经肌肉疾病、代谢及内分泌系统疾病、免疫功能抑制（包括应用免疫抑制剂或 HIV 感染等致免疫功能低下）。

④肥胖者［体重指数（BMI）大于 30］。

⑤妊娠期妇女。

06 流感具有哪些流行特征？

起病急、突然发生、发展迅速、蔓延快、发病率高和流行过程短是流感的流行特征。当人群缺乏对某亚型的免疫时，往往突然暴发，迅速传播，广泛流行，短期内，发病患者数大量增加。以冬春季为多。大流行主要由甲型流感病毒引起，当甲型流感病毒出现新亚型时，人群普遍易感而发生大流行。一般每 10 ～ 15 年可发生一次世界性大流行，每 2 ～ 3 年可有一次小流行。乙型流感多呈局部流行或散发，亦可大流行，每次间隔 4 ～ 6 年。丙型流感一般只引起散发。

07 流感的潜伏期为多长时间？

流感的潜伏期一般为 1 ～ 7 天，多数为 2 ～ 4 天。

08 流感的分期及临床表现有哪些？

（1）分期　流感分为潜伏期、发病期、恢复期。

（2）临床表现

①单纯型流感。最常见，以发热、全身中毒症状为主。常突然起病，畏寒高热，体温可达 39 ～ 40℃，多伴头痛、咽喉痛、干咳、鼻塞、流涕、胸骨后不适、全身肌肉关节酸痛、极度乏力、食欲减退等全身症状。颜面潮红，眼结膜外眦轻度充血。如无并发症，多于发病 3 ～ 4 天后高热逐渐消退，退热后全身症状逐渐好转，但病后感软弱倦怠，往往 2 周后才能完全康复。

②肺炎型流感。可由单纯型转为肺炎型，或直接表现为肺炎型，系因流感病毒感染自上呼吸道向下呼吸道蔓延引起。病程长达 3 ～ 4 周。病死率高达 50% 以上。容易发生于有潜在的肺部及心脏疾病患者、孕妇、婴幼儿及老年人或免疫缺陷者。主要表现为高热持续不退，剧烈咳嗽、咳血痰或脓性痰、呼吸急促、发绀，肺部可闻及湿啰音。胸片提示两肺有散在的絮状阴影。痰培养无致病细菌生长，可分离出流感病毒，最终因呼

吸循环衰竭而死亡。

③中毒型流感。表现为高热不退，血压下降，谵妄、惊厥、脑膜刺激征等脑膜炎症状，休克、呼吸衰竭、弥散性血管内凝血（DIC）及心血管系统损害等严重症状，病死率高。

④胃肠型流感。少见，以呕吐、腹痛、腹泻为显著特点，儿童多于成人。2～3天即可恢复。

09 流感常见并发症有哪些？

（1）细菌性上呼吸道感染　如急性鼻窦炎和化脓性扁桃体炎。

（2）细菌性肺炎　发生率为5%～15%，流感患者可能发生如下3种肺炎——原发性流感病毒性肺炎、继发性细菌性肺炎或病毒与细菌混合感染性肺炎。

（3）瑞氏综合征（脑病合并内脏脂肪变性综合征）　是甲型或乙型流感病毒感染的肝脏、神经系统并发症。在急性呼吸道感染热退后数天出现恶心、频繁呕吐、嗜睡、昏迷和惊厥等神经系统症状，肝大，无黄疸，肝功能轻度损害。组织学改变以肝、肾、心脂肪变性为特征。

（4）其他并发　少数患者可能出现肌炎，儿童比成人多见，表现为腓肠肌和比目鱼肌的疼痛和压痛，可发生下肢抽搐，严重者不能行走。乙型流感较甲型流感更易发生这一并发症。血清肌酸磷酸激酶含量短暂升高，患者3～4天后完全康复。有报道，极少数患者可出现肌红蛋白尿和肾衰竭，也有出现心肌损害者，表现为心电图的异常、心律失常、心肌酶含量增高等。心包炎少有报道。

（5）神经系统损伤　包括脑脊髓炎、横断性脊髓炎、无菌性脑膜炎、局灶性神经功能紊乱、急性感染性脱髓鞘性多发性神经根神经病（格林-巴利综合征）。

10 流感常见实验室检查有哪些？

（1）血常规 白细胞总数一般不高或降低，重症病例淋巴细胞计数明显降低。若合并细菌感染，白细胞总数及中性粒细胞上升。

（2）血生化检查 部分病例出现低钾血症，少数病例肌酸激酶、天门冬氨酸氨基转移酶、丙氨酸氨基转移酶、乳酸脱氢酶、肌酐等升高。

（3）病原学相关检查 主要包括病毒分离、病毒抗原、核酸和抗体检测。病毒分离为实验室检测的主要方法；病毒的抗原和核酸检测可以用于早期诊断；抗体检测可以用于回顾性调查，但对病例的早期诊断意义不大。

11 流感常见影像学表现有哪些？

并发肺炎者影像学检查可见肺内斑片状、磨玻璃影、多叶段渗出性病灶；进展迅速者，可发展为双肺弥漫的渗出性病变或实变，个别病例可见胸腔积液。

儿童病例肺内片状影出现较早，多发及散在分布多见，易出现过度充气，影像学表现变化快，病情进展时病灶扩大融合，可出现气胸、纵隔气肿等征象。

12 流感的诊断依据有哪些？

流感流行时一般根据临床症状、结合流行病学可对患者作出初步诊断。如确定诊断则需要分离病毒阳性或患者双份血清抗体，测定恢复期抗体较急性期增高4倍或以上。

（1）流行病学史 在流行季节一个单位或地区同时出现大量上呼吸道感染患者；或近期内本地区或邻近地区上呼吸道感染患者明显增多；或医院门诊上呼吸道感染患者明显增多。

（2）临床症状

①出现急起畏寒、高热、头痛、头晕、全身酸痛、乏力等症状。

②可伴有咽痛、干咳、流鼻涕、流泪等症状。

③少数病例有食欲减退，伴有腹痛、腹胀、呕吐和腹泻等消化道症状。

（3）实验室诊断

①血液化验检查白细胞总数不高或偏低。

②从患者鼻咽分泌物分离到流感病毒。

③恢复期患者血清中抗流感病毒抗体滴度比急性期有 4 倍或 4 倍以上升高。

④直接检查呼吸道上皮细胞的流感病毒抗原阳性。

⑤标本经敏感细胞增殖 1 代后查抗原阳性。

（4）病例分类

①流感样病例。发热（腋下体温 ≥ 38℃），伴咳嗽或咽痛之一，缺乏确定诊断为某种疾病的实验室依据。

②疑似流感病例。

a. 在流感流行季节，符合下列情况之一者。

● 发热伴有急性呼吸道症状和（或）体征（婴幼儿和儿童可只出现发热，不伴其他症状和体征）。

● 发热伴有基础肺疾病加重。

● 住院患儿在疾病恢复期间又出现发热，伴或不伴呼吸道症状。

b. 在全年任何时候，发热伴呼吸道症状，且发病前 7 天内与流感确诊病例有密切接触者。

③确诊流感病例符合疑似流感病例诊断标准，有以下一项或一项以上实验室检测阳性者。

a. 流感病毒核酸检测阳性。

b. 流感病毒快速抗原检测阳性，结合流行病学史判断。

c. 流感病毒分离培养阳性。

d. 恢复期较急性期血清抗流感病毒特异性 IgG 抗体水平呈 4 倍或 4 倍以上升高。

13 流感的治疗原则是什么？

（1）基本原则 对疑似和确诊患者应进行隔离。符合住院标准的住院隔离，不符合的居家隔离。住院治疗标准（满足下列标准 1 条或 1 条以上）。

①妊娠中晚期妇女。

②基础疾病明显加重，如慢性阻塞性肺疾病、糖尿病、慢性心功能不全、慢性肾功能不全、肝硬化等。

③符合重症或危重流感诊断标准。

④伴有器官功能障碍。

（2）对症治疗 卧床休息，多饮水，给予流质或半流质饮食，适宜营养，补充维生素，进食后以温开水或温盐水漱口，保持口鼻清洁。高热者可进行物理降温，或应用解热药物。咳嗽咳痰严重者给予止咳祛痰药物。根据缺氧程度可采用鼻导管、面罩进行氧疗。

（3）抗病毒治疗 应在发病 48 小时内使用。神经氨酸酶抑制类药物能抑制流感病毒的复制，降低致病性，减轻流感症状、缩短病程、减少并发症，此类药物毒性低，不容易引起耐药性且耐受性好，是目前流感治疗药物中前景最好的一种。

（4）重症病例治疗原则 积极治疗原发病，防治并发症，并进行有效的器官功能支持。

①如出现低氧血症或呼吸衰竭，应及时给予相应的治疗措施，包括氧疗或机械通气等。

②合并休克时给予相应抗休克治疗。

③出现其他脏器功能损害时，给予相应支持治疗。

④出现继发感染时，给予相应抗感染治疗。

（5）支持治疗后预防并发症　维持水电解质的平衡。密切观察、监测并预防并发症。呼吸衰竭时给予呼吸支持治疗。有继发细菌感染时及时使用抗生素。

14　流感常用药物有哪些?

①神经氨酸酶抑制剂（NAI）对甲型、乙型流感均有效。

a. 奥司他韦。肾功能不全者要根据肾功能调整剂量。对于吞咽胶囊有困难的儿童，可选用奥司他韦颗粒剂。对用药过程中无效或病情加重的患者，要注意是否出现耐药。

b. 扎那米韦。适用于成人及 7 岁以上青少年，吸入剂不建议用于重症或有并发症的患者。局部应用后药物在上呼吸道积聚，可抑制病毒复制与释放，无全身不良反应。

c. 帕拉米韦。目前临床应用数据有限，应严密观察不良反应。

d. 利巴韦林、阿昔洛韦、干扰素。

② M_2 离子通道阻滞剂金刚烷胺和金刚乙胺仅对甲型流感病毒有效。

15　流感常见护理问题有哪些?

（1）体温过高　与流感病毒感染有关。

（2）舒适度改变　与患者全身症状明显有关。

（3）气体交换受损　与肺炎性、中毒性流感有关。

（4）焦虑、恐惧　与患者起病急、发展迅速、需被隔离有关。

（5）知识缺乏　与患者不了解流感相关知识及预后有关。

16　流感护理要点有哪些?

（1）一般护理

①急性期。按呼吸道传染病进行呼吸道隔离，嘱患者卧床休息，保证睡眠，多饮开水；对重症患者，保持床单位清洁、干燥，减少并发症，协助患者采取舒适的体位，做好口腔护理、会阴护理、皮肤护理，防范并发症。

②环境要求。对流感患者的病室进行空气消毒；经常保持病室空气新鲜，并注意患者保暖，切忌出汗受寒，衣被要适中，注意休息，重症有恶寒、高烧者宜卧床，养神安眠。

（2）对症护理

①定期监测体温，给予对症处理或抗病毒药。

②伴有肺部炎症或心肺功能不全者护理。严密监测生命体征，呼吸困难或发绀者应取半卧位，给予吸氧，及时清除呼吸道分泌物，加强支持治疗，注意维护心血管功能，中毒症状明显可采用有效的抗生素药物或激素治疗。

③重症流感患者护理。时刻备好抢救物品；保证呼吸道通畅及有效给氧；做好气道护理。

（3）用药指导　按时、按量、坚持服药，观察药物不良反应。

①流感患者不可随便用抗生素，抗生素对于流感病毒无作用，容易产生耐药性。

②应用抗病毒药物，应嘱患者多饮水，减少药物的毒副作用。

③观察抗病毒药物的不良反应。胃肠道不良反应、神经系统不良反应等。

（4）饮食护理

①患者发生流行性感冒后，应选择清淡、易消化、高维生素的半流质食品，满足人体各项营养需求，为提高膳食平衡，可采用少食多餐方式进食。

②增加患者的饮水量，保证一天饮水量在 2L 以上，避免患者发生脱水问题。

③增加患者饮食中维生素 C 的摄入量，提高患者免疫系统功能。

④饮食禁忌。患者禁食生冷食品；禁吃咸食；禁食甜腻食物；禁食辛辣食物；不宜吃烧烤煎炸的油腻食物。

（5）心理护理

①提供安全舒适的住院环境。

②做好健康宣教。对患者进行流感相关知识的普及，同时讲解病室的消毒隔离制度和自身的防护措施，消除患者的恐慌感。

③及时解决患者的生活需求，稳定患者的情绪，增强战胜疾病的信心。

④做好出院指导。指导患者正确看待流感，既不恐惧也不轻视，保持良好心态。

17 流感患者如何进行消毒隔离及家庭护理？

①注意早发现、早隔离、早治疗患者，将患者安置在单人房间，进行呼吸道隔离，以防止飞沫传播。病室空气可用食醋消毒，每立方米空间用 5 ～ 10mL 食醋加等量水熏蒸。

②对物体及环境表面消毒，采用 500 ～ 1000mg/L 含氯消毒剂擦拭，对患者的用品、痰盂及时用热水、来苏尔、碘酒消毒。

③正确使用防护用品。与患者保持一定距离，照料患者时应佩戴医用口罩。对患者呼吸道分泌物、污物（如咳出的痰等）进行消毒。

④对有高热者应指导家属运用物理降温的方法和正确使用退热药物。

⑤给予富有营养、易消化的清淡饮食，鼓励患者多饮水以减轻症状和缩短病程。

18　流感的预防及家庭防护有哪些？

（1）注意防寒保暖　冬季天气寒冷，人体容易受寒，抵抗力下降，病毒最容易侵袭呼吸系统。在冬季要随着天气的冷暖随时增减衣物，避免受寒，特别是要注意脚部的保暖，脚对温度非常敏感，如果脚部受寒，会反射性地引起鼻黏膜血管收缩，使人容易受感冒病毒侵扰，但提倡使用冷水洗脸。

（2）一般防护　保持良好的个人卫生习惯是预防流感等呼吸道传染病的重要手段，主要措施包括：增强体质和免疫力；勤洗手，流感病毒在手上的生存时间可能超过30小时，因此勤洗手十分重要，可以利用酒精或者洗手液进行手的全方位清洁，最后利用流水冲洗；保持环境清洁和通风；尽量少到人群密集场所活动，避免接触呼吸道感染患者；保持良好的呼吸道卫生习惯，咳嗽或打喷嚏时，用纸巾、毛巾等遮住口鼻，咳嗽或打喷嚏后洗手，尽量避免触摸眼睛、鼻或口；出现呼吸道感染症状应居家休息，及早就医。

（3）保持良好的生活习惯　每天保持充足的睡眠，愉快的精神，保持适量的运动。合理膳食，饮食尽量保持清淡，多食用绿色蔬菜，利用饮食补充身体所需维生素。在冬季饮食中可以添加少量的脂肪，一方面促进维生素的吸收，另外一方面可以为身体提供热量。

（4）注意个人锻炼　合理地安排一些体育锻炼，如散步、跑步、爬山、打球、练太极拳、做中华通络操等都可以增强体质，提高机体抵御病毒侵袭的能力。

（5）保持空气流通　在流感流行期间，应尽量少参加大型聚会和集体活动，如果一定参加则要尽量佩戴口罩，避免与流感患者直接接触。室内要经常通风，保持空气清洁度和空气湿度，在必要时要利用紫外灯或是消毒液进行经常性的消毒。

（6）药物预防　可将板蓝根、大青叶、野菊花、金银花共同放入大茶缸中，用热开水冲泡，片刻后饮用。

（7）疫苗预防　流感疫苗通过激发人体免疫系统产生特异性免疫物质，从而发挥保护作用。老年人、儿童、孕妇、慢性病患者和医务人员等流感高危人群，应该每年优先接种流感疫苗。

19　流感暴发的原因是什么？

①流感易出现暴发，部分原因在于流感病毒的变异速度极快。这也加大了开发疫苗的难度。

②干燥的环境利于流感病毒的生长和传播，在人员集中的地方增加了人与人的接触概率，更利于流感病毒吸附和进入宿主细胞，进行基因组转录和复制。

③流感好发于秋冬季，寒冷的天气会导致身体丧失对传染病的抵抗力。由于冬天日照时间缩短，人体内的维生素D含量可能降低。维生素D有助于加强人体的免疫能力，这种营养物质的缺乏往往导致人们更容易患传染病。

20　流感与普通感冒的区别是什么？

流感与普通感冒虽名称类似，但是两种完全不同的疾病，其区别见表2-4。

表2-4　流感与普通感冒的区别

区别	流感	普通感冒
流行病学	1. 正黏病毒科的流感病毒引起来 2. 主要发生在冬春季 3. 会导致暴发流行	1. 病原体通常为病毒或细菌等 2. 一年四季都有可能发生 3. 主要发生在上呼吸道的鼻咽部

续表

区别	流感	普通感冒
传染性	通过呼吸道传染，传染性强，可借飞沫传染他人	通过说话、打喷嚏等途径传染给抵抗力弱的人
症状	1. 起病急，出现高热、头痛、乏力、全身肌肉酸痛等明显的症状 2. 呼吸道卡他症状比较轻微 3. 全身的症状重	通常会表现出咳嗽、咽喉疼痛、胸闷等呼吸道症状
治疗方式	1. 需要对患者进行隔离 2. 发病后的 48 小时内，对患者及时使用抗病毒药物进行治疗，抑制患者体内的流感病毒复制，缓解患者的症状	治疗方式相对简单，只需进行相应的对症治疗以及必要的抗生素治疗即可
并发症	在老弱患者及合并基础病的患者中间容易出现肺炎、肠炎、扁桃体炎、心肌炎、心肺功能急性衰竭等，会导致预后不好	一般来说预后都比较好，没有并发症

21　流感预后如何？

流感病程呈自限性，无并发症的患者通常 5～10 天可自愈。但重症感染或引起并发症时则需要住院治疗；重症病例的高危人群主要为老年人、年幼儿童、孕产妇或有慢性基础疾病者；少数重症病例可因呼吸或多脏器衰竭而死亡。

22　关于流感疫苗的误区有哪些？

①流感疫苗会使人患上流感？

大多数流感疫苗是灭活的，因此，如果接种了流感疫苗，病毒是不起作用的，也不会让人生病。流感疫苗可能会引起轻微的副作用，如注射手臂部位的疼痛、发红或肿胀，低热和轻微疼痛，这些不适症状持续时间较短，一般 1～2 天。

②过了流感疫苗推荐注射时间就不用注射了？

建议易感人群在流感疫苗开始供应时就可以注射，一般是在 10 月份之前。流感疫苗通常于 9 月份在社区卫生中心和各级医院中开始供应，也可以向疾病防控部门咨询。但若推迟了注射时间，如果流感在当地社区肆虐，即使 1 月份再注射也不算太晚。晚些注射也总比不注射好。

③注射流感疫苗后立即生效？

很多时候，人们接种疫苗是因为身边的人得了流感，但是疫苗接种后需要两周才能生效。所以如果在这段时间内接触过流感患者，他们仍然有可能生病。

④流感疫苗只适用于儿童和老年人？

所有年龄段的人群（6 个月以下的婴儿除外）都可以从流感疫苗中受益。当健康的成年人接种流感疫苗时，从流行病学角度看，幼儿和老年人能受到更多的保护。因此，流感疫苗适合于绝大多数年龄段的人群。

⑤接种了流感疫苗，但还是得了流感，所以它不起作用？

尽管有些人在接种流感疫苗后还是感染了流感，但这并不意味着疫苗不起作用。接种疫苗虽然不能完全防止有些人患上流感，它也能大大减轻感染的严重程度。

⑥不需要每年注射流感疫苗？

每年预计会传播的流感病毒的具体菌株种类，决定了流感疫苗每年都是不同的。因此上年注射的流感疫苗并不能保证当年不受流感病毒的影响。当年接种的流感疫苗可以帮助当年身体增强免疫力，但是对下年流行的病毒菌株就有可能无效了。

⑦妊娠妇女不应该接种流感疫苗？

有些人认为流感疫苗可能对胎儿有害，导致发育问题，因此妊娠妇女不应该接种流感疫苗。但正好相反，妊娠妇女和在两周内刚刚分娩的妇女是流感的高危人群，注射流感疫苗对妊娠妇女格外重要。研究表明，流感疫苗不仅对妊娠妇女及发育中的婴儿是安全的，而且是有效的。接种流感疫苗会降低孕产妇患流感的比例。

⑧得了流感后，就不会再次患上流感？

每次流感的流行都有可能是不同的流感病毒菌株引起的，所以并不是感染了流感后，就不会再次感染流感。有些人确实有可能在一个流感季节感染两次流感。如果在这个季节已经得了流感，仍然应该积极接种流感疫苗，以防再次感染流感。

参 考 文 献

[1] 王秀丽. 流行性感冒流行特征分析与预防控制研究 [J]. 临床医药文献电子杂志, 2019, 6(54)：24.

[2] 赵明霞. 流行性感冒的饮食禁忌 [J]. 世界最新医学信息文摘, 2019, 19(48)：9.

[3] 肖建萍. 呼吸道传染病的特点与预防控制措施研究 [J]. 中国社区医师, 2019, 35(12)：67-68.

[4] 张玉凤. 流行性感冒的预防机制及控制措施实施效果探究 [J]. 中国药物与临床, 2018, 18(02)：223-224.

[5] 杨树海. 流行性感冒流行特征分析与预防控制措施 [J]. 微量元素与健康研究, 2017, 34(02)：93-94.

[6] 程树莲. 流行性感冒预防与辨证护理体会 [J]. 中国民间疗法, 2017, 25(03)：86-87.

[7] 刘新华. 流感发病机制研究及预防措施效果观察 [J]. 世界最新医学信息文摘, 2017, 17(19)：256.

[8] 蒋小仙, 钱康, 李均, 等. 流感患者的流行病学特点及临床特征研究 [J]. 浙江医学, 2016, 38(14)：1174-1177.

[9] 廖献花, 刘思纯, 徐雅, 等. 住院甲型 H1N1 流感患者的流行病学、临床特征及治疗转归——附 31 例报告 [J]. 新医学, 2010, 41(01)：32-34.

[10] 信尔. 流感不是感冒 [J]. 今日科苑, 2008(01)：98.

[11] 疑难病杂志编辑部.流行性感冒的诊断 [J]. 疑难病杂志 , 2007(02)：87.

[12] 卢洪洲 , 张志勇 . 流行性感冒 [M]. 上海：复旦大学出版社 , 2010：9.

[13] 国家卫生健康委员会 . 传染病预防控制 [EB/OL]. [2018-06-27]. http://www. nhc. gov. cn/jkj/s2907/new. list. shtml.

[14] 流行性感冒诊疗方案 (2018 版)[J]. 中国感染控制杂志 , 2018,17(02)：181-184.

[15] CDC. 中国流感疫苗预防接种技术指南 (2018-2019).

第十节　流行性腮腺炎

01　什么是流行性腮腺炎？

流行性腮腺炎是由腮腺炎病毒引起的急性呼吸道传染病，其特征为腮腺非化脓性肿胀、疼痛、发热伴咀嚼受限，并有累及各种腺体组织或脏器的倾向，主要发生于儿童和青少年。

02　流行性腮腺炎的病因是什么？

感染腮腺炎病毒是流行性腮腺炎的病因。腮腺炎病毒属副黏液病毒，为单股 RNA 型，对低温具有相当抵抗力，4℃时其活动可保持 2 个月，37℃可存活 24 小时，暴露于紫外线下迅速死亡。

03　流行性腮腺炎的发病机制是什么？

病毒侵入口腔或鼻黏膜后，可在局部上皮组织中大量增殖，然后进入血循环，经血流到达腮腺和其他器官，并在其中增殖复制，再次进入血循环形成两次病毒血症。此过程中病毒可到达各种腺体和中枢神经系统，其中腮腺最易受累。

04　流行性腮腺炎的传染源有哪些？

流行性腮腺炎的传染源主要为早期患者和隐性感染者。自

发病前 6 天至腮腺肿胀后 9 天内均具有传染性，起病前后传染
性最大。

05 流行性腮腺炎的传播途径是什么？

流行性腮腺炎的传播途径是经呼吸道飞沫传播，也可通过
密切接触传播。

06 哪些人群为流行性腮腺炎的易感人群？

流行性腮腺炎的易感人群为 5～14 岁，尤其是 5～9 岁
的儿童，亦可见于成人，男性略多于女性，发病后可获得持久
免疫力，再发病者极少见。

07 流行性腮腺炎的流行特征是什么？

流行性腮腺炎呈全球性分布，全年均可发病，温带地区以
冬春季最多，以 4～7 月份为高峰，流行或散发于小学、幼儿
园和其他学校及部队等集体机构。

08 流行性腮腺炎的潜伏期为多长时间？

流行性腮腺炎的潜伏期为 8～30 天，平均 16 天。

09 流行性腮腺炎的临床表现有哪些？

流行性腮腺炎的临床表现为大部分前驱期无症状，少数患
者于腮肿前 1～2 天有畏寒、恶心、呕吐、头痛、食欲不振等。
典型病例多以腮腺肿大为首发症状，伴发热头痛、呕吐。发热
1～2 天，腮腺开始肿大，3～4 天到达高峰，以后逐渐消退。
腮肿多数先为一侧，1～4 天后可侵犯另一侧。腮腺肿大以耳
垂为中心，向下、向后、向前肿胀。局部皮肤发亮，边缘不
清，压之有弹性感，轻度压痛。张口、吃酸性及硬食物疼痛加

剧。腮腺管口红肿，呈脐凹状，1～3 天达高峰，4～5 天消退。压迫腮腺管和腮腺无脓液流出。其他腺体可与腮腺肿大同时或腮腺肿前受累，如颌下腺、舌下腺、颈淋巴结等。

10 流行性腮腺炎常见的实验室检查有哪些？

（1）血常规 白细胞计数总数正常或稍增高，分类中淋巴细胞相对增多，有并发症时白细胞计数可增高。

（2）血清和尿淀粉酶测定 90% 患者的血清淀粉酶轻至中度增高，尿中淀粉酶也增高。淀粉酶增高程度与腮腺炎肿胀程度成正比。

（3）血清学检测

①检测特异性抗体。血清特异性 IgM 抗体效价增高是近期感染的诊断依据。常用 ELISA 法，此法敏感、特异、简便，对不表现为腮腺炎的腮腺炎病毒感染者，如脑膜脑炎或脑炎的病例，可检测脑脊液中特异性 IgM 抗体明确诊断。

②中和抗体试验。低效价 1 : 2 即提示现症感染。

③补体结合试验。病程早期及第 2、3 周双份血清效价有 4 倍以上的增高或一次血清效价达 1 : 64 即有诊断意义。

④血凝抑制试验。用病毒感染鸡胚，其羊水及尿囊液可使鸡的红细胞凝集，而腮腺炎患者恢复期血清则有很强的抑制凝集作用，而早期血清的抑制作用较弱，如两次测定效价相差 4 倍以上，即为阳性。

⑤检测腮腺炎病毒 RNA。用 RT-PCR 和巢式 PCR 检测病毒 RNA，其敏感度高。

（4）病毒分离 腮腺炎肿大前 6 天至肿大后 9 天可从唾液中分离到病毒，并发脑膜脑炎或脑炎患者的脑脊液也可分离到病毒，因病毒血症短，只能在病初 2 日内测到病毒，而尿内检测病毒可持续 2 周。

11　流行性腮腺炎的治疗原则是什么？

（1）一般治疗　按呼吸道传染病隔离。卧床休息，注意口腔卫生，饮食以软食为宜，并忌酸性食物，保证每天液体摄入量。

（2）对症治疗　主要以中医药为主进行内治外敷。外敷可用如意金黄散、仙人掌等，内服中药以清热解毒、行气活血、消积散肿为主。常用方剂为银翘散、普济消毒饮、龙胆泻肝汤等随症加减。高热头痛病和腮腺胀痛时可用解热镇痛药。

（3）抗病毒治疗　发病早期可用利巴韦林，疗程 5 ～ 7 天。

（4）并发症治疗　腮腺炎并发脑膜炎、脑炎患者治疗同其他病毒性中枢神经系统感染。并发睾丸炎者需卧床休息，用睾丸托带将睾丸位置抬高，局部冷敷，可考虑短期应用肾上腺激素。胰腺炎大多较轻，可暂时禁食补液，必要时应用阿托品或东莨菪碱。

12　流行性腮腺炎的常见护理问题有哪些？

（1）头痛　与病毒感染有关。

（2）体温过高　与腮腺炎病毒感染致毒血症有关。

（3）有传播感染的危险　与抵抗力低下有关。

（4）营养失调（低于机体需要量）　与腮腺肿大不能进食有关。

（5）并发症　脑膜炎、睾丸炎。

13　流行性腮腺炎的护理要点有哪些？

（1）一般护理　呼吸道隔离至腮腺肿胀完全消退为止，保持病室内空气流通，发热伴并发症者应卧床休息至体温下降。

（2）病情观察

①生命体征。主要是体温和脉搏的监测。

②腮腺肿痛的表现及程度。

③口腔黏膜的评估。是否清洁卫生，腮腺导管开口处有无红肿及脓性分泌物。

④其他腺体器官受损的表现，特别是当体温恢复过程中又反复升高时应注意。

⑤及时了解血常规、血及尿淀粉酶等化验检查结果。

（3）对症护理

①高热。高热者给予物理降温，如头部冷敷、温水擦浴、酒精擦浴等，物理降温无效者遵医嘱给予药物降温。

②局部疼痛。选用中药制剂外敷减轻受累组织的胀痛。

③嘱患者勤刷牙，经常用温盐水漱口，以保持口腔清洁，防止继发细菌感染。

（4）用药护理　腮腺肿大主要以中医药为主进行内治外敷。以清热解毒、行气活血、消积散肿为主，高热头痛病和腮腺胀痛时可用解热镇痛药，注意监测患者生命体征及局部肿痛症状的变化，如有异常及时和医师联系调整药物。

（5）饮食护理　保证营养及液体的摄入，给予清淡、易消化的流质或半流质饮食，勿进食酸、辣、硬的食物，以免加剧腮腺疼痛。

（6）心理护理　多与患者交谈，解除其思想顾虑，积极配合治疗与护理。

（7）并发症护理

①有睾丸炎者用睾丸托带将睾丸位置抬高，注意避免束缚过紧影响血液循环。

②并发脑膜炎有头痛及呕吐者，可遵医嘱给予20%甘露醇快速静脉滴注，密切观察患者的神志改变。

14　流行性腮腺炎的患者居住环境要求有哪些？如何对生活用品进行消毒？

流行性腮腺炎是呼吸道传染病，应严格按照呼吸道单人单病种隔离，隔离至肿大的腮腺完全消退为止。定时对患者的居室进行通风换气，保持空气流通。

腮腺病毒对外界环境抵抗力很低，故应注意生活用品的消毒。

①将患者所用的碗筷、杯盘等煮沸 30 分钟，即可达到消毒的目的。

②腮腺炎病毒对紫外线很敏感，患者的衣物、被褥、玩具、文具或其他不能用煮的方式消毒的物品，用紫外线灯照射 30 分钟，或在日光下曝晒。

③患者所用的脸盆、毛巾、手绢等物品，每天用开水烫 1～2 次。

15　流行性腮腺炎的居家护理有哪些？

（1）消毒隔离　患有流行性腮腺炎的患者要和其他健康儿童隔离，将患者用过的食具、毛巾等煮沸消毒，居室经常通风换气，使室内空气新鲜，达到消毒的目的。

（2）卧床休息　重症患者因高热，精神及体力都很差，应卧床休息。减少体力消耗，有助于康复。轻症患者也要引起重视，好好休息，防止病情加重，避免发生并发症。

（3）合理饮食　患流行性腮腺炎的患者常因张嘴和咀嚼食物而使疼痛加剧，因此，应给患者吃富含营养、易消化的流食、半流食或软食。不要吃酸、辣、甜味过浓及干硬食物，因为这些食物易刺激腮腺使腮腺分泌增加，刺激已红肿的腮腺管口，使疼痛加剧。多饮水有利于退热及毒素的排出。

（4）对症护理　发热患者可用头部冷敷、温水擦浴、酒精擦浴的方法退热，如体温过高，可在医生指导下使用退热药。在腮腺肿大的早期，可用冷毛巾局部冷敷，使局部血管收缩，减轻炎症充血的程度，达到减轻疼痛的目的。

（5）口腔护理　注意口腔卫生，饭后及早晚用淡盐水漱口或刷牙，清除口腔及牙齿上的食物残渣，防止继发细菌感染。

16　流行性腮腺炎暴发的原因是什么?

流行性腮腺炎未及时发现，报告疫情失去最佳的治疗时机，免疫接种率较低，免疫接种期限较长，是暴发流性腮腺炎的主要原因。

17　流行性腮腺炎的预后如何?

流行性腮腺炎经过积极治疗，多数预后较好，但是个别伴有严重并发症，比如重型脑炎、心肌炎、肾炎需要谨慎处理，积极抢救，少数患者可留下耳聋或听力减退等永久性后遗症。

18　如何预防流行性腮腺炎?

（1）控制传染源　发现有疑似流行性腮腺炎患者有发热或出现上呼吸道症状时，应及时到医院就诊。一旦有儿童发病，切莫隐瞒病情坚持上课，造成学校传染病的传播流行。复课时必须出具医院的诊断证明。

（2）切断传播途径　因腮腺炎病毒对外界抵抗力低，流行性腮腺炎最主要的传播途径是飞沫经呼吸道传播，流行季节合理使用口罩可切断其传播途径。在呼吸道疾病流行期间，尽量少到人员拥堵的公共场所，出门时，应戴口罩，尤其在公交车上。

（3）保护易感人群

①接种疫苗是预防流行性腮腺炎的最有效的方法，儿童应

按时预防接种，1.5 岁接种一针，6 岁接种一针。目前有麻腮疫苗、麻风腮疫苗。需要注意的是腮腺炎减毒活疫苗不能用于孕妇、先天或获得性免疫低下者以及对鸡蛋白过敏者。

②养成良好的个人卫生习惯，做到"四勤一多"。勤洗手、勤通风、勤晒衣被、勤锻炼身体、多喝水。加强营养，合理安排作息时间，加强锻炼身体，多做户外活动。

参 考 文 献

[1] 陈灏珠 . 实用内科学 [M]. 北京：人民卫生出版社 , 2009.

[2] 李梦东 . 实用传染病学 [M]. 北京：人民卫生出版社 , 1994.

[3] 张玲霞 , 周先志 . 现代传染病学 [M]. 北京：人民军医出版社 , 2010.

[4] 陶爽 . 流行性腮腺炎的护理体会与实践 [C]. 2014 年河南省传染病护理研究进展与临床实践学术会议论文集 , 2014：124-125.

[5] 武俊霞 , 穆素华 . 流行性腮腺炎的护理及饮食调节 [C]. 2013 年河南省传染病护理研究进展与临床实践学术会议论文集 , 2013：307-309.

[6] 刘子梅 . 流行性腮腺炎的护理体会 [J]. 现代医用影像学 , 2011(04)：273-274.

第十一节　麻　风　病

01　什么是麻风病？

麻风病是由麻风杆菌引起的人类慢性肉芽肿性疾病，主要侵犯皮肤、外周神经、眼及上呼吸道黏膜。少数病例可累及深部组织及内脏器官。麻风病很少引起死亡，但可导致肢体残废、畸形。

02　麻风病的病原体是什么？

麻风病的病原体是麻风杆菌，其形态、染色与结核分枝杆菌相似，是一种典型的胞内菌。患者渗出物标本中可见有大量的麻风杆菌存在的细胞，称麻风细胞。麻风杆菌离开人体后很脆弱，自然干燥环境中只能存活 1.75 天；日光直射下只能存活 2～3 小时；45℃时其活力迅速消失，0℃环境中可存活 3～4 周。一般煮沸、高压蒸汽、2% 氢氧化钠溶液、75% 乙醇、2% 碘酊、一般漂白粉、0.5%～1% 煤酚皂溶液都能很快把它杀死。

03　麻风病的发病机制是什么？

　　麻风杆菌进入人体后其发病过程同结核分枝杆菌类似，侵入人体后是否发病，以及发病后病理演变过程、临床表现等均取决于人体对麻风杆菌的免疫力。麻风杆菌侵入人体后首先被巨噬细胞吞入，经处理后部分抗原充分表达于巨噬细胞表面，与巨噬细胞膜上的 HLA Ⅱ类抗原 DR、DP、DQ 等协同，被 T 细胞识别后引起免疫反应。免疫反应正常，T 淋巴细胞被激活后引起免疫反应，促进巨噬细胞清除麻风杆菌，形成上皮样细胞和朗格汉斯细胞。如免疫功能缺陷，或 HLA-DR 抗原表达位点受麻风杆菌感染而改变，甚至表达障碍，导致 T 细胞不能识别，免疫反应弱无法清除细菌，病变弥散，但免疫损伤轻微。病变处形成含大量麻风杆菌的麻风细胞。近年来对麻风病免疫发病机制研究表明，机体免疫形态和组织相容性抗原特点直接与感染麻风杆菌后是否发病和发病临床类型有关。

04　麻风病的病理分型是什么？

　　（1）结核样型麻风病（TL）　患者免疫力强时表现为此型。麻风杆菌对神经组织有亲和性，神经周围有淋巴细胞及巨噬细胞浸润，后者可变为固定的上皮样细胞，成簇的上皮样细胞形成朗格汉斯细胞，形成结核样肉芽肿，神经髓鞘常被破坏，神经膜增生变厚。

　　（2）界线类麻风病（BL）　无论偏结核样型界线类麻风病

（BTL）、中间界线类麻风病（BBL）、偏瘤型界线类麻风病（BLL）均可见皮下有狭窄的无浸润带。BTL 真皮内上皮样细胞组成肉芽肿，周围淋巴细胞较少，真皮神经可因组织细胞和上皮细胞浸润而肿大，真皮神经内可能有少量细菌；BBL 真皮内肉芽肿广泛，真皮内浸润以组织细胞为主，真皮神经有轻度肿胀及细胞浸润，病变处有中等量细菌；BLL 真皮下有巨噬细胞肉芽肿，真皮内浸润以泡沫细胞为主，神经束膜多呈"洋葱皮"样外观，细菌较多。

（3）瘤型麻风病（LL）　患者对麻风杆菌缺乏免疫力，病原体经淋巴、血液布散全身。LL 呈广泛性皮肤萎缩，表皮变薄，胶原纤维被破坏，皮肤下乳头层有无浸润带，真皮深层有典型的麻风瘤，内有组织细胞、巨噬细胞、少量淋巴细胞和浆细胞。巨噬细胞含有破碎或颗粒状的麻风杆菌而呈现泡沫状外观，称泡沫细胞（即麻风细胞），为瘤型麻风的特殊改变。富含细菌的小血管内皮细胞增生，常发展成皮肤内坏死性血管炎，导致溃疡形成。真皮神经束膜有组织细胞及浆细胞浸润，呈"洋葱皮"样外观，神经束肿胀较轻。

（4）未定类麻风病　本型无特异性表现，常为麻风的早期阶段，可自行消退或向其他类型转变。病理改变为非特异性炎症，真皮神经血管束周围有淋巴细胞浸润，在神经束内如查见麻风杆菌即可确诊。

05　麻风病的传染源是什么？

流行病学证实麻风病患者是麻风病唯一的传染源，尤其未经治疗的瘤型及界线类麻风病患者含菌量较多、传染性大，病菌主要通过黏膜和皮肤排出体外。瘤型麻风病患者是本病的最主要传染源。

06 麻风病的传播途径是什么？

麻风病的确切传播方式仍不完全清楚，目前认为其传播方式主要包括呼吸道传播、皮肤密切接触及间接接触等。一般认为麻风杆菌主要经呼吸道和皮肤侵入人体。麻风病还可经胎盘传给婴儿，已发现有患病产妇的胎盘和脐带血中存在麻风杆菌。

07 哪些人群为麻风病的易感人群？

人对麻风杆菌有不同程度的自然获得性免疫，故正常人群对麻风病的易感性不高，易感性与细胞免疫状态有关。儿童及少数对麻风杆菌免疫力低下或缺乏的人易受感染。男性较女性易感，男女患者比例为（2～3）∶1。

08 麻风病的流行特征是什么？

麻风病分布全球，呈不均匀的集簇性分布及地方性流行，以热带、亚热带最多，其次是温带。生活贫困、居住条件差的亚洲、非洲、拉丁美洲最多。本病流行除取决于传染源的存在及易感人群与患者的密切接触外，尚与气候、地理因素、社会因素有关。麻风病在我国至少已流行了 2000 年，国内主要分布于广东、广西、云南、四川、江西、福建、江苏、浙江、山东、甘肃、青海等地。新中国成立后，经过积极的防治，取得了显著成绩，治愈了大量患者，减少并控制了流行。

09 麻风病的潜伏期为多长时间？

麻风病的潜伏期短者数月，长者超过 10 年，一般为 2～5 年。

10 麻风病的临床表现是什么？

麻风病的主要临床表现体现在皮肤和外周神经两方面。

（1）皮肤损害　形态多样化，有斑疹、丘疹、结节、斑块、浸润、水疱、溃疡及萎缩等。皮肤附件中毛发可脱落；汗腺和皮脂腺可被破坏，造成无汗和皮肤干燥。

（2）外周神经症状　麻风患者几乎均有不同程度的外周神经损害。受累的外周神经可呈梭状、结节状或均匀地粗大，有痛感或压痛，有时可出现干酪样坏死、纤维性变及钙化。常被侵犯的外周神经干有尺、耳大、正中、腓总、眶上、面、桡及胫神经等。由于神经受累，可出现以下功能障碍：

①浅感觉障碍。温觉障碍出现最早，痛觉障碍次之，触觉障碍最晚。

②运动障碍。由肌肉萎缩或瘫痪所致，如尺神经受累可产生小指和无名指弯曲、小鱼际肌群及骨间肌萎缩，对指活动障碍，造成"爪形手"畸形。正中神经受累可使大鱼际肌瘫痪和萎缩，拇指旋后内收，掌面和手掌平行，形成"猿手"状。桡神经受累则形成垂腕及垂指畸形。腓总神经受累可产生足下垂。面神经受累则出现面神经瘫痪。

③营养性障碍。调节血管舒缩的自主神经受累，可造成供血不足，皮肤干燥萎缩，易产生水疱和溃疡，指甲增厚、失去光泽、易破裂，肌肉萎缩，手足骨质疏松。

④循环障碍。出现手足发绀、体温降低或肿胀等。

11　麻风病常见并发症有哪些？如何处理？

麻风病最常见的并发症是足底的慢性溃疡，且不易愈合，故应积极预防，防止外伤。初发生时应积极治疗，注意休息及局部清洁，防止感染，必要时可扩创或植皮，如有死骨或坏死组织则应除去。对中、晚期瘤型麻风病，特别是在发生麻风反应时，应注意眼部并发症，如发生虹膜睫状体炎，需要及时作扩瞳处理，防止虹膜粘连，一般可用阿托品及醋酸可的松液滴眼。

12　麻风病的诊断方法有哪些？

（1）病史询问　详细系统询问病史对麻风病的诊断十分重要，尤其对早期患者。患者常有害怕受歧视，以致影响婚姻、家庭、就业等心理，往往隐瞒病情，讳疾忌医。因此医生对患者应有高度的责任感和同情心，取得患者的信任和合作，使其能如实告知病情，为正确诊断提供可靠的参考。

（2）体格检查　麻风病主要表现在皮肤、黏膜及周围神经系统。

①皮肤检查要点。注意皮损的种类、形态、硬度、深浅、边缘、颜色、大小、数量和分布，有无感觉障碍。

②黏膜检查要点。主要检查鼻黏膜和口腔黏膜有无充血、水肿、肥厚、糜烂、结节和溃疡，注意有无鼻中隔穿孔和悬雍垂缺损，必要时做喉室及声带检查。

③周围神经检查要点。周围神经症状为麻风病的重要诊断依据，检查时应注意以下几方面：

a.部位。常见受累的周围神经有眶上神经、耳大神经、尺神经、正中神经、腓总神经、腓总神经以及皮损中或周围的皮神经等。

b.神经干的形态。应注意神经的粗大程度、硬度、有无结节、神经脓疡和压痛，要两侧进行对比。

c.神经功能检查。

●感觉功能。感觉障碍是麻风病的重要体征之一，除皮损部位可有感觉障碍外，受累神经的支配区皮肤也可发生。麻风病感觉障碍一般先累及温觉，后为痛觉，最后为触觉，深层感觉很少受波及。

●触觉检查。让患者闭眼，用棉絮或羽毛交替轻触其正常皮肤及皮损处，令患者用食指指出每次触及的部位并说出被触的次数。如指点部位不准确或患者诉不如正常皮肤感觉清楚，则可判为触觉减退；如毫无感觉，则为触觉丧失。

● 运动功能检查。让患者做皱眉、闭眼、鼓腮、吹哨、露齿等动作，观察有无面部神经麻痹，检查尺、桡、正中神经功能和下肢腓总神经功能，可根据患者的腕关节伸屈、指内外展、对指、足背伸、内外翻等动作的情况作出判断。

（3）其他辅助检查

①组胺试验。适用于测定浅色斑皮神经功能。方法是在浅色斑及正常皮肤各皮内注射 1∶1000 磷酸组胺 0.05mL，然后观察局部反应。约半分钟注射出现第一个直径不大于 10mm 红斑，再过半分钟，初斑周围出现第二个红斑，直径 30 ～ 40mm，边缘弥漫，最后在中央出现风团，此现象为完整的"三联反应"，说明局部皮肤神经末梢功能正常。麻风病患者浅色斑神经末梢受损害，小动脉不能扩张，故没有第二个红斑反应。

②出汗试验。在正常皮肤处和皮损处分别抹上碘酒，待干后各注射 1∶1000 毛果芸香碱 0.1 ～ 0.2mL，吸干针口处渗出液，立即撒上薄层淀粉，3 ～ 5 分钟后，正常皮肤上的淀粉出现蓝色小点，说明出汗功能正常。如皮损处无蓝点出现或蓝点减少，则为局部出汗功能障碍。

（4）细菌学检查

①取材部位。包括皮损、眶上、耳垂、颧部、颌部。选取近期出现、浸润明显的皮损。

②方法。取材部位经乙醇消毒后，检查者用拇指和食指捏紧皮肤，使显苍白状态，用消毒小尖刀在皮肤上切长 0.5mm、深 0.2 ～ 0.3mm 切口，然后用刀尖在伤口底部和边缘刮取组织液，立即在玻片上涂成一个圆形薄膜，干燥固定后抗酸染色镜检。

③记录标准。一般记录细菌的密度指数（BI），按镜下细菌多寡以 1+ ～ 6+ 记录。

13　麻风病需要与哪些皮肤病鉴别诊断？

麻风病的皮损与很多皮肤病皮损相似，但后者多有痒感，无麻木和闭汗，无浅神经或皮损附近皮神经部粗大，麻风杆菌检查阴性。必须与麻风病相鉴别的皮肤病如下。

（1）结节病　也称肉样瘤病，其皮肤斑块好发于面部、手背，皮损表面稍隆起，有时呈分叶状或环状，易与结核样型麻风病混淆。鉴别要点是本病皮损无感觉障碍，无浅神经受累。组织病理变化为神经小分支内无细胞浸润，立毛肌也少受累。此病可伴眼、肺、骨、淋巴结等器官和组织损害。

（2）环状肉芽肿　多见于儿童，好发部位为手腕伸侧和足背，可自愈。鉴别要点为皮损处感觉正常，无浅神经受累，组织病理变化为真皮内有结节，中央结缔组织坏死，周围有淋巴细胞、上皮样细胞和纤维细胞浸润，呈木栅状排列。

（3）环状红斑　为复发性疾病，好发于躯干，初起为水肿性丘疹，后扩大成圆形，边缘隆起，皮损向周围扩展，中央消退成环状或多环形，无感觉障碍或周围神经粗大。

（4）寻常狼疮　好发于儿童及青年，部位多在颜面，皮疹为红褐色小结节，用玻片压之可现苹果酱色小点，可发生溃破，愈后形成不规则瘢痕，在瘢痕上又可出现新的结节。病理改变为真皮内结核性肉芽肿，中央干酪样变。神经不受累。

（5）结节性红斑　应与麻风反应的结节性红斑相鉴别。本病多见于女青年，春、秋季多发，皮疹多在下肢，上肢及面部少见。麻风杆菌检查呈阴性。

（6）红斑狼疮　盘状红斑狼疮应与结核样型麻风鉴别，好发于面部，为持久性红斑、中央黏着性鳞屑，表面可见毛细血管扩展。病理变化特点：表皮角化过度，有毛囊栓，可有棘层肥厚；基底层呈局灶性液化变性。真皮浅层毛细血管及淋巴管扩展、水肿，抗酸染色阴性。系统性红斑狼疮要与瘤型麻风病相鉴别，本病特点为面部水肿性红斑，呈蝶形分布，伴不规则发热、关节痛，可侵犯心、肺、肝、肾器官，查到红斑狼疮细胞。

14　麻风病需要与哪些神经病变鉴别诊断？

麻风病、股外侧皮神经炎、非麻风性周围神经炎、进行性增生性间质性神经炎的区别，见表 2-5。

表 2-5　麻风病、股外侧皮神经炎、非麻风性周围神经炎、进行性增生性间质性神经炎的区别

名称	有无感觉障碍	有无肌肉萎缩	有无运动障碍	有无浅表神经粗大
麻风病	有	有	有	有
股外侧皮神经炎	有	无	无	无
非麻风性周围神经炎	有	有	有	无
进行性增生性间质性神经炎	有	有	有	无

15　麻风病常用药物有哪些？有哪些注意事项？

（1）氨苯砜（DDS）　目前抗麻风杆菌的首选药物，能抑制麻风杆菌的生长和繁殖，大剂量具有杀菌作用。在人体内吸收完全、迅速。每日可口服或肌内注射 100 毫克，每周用药 6 日，停药 1 日，连续用药至痊愈。临床治愈后，需继续进行巩固治疗。服用时间长短按不同临床类型而异，多菌型（LL、BB、BL）患者需长期服用，常用量每日服 50～100 毫克。毒性反应为暂时性贫血，引起过敏者少见，可在用药 3～7 周后开始发热、瘙痒、皮炎、黄疸。偶可见精神异常，应立即停药。严重肝、肾疾患及贫血者慎用，对砜类药物过敏者忌用。本药有时与磺胺类药物有交叉过敏现象，须加注意。

（2）氯法齐明（B663）　本药可干扰麻风杆菌的核酸代谢，

有杀菌与抗炎作用，能治疗麻风，初用隔日服 100 毫克；2 周后每日 100 毫克，每周用药 6 日，停药 1 日。长期服用，未见耐药病例。本药是联合化疗的主要药物之一。治疗麻风反应则用大剂量，开始及维持量均为 200～300 毫克，1 次顿服，待反应控制后缓慢减量。此药可使皮肤呈棕红色，不易消退，故对皮肤白嫩者不宜使用。

（3）利福平（RFP） 实验证明利福平对麻风杆菌有极强的杀灭作用，最低杀菌浓度为 0.9μg/mL。成人每日 450～600 毫克。本药近期疗效佳，而远期疗效不理想，产生耐药的机会和速度比氨苯砜多而快，故不宜单用。副作用主要为胃肠道不适；还可出现一过性转氨酶升高、黄疸、血小板减少。

（4）丙硫异烟胺（PTH） 本药对麻风杆菌有中度杀灭作用，其杀菌速度比氨苯砜快而较利福平慢，用于多菌型麻风的联合治疗。需要用 3 种药物联合治疗而拒服氯法齐明者，可改服丙硫异烟胺。成人 100 毫克，每天 3 次，需连续服用，间歇使用疗效降低，易产生耐药。副作用为胃肠道反应、血清转氨酶升高、黄疸、药疹、多发性神经炎。

16 麻风病的常见护理问题有哪些？

（1）疼痛 与周围神经症状有关。

（2）皮肤完整性受损 与皮部受损有关。

（3）知识缺乏 缺乏对疾病发生、发展、治疗及防护等相关知识的了解。

（4）焦虑、恐惧 与疾病病程及治疗预后不确定性有关。

（5）有孤独的危险 与形象紊乱和隔离治疗有关。

17 麻风病的护理要点有哪些？

（1）消毒隔离 对麻风病患者进行呼吸道和接触隔离，并做好空气及物表消毒，室内保持空气流通、宽敞、光线充足，每日进行紫外线消毒，物表每日用 1000mg/L 含氯消毒剂擦拭消毒。工作人员及陪护探视人员戴 N95 口罩并定时更换。接触患者后洗手，患者的衣物、被服等应严格消毒。应仔细清洗和处理被患者的鼻和呼吸道分泌物污染的物品。

（2）一般护理　麻风病患者应注意休息，症状较轻时可进行适量活动和锻炼，以不感到疲劳为宜，做好基础护理，保证清洁与舒适。

（3）对症护理

①眼部防护。

a. 注意眼部卫生，出门戴眼镜，以防异物进入眼睛。

b. 加强眼部运动，如用力睁眼、闭眼，或用干净的手进行按摩，或多看看绿色物质。

c. 定时滴适量的眼药水。

d. 避免长时间强光直射眼睛。

e. 注意眼部休息。

f. 晨起用温毛巾敷眼睛，让眼睛保持湿润，多眨眼。

②手部护理。

a. 干活时应戴手套避免弄伤手。

b. 勤剪指甲，避免长指甲划伤皮肤。

c. 避免直接用手接触热的物品，防止烧伤。

d. 勤做手部按摩。

e. 使用润肤露，避免皮肤过于干燥而干裂。

③伤口护理。伤口如果有出血，及时止血，避免出血过多，必要时输注止血药物，伤口及时处理、清洁、消毒，避免接触不洁物品。

④脚部护理。坚持穿防护鞋，注意脚部卫生，多泡脚，勤剪脚趾甲，正确使用假肢，避免造成不必要的伤害。

（4）用药护理 遵医嘱给药，服药到口。观察药物不良反应，如消化道反应、过敏反应、肝功能损害等。

（5）饮食护理 麻风病属于慢性感染类疾病，会消耗大量营养，所以饮食需要注意加强营养，多吃高蛋白、高维生素和纤维素类的食物。饮食清淡，以素食为主。禁止喝酒、吸烟、接触毒物及对神经有损伤的药物。尽量少吃辛辣、刺激的食物，如洋葱、胡椒、辣椒、花椒、芥菜、茴香。避免吃油炸、油腻的食物，如油条、奶油、黄油、巧克力等。

（6）心理护理 应对不同对象、不同时期、不同心理变化，给予科学的宣讲、劝解，主动与患者交流，给予关心和耐心解释，消除患者的紧张恐惧心理。注重患者的隐私权，增强其心理抵抗能力，提高治疗和康复的效果。

18 麻风病的预后如何？

麻风病的预后与其类型有关。结核样型麻风病的病程长、发展慢，有的可自愈，皮损一般在治疗后 1 年左右消退，神经受累数少，但组织反应强烈，早期即可出现畸形。偏结核样型界线类的预后一般较好，易转化。中间界线类麻风的预后一般介于结核样型和瘤型之间，病情不稳定，如不及时治疗，常向瘤型发展。偏瘤型界线类的预后比瘤型好，但较结核样型差。瘤型麻风病早期及时治疗预后尚好，中、晚期患者在疗程中易出现 II 型麻风反应，常致难以恢复的畸形及残废。

19 如何预防麻风病？

（1）控制传染源 在有麻风病的地区建立麻风病防治网，由专门的机构负责，组织和领导麻风病防治工作，在麻风病流行区开展群众性调查，早期发现麻风病患者。

（2）切断传播途径 积极治疗和控制传染源，对多菌型患者建立麻风村进行较长时间隔离治疗，现如今主张进行药物隔离治疗，采用院外治疗和短期住院治疗相结合的方法。

（3）保护易感人群　对麻风病患者的家属及密切接触者，定期进行检查并测定其对麻风病的免疫状态。对麻风菌素或结核菌素试验晚期反应阴性者，尤其是儿童，可接种卡介苗以提高机体对麻风杆菌的免疫力，在麻风病流行较严重的地区，对患者家属及密切接触者可用氨苯砜每日 50 毫克预防性用药，或肌内注射醋氨苯砜油剂每次 1.5 毫升（含 225 毫克），每隔 75 天注射 1 次，为期 2 年。在长期用氨苯砜治疗的地区，用药预防时应短期服用利福平。

参 考 文 献

[1] 李梦东 . 实用传染病学 [M]. 北京：人民卫生出版社，1994.

[2] 张玲霞，周先志 . 现代传染病学 [M]. 北京：人民军医出版社，2010.

[3] 任欣，门发德，梅蓉 .Orem 自理模式应用于麻风病患者护理 [C].2017 年全国麻风皮肤性病学术年会论文集 , 2017：404-409.

[4] 吴影桃 . 麻风病的护理分析 [J]. 中国医药指南，2014,12(08)：194-195.

[5] 张宗贞 . 麻风病的护理进展 [J]. 全科护理，2012,10(12)：1133-1134.

[6] 叶宏芬，王银燕，詹幽梅，等 . 麻风病的护理 [J]. 中华护理杂志，1982 (02)：93-95.

第十二节　风　疹

01　什么是风疹？

风疹是由风疹病毒引起的急性呼吸道传染病。其临床特征为上呼吸道轻度炎症、低热、红色斑丘疹和耳后、枕后与颈部淋巴结肿大。妊娠妇女在妊娠早期感染风疹后易引起胎儿先天性畸形。

02 风疹的病因及发病机制是什么？

风疹是由风疹病毒感染引起的一种急性传染病。

其发病机制为病毒首先侵入上呼吸道黏膜及颈部淋巴结，并在其内复制，从而导致上呼吸道炎症和病毒血症。若在妊娠早期（3个月内）感染风疹病毒，其病毒可通过胎盘而传给胎儿，并在其体内不断复制，最终可导致胎儿畸形。

03 风疹的传染源有哪些？

风疹患者、无症状带病毒者及先天性风疹患者为本病传染源。传染期在发病前5～7天和发病后3～5天，起病当天和前一天传染性最强。患者的口、鼻、咽分泌物以及血液、大小便等中均可分离出病毒。先天性风疹患儿在出生后数月内仍有病毒排出，具有传染性。

04 风疹的传播途径是什么？

风疹主要通过空气飞沫经呼吸道传播，多见于1～5岁儿童，一年四季均可发生，但以冬春季发病最高。病后可获持久免疫力。人与人之间密切接触也可经接触传染，胎内被感染的新生儿，咽部可排病毒数周、数月甚至1年以上，因此可通过污染的奶瓶、奶头、衣被、尿布及直接接触等感染缺乏抗体的医务、家庭成员，或引起婴儿室中传播。胎儿被感染后可引起流产、死产、早产或罹患多种先天畸形的先天性风疹。

05 哪些人群为风疹的易感人群？

人群对风疹病毒普遍易感，感染后能获得持久的免疫力。婴儿出生后从母体获得被动免疫很少发病，但在1岁内随月龄增长而抗体消失后成为易感者。1岁以后人群免疫水平又随年龄增长而升高。故本病多见于 1～5 岁儿童，青少年也可发病，6 个月以下婴儿少见。我国 22 个省（区、市）血清学调查结果表明 10 岁以上的人群中的风疹抗体阳性率在 93% 以上。

06　风疹具有哪些流行特征？

风疹遍及世界各地，多发于温带，以冬春季发病较多，其传染性不如麻疹强，接触后约有 30% 发病，可在幼儿园、学校及军队中流行。在人口密集的城市呈地方性流行，城市发病率高于农村。风疹常每隔 6～10 年出现 1 次周期性流行，这与人群的流动、免疫水平的升降和易感人群的增加有关。

07　风疹的潜伏期为多长时间？

风疹的潜伏期平均为 18 天（14～21 天）。在临床症状出现前 1～2 周即具有传染性，亚临床和无症状感染最常见。

08　风疹的临床表现及体征有哪些？

风疹临床上可分为获得性风疹和先天性风疹综合征，前者最为常见。

（1）获得性风疹　潜伏期 14～21 天；前驱期 1～2 天，症状较轻微，低热和卡他症状，耳后、枕部及后颈部淋巴结稍大；出疹期多于发热 1～2 天后，最早见于面颊部，迅速扩展至躯干和四肢，1 天内布满全身，但手掌及足底常无皮疹。皮疹初为稀疏红色斑疹、斑丘疹，面部及四肢远端皮疹较稀疏，以后躯干、背部皮疹融合。皮疹期患儿耳后、枕部及后颈部淋巴结肿大明显。

（2）先天性风疹综合征　妊娠早期患风疹的妇女，风疹病毒可传递至胎儿，使胎儿发生严重的全身感染，引起多种畸形，称之为"先天性风疹综合征"。导致的先天畸形有先天性心脏病、白内障、耳聋、头小畸形及骨发育障碍等。出生后感染可持续存在，并可引起多种损害，如血小板减少性紫癜、进行性脑炎及肝脾大等。

09 风疹的常见并发症有哪些?

风疹的并发症较少，偶见以下并发症：

（1）脑炎　主要见于小儿。一般发生于出疹后 17 天，有头痛、嗜睡、呕吐、复视、颈部强直、昏迷、惊厥、共济失调、肢体瘫痪等。脑脊液的改变与其他病毒性脑炎相似。病程比较短，多数患者于 37 天后自愈，少数可留后遗症。也可有慢性进行性全脑炎。

（2）心肌炎　患者诉胸闷、心悸、头晕，心电图及心肌酶谱均有改变。多数 1 周或 2 周内恢复。可与脑炎等其他并发症同时存在。

（3）关节炎　主要见于成年人，特别是妇女患者，我国已有儿童风疹性关节炎的报道，发生原理尚未完全明确，多数是由病毒直接侵袭关节腔或免疫反应所致。出疹期间指关节、腕关节、膝关节等红、肿、痛，关节腔积液内含单核细胞。有时数个关节相继肿痛，类似风湿性多发性关节炎，但多数能在 230 天内自行消失。

（4）出血倾向　较少见，由血小板减少和毛细血管通透性增高所致。常在出疹后突然出血，出现皮肤黏膜瘀点、瘀斑、呕血、便血、血尿，多数在 12 周内自行缓解，少数患者颅内出血可引起死亡。

（5）其他　可有肝功能、肾功能异常。

10 风疹的常见实验室检查有哪些?

（1）血常规　外周血常规,白细胞总数减少,淋巴细胞增多,并出现非典型淋巴细胞及浆细胞。

（2）病毒分离 风疹患者取鼻咽分泌物，先天性风疹患者取尿、脑脊液、血液、骨髓等培养于 RK-13、非洲绿猴肾异倍体细胞系或正常兔角膜异倍体细胞系等传代细胞，可分离出风疹病毒，再用免疫荧光法鉴定。

（3）血清学检查 血清抗体测定如红细胞凝集抑制试验、中和试验、补体结合试验和免疫荧光测定，双份血清抗体效价增高 4 倍以上为阳性。血凝抑制试验最适用，具有快速、简便、可靠的优点，用以检测风疹特异性抗体 IgM 和 IgG。局部分泌型 IgA 抗体于鼻咽分泌物可查得，有助于诊断。

（4）风疹病毒抗原检查 采用 RT-PCR 检测风疹患者咽拭子标本中的风疹病毒 RNA，敏感性和特异性均较好。

（5）电镜技术 利用电子显微镜可直接观察病毒形态，可在感染早期标本中直接检出病毒颗粒。免疫电镜技术可精确定位各种抗原存在部位。

11 风疹诊断依据有哪些？

根据患者既往有无风疹病史、发病前 2～3 周有风疹接触史、临床表现及实验室检查结果可做出诊断。

（1）流行病学接触史 与确诊的风疹患者在 14～21 天内有接触史。

（2）临床表现

①发热。

②全身皮肤在起病 1～2 天内出现红色斑丘疹。

③耳后、枕后、颈部淋巴结肿大；结膜炎；或伴有关节痛（关节炎）。

（3）实验室检查

①咽拭子标本分离到风疹病毒，或检测到风疹病毒核酸。

②1 个月内未接种过风疹减毒活疫苗而在血清中查到风疹

IgM 抗体。

③恢复期患者血清风疹 IgG 抗体滴度较急性期有 4 倍或 4 倍以上升高，或急性期抗体阴性而恢复期抗体阳转。

12 风疹治疗原则是什么？

（1）对症治疗　尚无特效疗法，以对症治疗为主，高热、头痛者可用解热止痛剂。咽痛者可用复方硼砂溶液漱口，咳嗽可用祛痰止咳剂。发热期间应卧床休息，给予维生素及富含营养易消化的食物。

（2）并发症的治疗　并发脑炎者，按乙型脑炎原则治疗，关节炎轻者不需要治疗，局部疼痛者可用镇静止痛剂，局部热敷或理疗。紫癜出血倾向严重者，可用肾上腺皮质激素治疗，必要时输新鲜血液或血小板。

（3）先天性风疹综合征的治疗　医护人员应与患儿父母、托儿所保育员、学校教师紧密配合，观察患儿生长发育情况，矫治畸形，必要时采用手术治疗白内障、青光眼、先天性心脏病等。帮助其学习生活知识，培养劳动能力，以便克服其先天缺陷。

13 风疹常见护理问题有哪些？

（1）体温过高　与风疹病毒感染有关。

（2）皮肤完整性受损　与皮疹及皮肤血管受损有关。

（3）潜在并发症　脑炎、心肌炎、关节炎、出血。

（4）知识缺乏　缺乏疾病的相关知识。

（5）焦虑　与担心疾病的预后有关。

14 风疹的护理要点有哪些？

（1）一般护理

①环境护理。室内要保持开窗通风，尽量到空气流通处活动。流行期尽量减少串门、聚会、聚餐等室内的聚集性活动。保持良好的个人卫生习惯，打喷嚏、咳嗽和清洁鼻腔后要洗手。洗手后用清洁的毛巾和纸擦干，不要共用毛巾。

②消毒隔离。对风疹患者要早发现、早诊断、早报告、早隔离、早治疗。风疹通过呼吸道、尿液、鼻咽分泌物排出病毒，出疹前1周到出疹后2周的上呼吸道分泌物都有传染性。患者隔离至疹后14天。对接触者进行观察，必要时隔离，检疫期为21天。

（2）对症护理　观察患者体温的变化，若有中、低度发热，不必用药，可控制室温、多饮水。若有高热，可服用退热药物，忌用醇浴、冷敷，以免影响透疹，导致并发症。注意皮肤和口腔的清洁卫生。观察皮疹的变化，出疹期应观察出疹顺序、皮疹颜色及分布情况。衣着应宽大柔软、保持皮肤清洁、每日用温水擦浴1次，忌用肥皂，保持床单元整洁干燥，勤剪指甲以防抓破皮肤继发感染。

（3）用药护理　风疹患者一般症状轻微，不需要特殊治疗，如并发脑炎高热、嗜睡、昏迷、惊厥者，应按流行性乙型脑炎的原则治疗，头痛、关节炎、肌痛则需用止痛药，出血倾向严重者，可用肾上腺皮质激素治疗，注意观察药物的起效情况及药物的副作用，必要时输新鲜全血。

（4）饮食护理　风疹患者禁甜腻、辛辣刺激及油炸食品，忌烟酒，可以多喝一些比较清淡的粥，放一些金银花、连翘等药材。

（5）心理护理　耐心倾听患者的感受，鼓励患者说出恐惧的原因，并做出有针对性的疏导。向患者介绍疾病的有关内容，让患者了解病情，了解治疗方案，以减轻思想顾虑。向患者讲解风疹治愈病例，增加患者战胜疾病的信心。指导家庭成员共同努力缓解患者的焦虑心理，如谈一些开心的事、听轻松音乐减轻焦虑等。

15 风疹的居家护理有哪些？

（1）消毒隔离 风疹主要是通过空气飞沫传播，家庭最好单居一室，消毒隔离方法如下。

①室内应每日紫外线灯照射 1 小时，每日 2 次。

②定时开窗通风。

③餐具用后煮沸 5 分钟再洗刷，便器及其他用物可用1000mg/L 的含氯消毒剂浸泡 30 ～ 60 分钟后清洗处理。被褥、书籍经常在阳光下曝晒，每日 2 小时，衣服、毛巾等消毒后再清洗。

（2）卧床休息 风疹患者一般不需要特殊的治疗，更不需要住院，在家疗养即可。护理风疹患者也比较简单，发热时应让患者休息，若有高热，可服用退热药物。

（3）合理饮食 饮食以易消化食物为宜，禁甜食、辛辣刺激及油炸食品，忌烟酒，多喝水，补充水分，促进毒素的排出。

（4）对症护理 风疹发热患者多仅有中、低度发热，不必用药，可物理降温及多饮水。若有高热，可在医生指导下服用退热药物。

（5）口腔护理 注意皮肤和口腔的清洁卫生，清除口腔及牙齿上的食物残渣，防止继发细菌感染。

16 风疹应与哪些疾病相鉴别？特点有哪些？

风疹应与麻疹、幼儿急疹、水痘、猩红热、药物疹相鉴别，见表 2-6。

表 2-6　风疹与麻疹、幼儿急疹、水痘、猩红热、药物疹的鉴别

病名	风疹	麻疹	幼儿急疹	水痘	猩红热	药物疹
皮疹与发热关系	发热1～2天出疹	发热3～4天出疹，出疹时体温更高	发热3～4天，热退后出皮疹	发热1天出疹	发热1～2天出疹，出疹时体温更高	发热与皮疹同时出现
出疹规律	先见于面部、躯干、四肢，1天出齐，3～4天隐退	皮疹先见于耳后、发际、前额，由上至下出疹，约3～4天出齐，3～4天消退	先见于面颈部，躯干，24小时出遍全身	向心性分布，以躯干、头、腰处多见	从耳后、颈底及上胸部开始，1日内即蔓延及胸、背、上肢、下肢，最后及于下肢	有一定的潜伏期，除固定性药疹外，多呈全身泛发，且对称分布
出疹特点	淡红色充血性细小斑丘疹，类似麻疹早期皮疹，疹退后有无色素沉着	红色斑丘疹，充血性，大小不等，出皮肤，颜色逐渐加深，部分融合成片，疹退后常有皮肤，色素沉着，细小脱屑	充血性斑丘疹，玫瑰色，大小一致，躯干多，四肢少，疹退后无色素沉着	先为红色斑疹，数小时内成为丘疹、疱疹，周围有红晕，椭圆形，形如露水珠，壁薄易破，甚痒	全身皮肤潮红，遍布鸡皮样点状疹，充血性，疹间皮肤正常皮肤，疹退后片状脱皮，无色素沉着	疹形多种多样，可出现麻疹样或猩红热样疹，疹退后无色素沉着

续表

病名	风疹	麻疹	幼儿急疹	水痘	猩红热	药物疹
主要临床表现	全身症状轻，耳后、枕后淋巴结常肿大	典型麻疹面容，流涕、流泪、畏光、结膜充血、声音嘶哑、口腔有麻疹黏膜斑	全身症状轻微，热退后出疹	全身症状轻，在同一部位可存在斑疹、丘疹、疱疹和结痂	咽峡炎，口周苍白圈、杨梅舌、帕氏线，面部潮红	有服药史，停药后疹退、再服药再出疹，全身症状轻
实验室检查	白细胞计数减少，淋巴细胞增多	白细胞计数正常或减少	白细胞计数减少，淋巴细胞增多	白细胞计数正常或稍减低	白细胞总数升高，咽拭子培养有乙型溶血性链球菌生长	嗜酸性粒细胞增多
治疗原则	对症治疗	对症治疗、精心护理、预防并发症	对症治疗	对症治疗，防止继发性感染，忌用肾上腺皮质激素	抗菌治疗，首选青霉素	停用致敏药物，抗过敏及对症治疗

17 风疹预后如何？

风疹预后良好，偶见并发脑膜炎、血小板减少致颅内出血引起死亡。妊娠 3 个月内感染风疹，其胎儿可发生先天性风疹，引起死产、早产及各种先天性畸形和疾病，预后差。

18 如何预防风疹？

（1）控制传染源 主要是隔离患者。本病传染期短，皮疹出现后隔离 5 天即可。

（2）切断传播途径 由于风疹主要是通过空气传播，故在流行期间，应少到公共场所，特别是妊娠妇女在妊娠早期更应注意。

（3）保护易感人群

①主动免疫。风疹疫苗有两种：一类是单价风疹减毒活疫苗；一类是麻疹 - 流行性腮腺炎 - 风疹活疫苗，两者的预防效果相似，接种后 95% 人群可产生抗体，抗体可维持 7 年以上。接种对象为 15 月龄至 12 岁儿童及易感育龄妇女。注射风疹疫苗后 3 个月内不宜怀孕，否则疫苗中活的风疹病毒可能毒害胎儿。

②被动免疫。在流行期间，接触患者后，丙种球蛋白被动免疫，可使症状减轻，但不能制止感染。

③妊娠妇女的保护。由于妊娠妇女感染风疹病毒，可传染给胎儿而造成严重后果，故对妊娠妇女的保护非常重要。育龄妇女、没有患过风疹的都应接受风疹疫苗注射。在流行期间，应少到公共场所，如确已感染风疹，应咨询医生，采取必要措施。

参 考 文 献

[1] 张玲霞 , 周先志 . 现代传染病学 [M]. 北京：人民军医出版社 , 2010.

[2] 马亦林 . 传染病学 [M]. 上海：上海科学技术出版社 , 2011.

[3] 彭文伟 . 现代感染性疾病与传染病学 [M]. 北京：科学出版社 , 2000.

[4] 可美毓, 高雪军, 朱莉萍. 风疹病毒分子生物学研究进展 [J]. 微生物学免疫学进展, 2006, 3(2)：48-53.

[5] 钟朝晖. 卢仙娥. 风疹的免疫预防 [J]. 传染病信息, 2001, 14(3)：110-112.

[6] 梁建容, 周杰贞, 黄梁医, 等. 风疹易感人群婚前风疹疫苗接种预防先天性风疹综合征 [J]. 广州医药, 2003, 34(4)：1-2.

[7] 胡家瑜, 陶黎纳, 沈洁, 等. 上海市 1990-2006 年风疹流行病学特征分析 [J]. 中华流行病学杂志, 2007, 28(7)：645-648.

[8] 李沪, 胡家瑜, 陶黎纳, 等. 先天性风疹综合征流行病学特征与免疫预防策略 [J]. 上海预防医学杂志, 2005, 17(2)：72-74.

第十三节　水　　痘

01　什么是水痘？

　　水痘是由水痘 - 带状疱疹病毒引起的急性传染病。水痘为小儿常见急性呼吸道传染病，具有高度传染性，表现为分批出现的皮肤黏膜斑疹、丘疹、疱疹及结痂，全身症状较轻，水痘痊愈后，病毒继续潜伏在脊神经后根和脑神经的感觉神经节细胞内，在中老年期易被激活引起带状疱疹，表现为沿身体单侧感觉神经分布的相应皮肤范围内出现成簇的斑疹和疱疹，常伴有严重的疼痛。

02　水痘的病因及发病机制是什么？

　　水痘是由水痘 - 带状疱疹病毒，即人类疱疹病毒 3 型感染引起的。发病以冬春季多见。

　　水痘 - 带状疱疹病毒经口、鼻侵入人体，首先在呼吸道黏膜内增殖，2 ～ 3 天后入血，产生毒血症，并在单核吞噬细胞系统内增殖后再次入血，产生第二次毒血症，并向全身扩散，导致器官病变。其主要损害部位在皮肤，较少累及内脏。皮疹分批出现于间隙性病毒血症相一致。通常在皮疹出现后 1 ～ 4 天产生特异性抗体，病毒血症消失，症状也随之缓解。

03　水痘的传染源有哪些？

水痘患者为主要的传染源，自水痘出诊前 1 ～ 2 天至皮疹干燥结痂时，均具有传染性。易感儿童接触带状疱疹患者，也可发生水痘，但少见。

04　水痘的传播途径是什么？

水痘主要通过空气飞沫和直接接触传播。在近距离、短时间内可通过健康人间接传播，传染性极强。发病前 1 ～ 2 天至皮疹干燥结痂均有传染性，由于病毒在体外抵抗力薄弱，故日常生活接触传播的机会较少。处于潜伏期的供血者，可能通过输血传播本病。

05　哪些人群为水痘的易感人群？

人群普遍易感，但学龄前儿童发病最多。6 个月以内的婴儿由于获得母体抗体，发病较少。妊娠期间患水痘可感染胎儿。病后获得持久免疫，但可发生带状疱疹。

06　水痘具有哪些流行特征？

水痘分布全球。全年均可发生，但冬春季节多见。患者一般为 1 ～ 6 岁儿童，6 个月内的婴儿有母源免疫力，很少发病。本病传染性很强，易感者接触患者后约 90% 发病，故幼儿园、小学等幼儿集体机构易引起流行。

07　水痘潜伏期为多长时间？

水痘的潜伏期为 12 ～ 21 天，平均 14 天。

08　水痘的临床表现及体征有哪些？

水痘根据出疹的顺序分为前驱期和出疹期，其临床表现及特征主要表现如下。

（1）前驱期　婴幼儿常无前驱症状。年长儿或成人可有发热，头痛、全身不适，食欲减退及上呼吸道症状，1～2天后才出疹。偶可出现前驱疹。

（2）出疹期　水痘皮疹的特点可概括为向心分布，有时伴瘙痒。

①皮疹形态。初为红斑疹，数小时后变为深红色丘疹，再经数小时发展为疱疹。位置表浅，形似露珠水滴，椭圆形，3～5mm大小，壁薄易破，周围有红晕。疱液起初透明。数小时后变为混浊，若继发化脓性感染则成脓疱，水痘皮疹有瘙痒感，常使患者烦躁不安，1～2天后疱疹从中心开始结痂，周围皮肤红晕消失，再经数日痂皮脱落，一般不留瘢痕，若继发感染则脱痂时间延长，甚至可能留有疤痕。

②皮疹分布。皮疹呈向心性分布，先出现于躯干和四肢近端，躯干皮疹最多，次为头面部，四肢远端较少，手掌、足底更少。部分患者鼻咽、口腔、结膜和外阴等处黏膜可发疹疼痛，黏膜疹易破，形成溃疡。

③皮疹过程。水痘皮疹分批出现，每批经过1～6天，皮疹数目为数个至数百个不等，皮疹数目愈多，则全身症状亦愈重。一般水痘皮疹经过斑疹—丘疹—疱疹—结痂各阶段，但最后皮疹可在斑丘疹期停止发展而隐退，发疹2～3天后同部位常可见斑丘疹和结痂同时存在。

09　水痘常见并发症有哪些？

（1）水痘肺炎　在水痘发疹后的第2～3天，体弱的患者、免疫缺陷者常会并发水痘肺炎。症状与细菌性肺炎大体相似，可有咳嗽、胸痛、高热、呼吸困难，甚至咯血，严重者可导致死亡。其主要特点是随水痘皮疹的消退，肺部症状也逐渐好转。

（2）水痘脑炎 水痘脑炎是由水痘-带状疱疹病毒直接侵犯脑组织所引起，常在出疹高峰期发病，发病率1%～2%，儿童多于成人。临床特征和脑脊液检查特点与其他病毒性脑炎相似。起病缓急不一，早期常见头痛、发热、呕吐及感觉异常，或伴有共济失调、眩晕及语言障碍等小脑症状，严重者可有惊厥、瘫痪、昏迷。脑炎程度与水痘轻重无相关性。

（3）出血性水痘 水痘-带状疱疹病毒侵犯血液系统后，引起血液成分和功能改变，导致凝血功能下降，水痘变成血痘，疱疹由水珠样变成石榴籽样。除了水痘出血外，还可见鼻腔、胃肠道出血，甚至血尿，严重者可导致死亡。

（4）败血症 皮肤疱疹破损后，细菌直接侵入疮面引起化脓性炎症，可导致淋巴结炎、蜂窝组织炎。细菌进入血液可导致败血症。化脓的疱疹愈合后可留下类似天花瘢痕样的麻点。

10 水痘常见的实验室检查有哪些？

（1）血常规 白细胞总数正常或稍低。

（2）血清学检查 补体结合抗体高滴度或双份血清抗体滴度4倍以上升高可明确病原。

（3）核酸检测 PCR检测患儿呼吸道上皮细胞和外周血白细胞中的特异性病毒DNA，是敏感、快速的早期诊断方法。

（4）病毒分离 在起病3～4天内取疱疹液接种于人胚成纤维细胞，病毒分离阳性率较高。

11 水痘并发肺炎常见影像学表现有哪些？

水痘并发肺炎时，双肺间质性肺炎表现伴弥漫性结节是较特异的 X 线征象。双肺内肺纹理增多、紊乱，双肺下野见短、细条状并相互交织成网状的密度增高影。以中下肺野内明显，结节大小不等、直径 2 ～ 10mm，边界不清，而肺尖部多数正常。部分患者可见结节融合成团，合并局限性实变阴影，以成人多见。

间质性肺炎并肺泡炎时，表现为双肺间质性炎症病变，以中下肺野明显，散在分布斑片影或大片状阴影，密度均匀，但较淡，且边界模糊。

12 水痘的诊断依据有哪些？

流行病学、临床表现、实验室检查可作为诊断依据。

（1）流行病学 病前 2 ～ 3 周有与水痘或带状疱疹患者密切接触史。

（2）临床表现 发热与皮疹（斑丘疹、疱疹）同时发生，或无发热即出疹。皮疹向心性分布，以躯干、头、腰处多见。皮疹分批出现，斑疹—丘疹—疱疹—结痂，不同形态皮疹同时存在；痂盖脱落后不留瘢痕。

（3）实验室检查 白细胞计数正常或稍低，淋巴细胞相对增高。

13 水痘的治疗原则是什么？

（1）一般治疗 患儿应严密隔离。轻者给予易消化的食物和注意补充水分，加强护理，保持皮肤清洁，防止继发感染。发热患儿应卧床休息，并保持水电解质平衡。

（2）抗病毒治疗 阿昔洛韦是目前治疗水痘 - 带状疱疹病毒的首选抗病毒药。但在起病后 24 小时内应用效果更佳。此外，也可应用 α 干扰素等。

（3）防治并发症 继发细菌感染时应及早给予抗生素，并发脑炎时应使用脱水药,但水痘患儿不宜应用肾上腺皮质激素。

14　水痘常见护理问题有哪些?

(1)体温过高　与病毒感染有关。

(2)皮肤完整性受损　与皮疹破溃、继发细菌感染有关。

(3)有感染的危险　与皮肤受损有关。

(4)营养失调(低于机体需要量)　与消化吸收功能下降、高热消耗增多有关。

(5)潜在并发症　脑炎。

15　水痘患者的居家护理有哪些?

(1)一般护理

①消毒隔离。对可疑或确诊为水痘的患者应进行隔离。室内空气要流通,但室内通风时要注意防止患者受凉。房间尽可能让阳光照射进去,打开玻璃窗。家中如有其他未患过的水痘的儿童,应另择居住处或不与患者同住一房间。隔离应持续到全部疱疹干燥结痂时为止。对接触水痘疱疹液的衣服、被褥、毛巾、敷料、玩具、餐具等,根据情况分别采取洗、晒、烫、煮、烧消毒,且不与健康人共用。同时还要勤换衣被,保持皮肤清洁。

②注意观察患者的生命体征,如有发热,最好是以冰枕、毛巾、多喝水等物理退热法。如发现出疹后持续高热不退、咳喘或呕吐、头痛、烦躁不安或嗜睡、惊厥时应及时送医院就医。

(2)皮肤的护理。避免用手抓破疱疹,特别注意不要抓破面部疱疹,以免疱疹被抓破化脓感染,若病变损伤较深,有可能留下疤痕。为了防止这一情况发生,要把指甲剪短,保持双手清洁。

(3)饮食护理。禁忌辛辣、刺激、油腻的食物,患儿由于发热，水分消耗较多，应及时多喝白开水及果蔬汁等。要注重多补充维生素类丰富的新鲜蔬菜、水果等。

（4）用药护理。水痘是由水痘-带状疱疹病毒引起的，其用药主要为抗病毒药，如阿昔洛韦、更昔洛韦。

（5）心理护理。及时有效地与患者及其家属沟通，转移患者的注意力，向患者或患者家属讲解疾病的相关知识以及预后情况，增加患者战胜疾病的信心。

16 水痘应与哪些疾病相鉴别?

水痘与天花、带状疱疹、单纯疱疹的区别见表 2-7。

表 2-7 水痘与天花、带状疱疹、单纯疱疹的区别

病名	水痘	天花	带状疱疹	单纯疱疹
易感年龄	儿童为主	儿童与成人均可	各年龄均可，成人多发	各年龄均可
既往史	无水痘史	无天花史	无带状疱疹史	可有单纯疱疹史
流行情况	散发或局部流行	易暴发流行	散发	散发
潜伏期	14～21 天	8～12 天	7～12 天	2～12 天
前驱症状	轻微或缺如	严重病毒血症	发疹部位疼痛	发疹部位灼热或痒
出疹时间	第 1～2 病日	第 3～4 病日	第 2～4 病日	第 1～3 病日
分布	向心性，多见躯干	离心性，多见头面、四肢	沿神经走向分布	口周或会阴部
演变	多形性，各期皮疹同时存在	皮疹为单形性，从一期同时演变另一期	单形性	单形性

续表

病名		水痘	天花	带状疱疹	单纯疱疹
皮疹特点	性质	皮疹较浅，底部无浸润（皮损在表皮）形状多不规则，疱疹呈单房型，中间无"痘脐"	皮疹较深，底部有浸润（皮疹达真皮层）形状多呈圆形，疱疹呈多房型，中间有"痘脐"	皮疹较浅，底部无浸润，多数水疱簇集成群，沿神经分布，呈带状排列	皮疹较浅，底部无浸润，疹群集，似粟粒大小，亮晶晶的水疱几个至十几个成一簇
	瘢痕	痊愈后一般无瘢痕	痊愈后遗留瘢痕	痊愈后一般无瘢痕	痊愈后一般无瘢痕

17　水痘的预后如何？

水痘的预后一般较好，结痂脱落以后，一般不留有疤痕，但是临床中仍然有少部分的重症水痘或者出现严重并发症的患者，预后比较差，甚至可以导致死亡。比如出血性水痘，病情极其严重，全身症状比较重，皮肤黏膜可以出现瘀点、瘀斑，并有内脏出血。另外有继发细菌感染所导致的坏疽性水痘，皮肤大面积坏死，可以因为脓毒症死亡，少数病例并发严重的脑炎等，预后也较差，但是这些通常发生率非常低。

18　如何预防水痘？

（1）控制传染源　传染源管理应进行呼吸道隔离，自出疹开始满6日，或全部疱疹干燥结痂为止，痂皮无传染性。呼吸道分泌物及被污染的用品应消毒。无并发症者可在家隔离，防止与易感儿童及妊娠妇女接触。易感者接触后检疫三周（可自接触后第11天起观察）。带状疱疹患者不必隔离，但应避免与易感儿童及妊娠妇女接触。

（2）切断传播途径　切断传播途径一般只需通风换气，不必终末消毒，幼托机构宜用紫外线消毒。

（3）保护易感人群

①被动免疫时，用带状疱疹免疫球蛋白肌内注射，在接触后 72 小时内注射，有预防功效。主要用于有细胞免疫缺陷者、免疫抑制剂治疗者，患有严重疾病如白血病、淋巴瘤及其他恶性肿瘤者，易感妊娠妇女及体弱者。亦适用于控制与预防医院内的水痘暴发流行。免疫球蛋白预防带状疱疹一般无效。

②自动免疫主要用于水痘高危患者，近年来在试用减毒活疫苗，对自然感染的预防效果为 46% ～ 100%，并可持续 10 年以上。

19 妊娠妇女感染水痘对胎儿带来哪些危害？

（1）导致胎儿染色体畸变 女性如果在妊娠早期感染了水痘，可能会把病毒传给胎儿，导致染色体畸变，这种可能的发生率在 17% ～ 28%，而染色体的畸变会导致日后胎儿患恶性肿瘤。

（2）胎儿发生先天性水痘综合征 如果水痘病毒感染发生在妊娠 4 ～ 5 个月，病毒一旦通过胎盘，会使 7% ～ 9% 的胎儿发生先天性水痘综合征，导致胎儿出生后体重减轻、肌肉和神经萎缩、指趾畸形、皮肤瘢痕、白内障、智力障碍等问题，而且大多在出生后一两年内死亡。

（3）胎儿出生后可发生带状疱疹 如果妊娠妇女在妊娠 6 ～ 9 个月时感染水痘病毒，胎儿可能会发生水痘。虽然出生时，胎儿已经没有明显水痘症状，但出生后有直接发生带状疱疹的危险。

（4）胎儿容易发生播散性水痘 在产前 4 ～ 5 天，妊娠妇女发生水痘病毒感染，胎儿因为得不到母体的保护性抗体，容易在出生后 5 ～ 10 天发病，而且容易转变成播散性水痘，病死率高达 25% ～ 30%。

20 水痘疫苗可以终身免疫吗?

研究显示接种水痘疫苗后，其免疫力至少可保持 10 ～ 20 年。 健康儿童接种单剂水痘疫苗后，其抗体阳转率可达 95% 左右。也就是说打 1 针水痘疫苗，不是 100% 的儿童都能有保护。 有些儿童在接种水痘疫苗后，仍会患水痘，称为突破性水痘。据报道，突破性水痘的发病率每年不超过 6%，但临床表现较温和，即使发病也比未接种疫苗者症状轻微。得过水痘的人，一般不会再次发生水痘，也没有必要再接种疫苗。

参 考 文 献

[1] 王凝芳.水痘和带状疱疹 // 王凝芳，陈菊梅.21 世纪医师丛书——传染科分册 [M].北京：中国协和医科大学出版社，2000：173-178.

[2] 刘静静，王明丽，杨森，等.水痘带状疱疹病毒基因的研究进展 [J].国际生物制品学杂志，2008,31(5)：215-219.

[3] 刘晔，高嵩，赵军，等.冻干水痘减毒活疫苗免疫持久性观察 [J].中国生物制品学杂志，2006,19(4)：420-422.

[4] 吴寰宇，张爱香，任宏，等.上海部分地区儿童水痘疫苗免疫后流行病学效果观察 [J].上海预防医学杂志，2006,18(9)：437-439.

[5] 殷大鹏.2006 年中国水痘流行病学分析 [J].预防医学论坛，2007,13(6)：488-489.

[6] 俞蕙，朱启镕.水痘 - 带状疱疹病毒感染的研究现状 [J].中国计划免疫，2001,7(2)：119-122.

[7] 吴卫民，徐淮.氦 - 氖激光治疗带状疱疹 415 例疗效观察 [J].现代医药卫生，2003(02)：176.

第十四节 不明原因肺炎

01 什么是不明原因肺炎？

不明原因肺炎主要是为筛选和早期发现严重急性呼吸综合征、人感染高致病性禽流感等可能造成广泛传播，对公共卫生构成严重危害，临床上主要表现为肺炎的这一类疾病而提出的一个名词。对肺炎病例进行回顾性研究发现，相当比例（29.35%）的肺炎患者可纳入不明原因肺炎诊断。

02 不明原因肺炎临床表现有哪些？

新近出现的咳嗽、咳痰，或原有呼吸道疾病症状加重，并出现脓性痰，伴有或不伴有胸痛，发热或者体温不升，来势凶猛并伴有传染性。主要临床表现为头痛、全身酸痛、倦怠、咳嗽、呼吸急促，严重者可出现呼吸困难、发绀等。

03 不明原因肺炎常见并发症有哪些？

不明原因肺炎具有传染性，而且来势凶猛，容易出现严重的并发症，如呼吸衰竭等。

04 怎样对不明原因肺炎患者进行管理？

①发现不明原因肺炎患者应立即采取呼吸道传染病隔离措施和相应的院内感染控制措施，尽量单间隔离，房间通风良好。

②患者禁止出病房，禁止亲朋好友探视和陪床。

③对患者进行宣教，使其了解不明原因肺炎的相关知识，养成良好的个人卫生习惯，勤洗手，打喷嚏和咳嗽时掩住口鼻。

05 哪些人员需要进行标本的采集？标本采集的要求有哪些？

（1）标本的采集的对象

①不明原因肺炎查因病例（腋下体温≥38℃，进展性肺炎，白细胞总数降低或正常，抗菌药物治疗无效）。

②人感染高致病性禽流感、SARS 待查病例，临床诊断病例，确诊病例。

③出现发热等异常临床表现的密切接触者。

④其他需要排除人感染高致病性禽流感的病例。

（2）标本的采集的要求

①采集的临床标本包括患者的鼻咽拭子、下呼吸道标本（如气管分泌物、气管吸取物）和血清标本等。

②应尽量采集发病 7 天内急性期血清以及间隔 2～4 周的恢复期血清。

06 不明原因肺炎标本采集的种类和方法有哪些？

（1）咽拭子 擦拭双侧咽扁桃体及咽后壁，将棉签头部浸入 3～4mL 采集液中，尾部弃去。

（2）鼻拭子 将灭过菌干净的棉签轻轻插入鼻道内鼻腭处，停留片刻后缓慢转动退出，以同一拭子擦拭两侧鼻孔。将棉签头部浸入 3～4mL 采集液中，尾部弃去。

（3）漱口液 用 10mL 生理盐水漱喉。漱时让患者头部微后仰，发"嗷"声，让生理盐水在咽部转动。然后用平皿或烧杯收集洗液。

07 应该如何保存不明原因肺炎的采集标本？

①标本采集后在生物安全Ⅱ级实验室的生物安全柜内一式

三份分装。

②标本必须保存于大小合适、带垫圈、耐冷冻的外螺旋盖的塑料管中，管外注明样本编号、种类、姓名及采样日期。

③将保存标本的塑料管放入大小适合的塑料袋内密封，每袋装一份标本。

④标本采集后尽快送检，24 小时内标本可置于 4℃保存，超过 24 小时应置－70℃或以下保存。

08　不明原因肺炎实验室检查有哪些？

不明原因肺炎实验室检查有：血常规、细菌学检查、非典型病原体检查、病毒学检查、病理学检查等。外周血白细胞总数正常或偏低，或淋巴细胞分类计数减少，对鉴别诊断有一定的帮助。但不明原因肺炎的确诊主要是进行呼吸道分泌物、血、肺组织的病原学检查。

09　不明原因肺炎影像学表现有哪些？

不明原因肺炎具有肺炎或急性呼吸窘迫综合征的影像学特征。胸部 X 线显示片状、斑片状浸润性阴影或间质改变，伴有或不伴有胸腔积液，后期可出现肺间质纤维化的改变。

10　不明原因肺炎诊断标准有哪些？

①发热（腋温≥38℃）。

②具有肺炎的影像学特征。

③发病早期白细胞总数降低或正常，淋巴细胞分类计数减少。

④经规范抗菌药物治疗 3～5 天，病情无明显改善或进行性加重。

11　不明原因肺炎治疗原则是什么？

①使用抗病毒药。

②进行生命支持治疗，帮助患者度过病程的极期，获得康复的机会。

③加强对症治疗和营养支持治疗。

12　不明原因肺炎的预后如何？

不明原因肺炎一般病情比较重，常常来势凶猛，扩散速度比较快，患者常发生急性呼吸窘迫综合征，部分病例可以痊愈，部分不治而亡，另有部分引起可怕的疾病流行。SARS 的病死率一般在 10% 左右，而人感染高致病性禽流感的病死率一般在 60% 以上。

13　不明原因肺炎的报告制度是什么？报告流程是怎样的？

不明原因肺炎的报告制度：对高危人群进行监测，临床提高警惕，及时发现病例，做到"早诊断、早隔离、早报告、早治疗"。

不明原因肺炎的报告流程：医务人员发现符合不明原因肺炎定义的病例后，应立即报告医疗机构相关部门，组织本医院相关专科专家进行会诊和排查，仍不能明确诊断的，应立即填写传染病报告卡，注明"不明原因肺炎"并进行网络直报。

14　聚集性不明原因肺炎是指什么？

聚集性不明原因肺炎是指两周内发生的有流行病学相关的 2 例或 2 例以上的不明原因肺炎病例。有流行病学相关性是指病例发病前共同居住、生活、工作、暴露于同一环境，或有过密切接触。或疾病控制专业人员认为有流行病学相关性其他情况，具体判断需由临床医务人员在接诊过程中详细询问流行病学史，或由疾病控制专业人员经详细的流行病学调查后予以判断。

15　不明原因肺炎护理要点有哪些？

（1）一般护理　按要求采取呼吸道传染病隔离措施和相应的院内感染控制措施。

①所有患者隔离在单独的区域，周边设明确且能引起警戒的标识。保持房间通风，门口设消毒液浇洒的脚垫，门口把手包以消毒液浸湿的布套。

②病房内的设备固定、专用，室内物品经严密消毒后方可拿出室外。

③床旁桌椅、地面用含氯消毒剂进行湿式打扫消毒，污染的床上用品先用含氯消毒液浸泡至少 30 分钟，再装入密闭容器内，单独洗涤和消毒。

④患者的排泄物、分泌物中，使有效氯含量达到 10000mg/L，搅拌后作用＞ 2 小时，严格消毒处理。

（2）饮食护理　嘱患者卧床休息，应给予患者高热量、高蛋白质、高维生素、易消化的流食或半流食，以增强其体质，增加其免疫力，避免辛辣刺激食物，注意补充足够的液体。

（3）对症护理

①高热。可采取物理降温，如温水擦浴、冰袋应用等。对持续高热物理降温不明显者，予以药物降温。注意用药剂量不宜过大，以免大量出汗引起虚脱。

②咳嗽、咳痰。嘱患者多饮水，必要时予雾化吸入，避免剧烈咳嗽。咳嗽剧烈者给予镇咳药；咳痰者给予祛痰药。

③胸闷。予患者半卧位，氧气 2L/min 持续吸入。

（4）用药指导　告知患者药物的作用及不良反应，如莫西沙星有胃肠道反应及血管刺激症状等，输注该药时应缓慢滴入并密切观察患者的不良反应。

（5）心理护理

①针对患者孤独、恐惧、躁狂的心理表现，要耐心地向患者讲解隔离措施的目的、意义和要求，以及隔离治疗应遵守的制度，求得患者的理解和配合。

②医务人员要对患者热情关心，不可流露怕被传染的厌恶之情。

③要让患者了解外界的信息，知道疾病的治疗发展情况，可以让患者看电视、听音乐、读报纸，以丰富患者生活。

④可以让患者家属通过电话或电脑视频的方法进行探视，使患者多感受到亲朋好友的温暖，有归属感，打消不良的心理。

16　不明原因肺炎护理问题有哪些？

（1）气体交换受损　与肺部感染引起呼吸功能下降有关。

（2）体温过高　与肺部感染引起体温调节障碍有关。

（3）清理呼吸道无效　与痰液黏稠，不易咳出有关。

（4）知识缺乏　缺乏对不明原因肺炎相关知识的了解。

17　不明原因肺炎的患者环境有哪些要求？

患者应居住在独立的房间，维持室温在 16～18℃，湿度在50%～60%，注意病房每天至少通风 2 次，每次至少 30 分钟，保持室内空气清新，使患者感觉舒适。

18　不明原因肺炎预警病例怎样隔离？

①发现不明原因肺炎预警病例应立即在单独房间进行隔离，安排专室接诊，安排具有一定临床经验和专门培训过的高年资医师进行鉴别和诊断。真正做到早隔离、早治疗，防范医

务人员感染。

②对密切接触者进行医学观察 2 周，一般采取居家医学观察，必要时集中观察。

③所使用的物品按消毒隔离要求进行处理。

19　不明原因肺炎的应急处理程序与要求有哪些？

①实行 24 小时值班制，值班人员负责患者的接收与疫情报告工作。

②确认必须启动应急程序的，立即开展调查处理工作，同时向应急领导小组组长汇报。

③接到疑似病例报告后，流调检诊组立即进行流行病学调查；消毒处置组对疫点监督指导进行严格消毒。

④加强医务人员的防控工作，防止院内交叉感染发生。

⑤对疑似病例立即进行隔离治疗，对密切接触者进行医学观察 2 周。

⑥在疑似病例转运过程中，司机及医务人员要做好防护，如穿隔离衣、戴手套和符合医用标准的口罩。

20　不明原因肺炎与普通肺炎的区别是什么呢？

不明原因肺炎与普通肺炎的区别见表 2-8。

表 2-8　不明原因肺炎与普通肺炎的区别

普通肺炎	不明原因肺炎
病原学：细菌为主	病原学：非典型病原和病毒为主
呼吸道症状突出	呼吸道症状轻
咳嗽重，多有痰	干咳为主
白细胞多高	白细胞总数降低或正常
多脏器受累少见	多脏器受累多见
抗生素治疗效果好	抗生素治疗无效
并发症：脓胸、肺脓肿	很少见脓胸、肺脓肿

21 救治不明原因肺炎的医务人员应如何进行个人防护？

①接触可疑的患者应做好呼吸道防护，保持房间通风，医护人员进病房需戴帽子、N95 口罩及穿工作服、防护衣，换隔离胶鞋。

②要及时对疫点（患者住所、工作场所等）进行消毒处理。

③对具有高热、咳嗽、呼吸困难等可疑不明原因肺炎的患者由发热门诊进行筛查，安排专室接诊，以防医务人员感染。

④在疑似不明原因肺炎患者的转运过程中，司机和医务人员要穿戴隔离衣、手套和符合医用标准的口罩。

第十五节　新型冠状病毒肺炎

01 什么是新型冠状病毒肺炎？

新型冠状病毒肺炎，是由新型冠状病毒感染引起的肺组织炎症。该病作为急性呼吸道传染病已纳入《中华人民共和国传染病防治法》规定的乙类传染病，并按甲类传染病管理。

02 新型冠状病毒肺炎的病原学特点是什么？

新型冠状病毒属于 β 属的冠状病毒，有包膜，颗粒呈圆形或椭圆形，常为多形性，直径 60 ～ 140nm。其基因特征与 SARS-CoV 和 MERS-CoV 有明显区别。目前研究显示与蝙蝠 SARS 样冠状病毒（bat-SL-CoVZC45）同源性达 85% 以上。体外分离培养时，新型冠状病毒 96 小时左右即可在人呼吸道上皮细胞内发现，而在 Vero E6 和 Huh-7 细胞系中分离培养需约 6 大。

病毒对紫外线和热敏感，56℃ 30 分钟、乙醚、75% 乙醇、含氯消毒剂、过氧乙酸和氯仿等脂溶剂均可有效灭活病毒，氯己定不能有效灭活病毒。

03 新型冠状病毒肺炎传染源有哪些？

新型冠状病毒肺炎目前所见传染源主要是新型冠状病毒感染的患者。无症状感染者也可能成为传染源。

04 新型冠状病毒肺炎传播途径是什么？

经呼吸道飞沫和密切接触传播是主要的传播途径。在相对封闭的环境中长时间暴露于高浓度气溶胶情况下存在经气溶胶传播的可能。

05 哪些人群为新型冠状病毒肺炎的易感人群？

人群普遍易感。

06 新型冠状病毒肺炎具有哪些流行特征？

（1）早期病例暴露史明确 大多数最早的病例均报告有暴露史。发病前 14 天内有持续传播地区的旅行史或居住史，或发病前 14 天内接触过持续传播地区的发热或有呼吸道症状的患者，都是高危感染者。

（2）聚集性发病 与患者存在密切接触的人，如家庭亲属和诊治患者的医务人员感染率极高。群体发生感染的地区主要是城市地区，特别是生活拥挤、人员密集、流动人口众多的大、中型城市和中心城市。

（3）传播能力强 由于新型冠状病毒主要经呼吸道传播，可以呼吸道飞沫方式传播，也可以接触性传播方式传播，因而在家庭内，特别是在门窗密闭、通风不良的环境中，近距离地密切接触患者，很容易受到病毒的感染。此次新型冠状病毒肺炎患者中，平均一个患者能传染 2～3 个人。

（4）传播距离远 在交通工具高度发达、交通运输极为便利、世界已经成为"地球村"的今日，远距离传播成为病毒传播的一个鲜明的特征。

（5）传播速度快

（6）传播途径多 目前，公认的传播途径为近距离呼吸道传播和密切接触传播。其中，近距离飞沫传播是最重要的传播途径。密切接触指治疗、护理、探视患者；与患者共同生活；直接接触患者的呼吸道分泌物或者体液。也存在粪-口传播途径的可能性。

（7）城市疫情严重 有疫情报告的区域，绝大多数都在城市及其周边地区。形成这种状况的主要原因，可能是城市人口众多，流动人口比例高，人员拥挤集中，空气污染严重，交通出行便捷，人员交往频繁，公共场所相对集中。

（8）老人患病率高 病例中有近一半患者的年龄 ≥ 60 岁，重症者也多为老年人。形成这种状况的主要原因，一方面可能是老年人免疫功能较低，代谢机能衰弱，机体抵御疾病的能力降低，同时大多合并有高血压、糖尿病、心脏病等多种慢性疾病；另一方面是病毒侵犯可引起多器官的同时损伤和衰竭。

（9）儿童患病率相对较低 早期病例中儿童病例极少，儿童可能不易受到感染，而且即使感染，其症状也较轻，所以确诊病例中儿童比例较低。

（10）潜伏期有传染性 新型冠状病毒肺炎在没有症状的潜伏期或症状轻微时也有传染性，一些患者可能表现为胃肠道症状，也有儿童发生无症状感染的报道。

07 新型冠状病毒肺炎潜伏期为多长时间？

新型冠状病毒肺炎基于目前的流行病学调查，潜伏期 1 ～ 14 天，多为 3 ～ 7 天。

08　新型冠状病毒肺炎临床表现及体征有哪些？

以发热、乏力、干咳为主要表现。少数患者伴有鼻塞、流涕、咽痛和腹泻等症状。重症患者多在发病一周后出现呼吸困难和（或）低氧血症，严重者快速进展为急性呼吸窘迫综合征（ARDS）、脓毒症休克、难以纠正的代谢性酸中毒和出凝血功能障碍及多器官功能衰竭等。

重症、危重症患者病程中可为中低热，甚至无明显发热。轻型患者仅表现为低热、轻微乏力等，无肺炎表现。

从目前收治的病例情况看，多数患者预后良好，少数患者病情危重。老年人和有慢性基础疾病者预后较差。儿童病例症状相对较轻。

09　新型冠状病毒肺炎的临床分型有哪些？

（1）轻型　临床症状轻微，影像学未见肺炎表现。

（2）普通型　具有发热、呼吸道等症状，影像学可见肺炎表现。

（3）重型　成人符合下列任何一条：

①呼吸窘迫，呼吸频率≥ 30 次 / 分。

②静息状态下，指氧饱和度≤ 93%。

③动脉血氧分压（PaO_2）/ 吸氧浓度（FiO_2）≤ 300mmHg。

肺部影像学显示 24 ～ 48 小时内病灶明显进展大于 50% 者按重型管理。

（4）危重型　符合以下情况之一者：

①出现呼吸衰竭，且需要机械通气。

②出现休克。

③合并其他器官功能衰竭需 ICU 监护治疗。

10 新型冠状病毒肺炎常见实验室检查有哪些？

（1）血常规　发病早期外周血白细胞总数正常或减低，淋巴细胞计数减少。

（2）血生化　多数患者C反应蛋白（CRP）和血沉升高，降钙素原正常。部分患者可出现肝酶、乳酸脱氢酶、肌酶和肌红蛋白增高；部分危重者可见肌钙蛋白增高。

（3）病原学相关检测　在鼻咽拭子、痰、下呼吸道分泌物、血液、粪便等标本中可检测出新型冠状病毒核酸。为提高核酸检测阳性率，建议尽可能留取痰液，实施气管插管患者采集下呼吸道分泌物，标本采集后尽快送检。

11 新型冠状病毒肺炎常见影像学表现有哪些？

早期呈现多发小斑片影及间质改变，以肺外带明显。进而发展为双肺多发磨玻璃影、浸润影，严重者可出现肺实变，胸腔积液少见。

12 新型冠状病毒肺炎诊断依据有哪些？

（1）疑似病例　结合下述流行病学史和临床表现综合分析。

①流行病学史。

a.发病前14天内有持续传播地区，或其他有病例报告社区的旅行史或居住史。

b.发病前14天内曾接触过来自持续传播地区，或来自有病例报告社区的发热或有呼吸道症状的患者。

c.发病前14天内与新型冠状病毒感染者有接触史。新型冠状病毒感染者是指病原核酸检测阳性者。

d.聚集性发病。

②临床表现。

a. 发热和（或）呼吸道症状。

b. 具有上述新型冠状病毒肺炎影像学特征。

c. 发病早期白细胞总数正常或降低，或淋巴细胞计数减少。

有流行病学史中的任何一条，符合临床表现中任意 2 条。无明确流行病学史的，符合临床表现中的 3 条。

（2）确诊病例　疑似病例者中具备以下病原学证据之一者。

a. 实时荧光逆转录聚合酶链反应检测新型冠状病毒核酸阳性。

b. 病毒基因测序，与已知的新型冠状病毒高度同源。

13　新型冠状病毒肺炎治疗方法有哪些？

首先应根据病情确定治疗场所，疑似及确诊病例应在具备有效隔离条件和防护条件的定点医院隔离治疗，疑似病例应单人单间隔离治疗，确诊病例可多人收治在同一病室。危重型病例应尽早收入 ICU 治疗。

（1）一般治疗

①卧床休息，加强支持治疗，保证充分热量；注意水、电解质平衡，维持内环境稳定；密切监测生命体征、指氧饱和度等。

②根据病情监测血常规、尿常规、C 反应蛋白、生化指标（肝酶、心肌酶、肾功能等）、凝血功能、动脉血气分析、胸部影像学。有条件者，可行细胞因子检测。

③及时给予有效氧疗措施，包括鼻导管、面罩给氧和经鼻高流量氧疗。有条件可采用氢氧混合吸入气（H_2/O_2：66.6%/33.3%）治疗。

④抗病毒治疗。目前没有确认有效的抗病毒治疗方法。可试用 α 干扰素雾化吸入、洛匹那韦 / 利托那韦口服，或可加用利巴韦林静脉注射。要注意洛匹那韦 / 利托那韦相关腹泻、恶心、呕吐、肝功能损害等不良反应，同时要注意和其他药物的相互

作用。不建议同时应用 3 种及以上抗病毒药物，出现不可耐受的毒副作用时应停止使用相关药物。

⑤抗菌药物治疗。避免盲目或不恰当使用抗菌药物，尤其是联合使用广谱抗菌药物。

（2）重型、危重型病例的治疗

①治疗原则。在对症治疗的基础上，积极防治并发症，治疗基础疾病，预防继发感染，及时进行器官功能支持。

②呼吸支持。

a. 氧疗。重型患者应接受鼻导管或面罩吸氧，并及时评估呼吸窘迫和（或）低氧血症是否缓解。

b. 高流量鼻导管氧疗或无创机械通气。当患者接受标准氧疗后呼吸窘迫和（或）低氧血症无法缓解时，可考虑使用高流量鼻导管氧疗或无创通气。然而，此类患者使用无创通气治疗的失败率很高，应进行密切监测。若短时间（1～2 小时）内病情无改善甚至恶化，应及时进行气管插管和有创机械通气。

c. 有创机械通气。采用肺保护性通气策略，即小潮气量（每千克理想体重 6～8 毫升）和低吸气压力（平台压＜30cmH$_2$O）进行机械通气，以减少呼吸机相关肺损伤。接受有创机械通气患者应使用镇静药物。当患者使用镇静药物后仍存在人机不同步，从而无法控制潮气量，或出现顽固性低氧血症或高碳酸血症时，应及时使用肌松药。当病情稳定后，应尽快减量并停用肌松药。

d. 挽救治疗。对于严重 ARDS 患者，建议进行肺复张。在人力资源充足的情况下，每天应进行 12 小时以上的俯卧位通气。俯卧位通气效果不佳者，如条件允许，应尽快考虑体外膜肺氧合（ECMO）。

③循环支持。充分液体复苏的基础上，改善微循环，使用血管活性药物，必要时进行血流动力学监测。

④康复者血浆治疗。适用于病情进展较快、重型和危重患者。

⑤其他治疗措施。

a. 对于氧合指标进行性恶化、影像学进展迅速、机体炎症反应过度激活状态的患者，酌情短期内（3～5日）使用糖皮质激素，建议剂量不超过相当于甲泼尼龙每千克体重 1～2mg/d，应当注意较大剂量糖皮质激素由于免疫抑制作用，会延缓对冠状病毒的清除。

b. 可静脉给予血必净每次 100mL，每日 2 次治疗。

c. 可使用肠道微生态调节剂，维持肠道微生态平衡，预防继发细菌感染。

d. 在有条件的情况下，对有高炎症反应的危重患者，可以考虑使用血浆置换、吸附、灌流、血液 / 血浆滤过等体外血液净化治疗。

14　中医如何对新型冠状病毒肺炎辨证论治？

本病属于中医"疫"病范畴，病因为感受"疫戾"之气，各地可根据病情、当地气候特点以及不同体质等情况，参照下列方案进行辨证论治。

（1）医学观察期

①临床表现 1　乏力伴胃肠不适。

推荐中成药　藿香正气胶囊（丸、水、口服液）。

②临床表现 2　乏力伴发热。

推荐中成药　金花清感颗粒、连花清瘟胶囊（颗粒）、疏风解毒胶囊（颗粒）。

（2）临床治疗期

①清肺排毒汤。

适用范围　适用于轻型、普通型、重型患者，在危重型患者救治中可结合患者实际情况合理使用。

基础方剂　麻黄 9g、炙甘草 6g、杏仁 9g、生石膏 15～30g（先煎）、桂枝 9g、泽泻 9g、猪苓 9g、白术 9g、茯苓 15g、柴胡 16g、黄芩 6g、姜半夏 9g、生姜 9g、紫菀 9g、冬花 9g、射干 9g、细辛 6g、山药 12g、枳实 6g、陈皮 6g、藿香 9g。

服法　传统中药饮片，水煎服。每日 1 剂，早晚两次（饭后 40 分钟），温服，3 剂一个疗程。

如有条件，每次服完药可加服大米汤半碗，舌干津液亏虚者可多服至一碗。（注：如患者不发热则生石膏的用量要小，发热或壮热可加大生石膏用量。）若症状好转而未痊愈则服用第二个疗程，若患者有特殊情况或其他基础病，第二疗程可以根据实际情况修改处方，症状消失则停药。

②轻型。

a. 寒湿郁肺证。

临床表现　发热，乏力，周身酸痛，咳嗽，咯痰，胸紧憋气，纳呆，恶心，呕吐，大便黏腻不爽。舌质淡胖齿痕或淡红，苔白厚腐腻或白腻，脉濡或滑。

推荐处方　生麻黄 6g、生石膏 15g、杏仁 9g、羌活 15g、葶苈子 15g、贯众 9g、地龙 15g、徐长卿 15g、藿香 15g、佩兰 9g、苍术 15g、云苓 45g、生白术 30g、焦三仙各 9g、厚朴 15g、焦槟榔 9g、煨草果 9g、生姜 15g。

服法　每日 1 剂，水煎 600mL，分 3 次服用，早中晚各 1 次饭前服用。

b. 湿热蕴肺证。

临床表现　低热或不发热，微恶寒，乏力，头身困重，肌肉酸痛，干咳痰少，咽痛，口干不欲多饮，或伴有胸闷脘痞，无汗或汗出不畅，或见呕恶纳呆，便溏或大便黏滞不爽。舌淡红，苔白厚腻或薄黄，脉滑数或濡。

推荐处方　槟榔 10g、草果 10g、厚朴 10g、知母 10g、黄芩 10g、柴胡 10g、赤芍 10g、连翘 15g、青蒿 10g（后下）、苍术 10g、大青叶 10g、生甘草 5g。

服法　每日 1 剂，水煎 400mL，分 2 次服用，早晚各 1 次。

③普通型。

a. 湿毒郁肺证。

临床表现　发热，咳嗽痰少，或有黄痰，憋闷气促，腹胀，便秘不畅。舌质暗红，舌体胖，苔黄腻或黄燥，脉滑数或弦滑。

推荐处方　生麻黄 6g、苦杏仁 15g、生石膏 30g、生薏苡仁 30g、茅苍术 10g、广藿香 15g、青蒿草 12g、虎杖 20g、马鞭草 30g、干芦根 30g、葶苈子 15g、化橘红 15g、生甘草 10g。

服法　每日 1 剂，水煎 400mL，分 2 次服用，早晚各 1 次。

b. 寒湿阻肺证。

临床表现　低热，身热不扬，或未热，干咳，少痰，倦怠乏力，胸闷，脘痞，或呕恶，便溏。舌质淡或淡红，苔白或白腻，脉濡。

推荐处方　苍术 15g、陈皮 10g、厚朴 10g、藿香 10g、草果 6g、生麻黄 6g、羌活 10g、生姜 10g、槟榔 10g。

服法　每日 1 剂，水煎 400mL，分 2 次服用，早晚各 1 次。

④重型。

a. 疫毒闭肺证。

临床表现　发热面红，咳嗽，痰黄黏少，或痰中带血，喘憋气促，疲乏倦怠，口干苦粘，恶心不食，大便不畅，小便短赤。舌红，苔黄腻，脉滑数。

推荐处方　化湿败毒方。

基础方剂　生麻黄 6g、杏仁 9g、生石膏 15g、甘草 3g、藿香 10g（后下）、厚朴 10g、苍术 15g、草果 10g、法半夏 9g、茯苓 15g、生大黄 5g（后下）、生黄芪 10g、葶苈子 10g、赤芍 10g。

服法　每日 1 ～ 2 剂，水煎服，每次 100 ～ 200mL，每日 2 ～ 4 次，口服或鼻饲。

b. 气营两燔证。

临床表现　大热烦渴，喘憋气促，谵语神昏，视物错瞀，或发斑疹，或吐血、衄血，或四肢抽搐。舌绛少苔或无苔，脉沉细数，或浮大而数。

推荐处方　生石膏 30 ～ 60g（先煎）、知母 30g、生地 30 ～ 60g、水牛角 30g（先煎）、赤芍 30g、玄参 30g、连翘 15g、丹皮 15g、黄连 6g、竹叶 12g、葶苈子 15g、生甘草 6g。

服法　每日 1 剂，水煎服，先煎石膏、水牛角，后下诸药，每次 100 ～ 200mL，每日 2 ～ 4 次，口服或鼻饲。

推荐中成药　喜炎平注射液、血必净注射液、热毒宁注射液、痰热清注射液、醒脑静注射液。功效相近的药物根据个体情况可选择一种，也可根据临床症状联合使用两种。中药注射剂可与中药汤剂联合使用。

⑤危重型（内闭外脱证）。

临床表现　呼吸困难、动辄气喘或需要机械通气，伴神昏，烦躁，汗出肢冷。舌质紫暗，苔厚腻或燥，脉浮大无根。

推荐处方　人参 15g、黑顺片 10g（先煎）、山茱萸 15g，送服苏合香丸或安宫牛黄丸。

推荐中成药　血必净注射液、热毒宁注射液、痰热清注射液、醒脑静注射液、参附注射液、生脉注射液、参麦注射液。功效相近的药物根据个体情况可选择一种，也可根据临床症状联合使用两种。中药注射剂可与中药汤剂联合使用。

⑥恢复期。

a. 肺脾气虚证。

临床表现　气短，倦怠乏力，纳差呕恶，痞满，大便无力，便溏不爽。舌淡胖，苔白腻。

推荐处方　法半夏 9g、陈皮 10g、党参 15g、炙黄芪 30g、炒白术 10g、茯苓 15g、藿香 10g、砂仁 6g（后下）、甘草 6g。

服法　每日 1 剂，水煎 400mL，分 2 次服用，早晚各 1 次。

b. 气阴两虚证。

临床表现　乏力，气短，口干，口渴，心悸，汗多，纳差，低热或不热，干咳少痰。舌干少津，脉细或虚无力。

推荐处方　南北沙参各 10g、麦冬 15g、西洋参 6g、五味子 6g、生石膏 15g、淡竹叶 10g、桑叶 10g、芦根 15g、丹参 15g、生甘草 6g。

服法　每日 1 剂，水煎 400mL，分 2 次服用，早晚各 1 次。

15　新型冠状病毒肺炎常见的护理问题有哪些?

（1）体温过高　与新型冠状病毒感染有关。

（2）气体交换受损　与肺部感染新型冠状病毒影响通气换气功能有关。

（3）舒适的改变　与全身乏力、肌肉酸痛、体温过高有关。

（4）营养失调　低于机体需要量，与高热、腹泻、食欲差有关。

（5）知识缺乏　缺乏疾病防治和康复相关知识。

（6）有受伤的危险　与患者烦躁、体质虚弱有关。

（7）焦虑　与疾病起病急、病情发展不稳定、传染性强，患者心理适应能力不佳有关。

（8）潜在并发症　脓毒血症、感染性休克、多器官功能衰竭等。

16　新型冠状病毒肺炎常见的护理要点有哪些?

（1）一般护理

①密切监测患者的基本生命体征，保持病房清洁、舒适，

重点监测体温，呼吸节律、频率和深度及指氧饱和度等，异常时应缩短时间记录。

②每日饮水量在 1500mL 以上，以保证呼吸道黏膜的湿润和病变的修复，有利于痰液的排出。

③对于卧床不能自理的患者，要做好口腔卫生护理，及时清理口腔分泌物，防止吸入性肺炎。定时叮嘱其深呼吸，增加肺通气，定时协助患者翻身、拍背，促进痰液的排出，痰液黏稠者还可进行超声雾化等祛痰治疗。

④嘱患者咳嗽、咳痰、打喷嚏时用手帕、纱布等做好防护，防止飞沫扩散，要将痰吐在纸上或痰杯中，消毒后遗弃或焚烧处理。

（2）对症护理

①对发热患者要保持病房清洁、舒适，每日通风，保持适宜的温度和湿度。鼓励患者多饮水，详细记录体温变化情况，在使用退热药物半小时后要复测体温，观察用药效果。在用药物降温的同时，还要适当使用物理降温。对于出汗较多的患者，要及时更换床单及衣物等，保持干燥、清洁。

②对鼻导管和面罩氧疗患者要保证有效给氧，防止吸氧浓度临时调整后未能及时回调，每周为患者更换一套新管路，防止细菌感染；如患者长期维持于不适当的吸氧浓度下，要密切观察患者的呼吸频率、节律和深度的变化。

③无创呼吸机使用前要与患者进行充分的沟通，缓解患者的恐惧心理，增加患者依从性，教会患者自行摘下面罩进行进食、饮水、咳痰等活动，使患者更易于配合治疗。使用有创呼吸机要确保呼吸机的使用安全，密切观察呼吸机的运行情况，有效吸痰，及时清除呼吸道分泌物，防止呼吸道阻塞，保证呼吸道的通畅。一旦呼吸机出现动力故障、通气回路故障，不能马上解决的，需要立刻脱开呼吸机，用简易呼吸器与人

工气道连接，实施人工呼吸，确保患者通气安全后再处理呼吸机故障。

④气管插管和气管切开患者要保持气管插管和牙垫的妥善固定，防止松动而导致气管脱出，对插管的深度做出标记，以便观察导管是否移位，保证插管与呼吸机螺旋管的牢固接触，防止管路脱开。对清醒的患者，要耐心做好解释和约束工作，防止患者自行拔除气管插管。气道护理时，要穿戴双层口罩、手套、隔离衣，并佩戴防护眼镜或全面型呼吸防护器，操作后要将外层衣物遗弃焚毁。

（3）用药护理　遵医嘱予对症支持治疗，宜在疾病早期应用抗病毒治疗，大剂量激素治疗时易出现机会性感染、缺血性坏死、医院获得性感染、病毒复制等，有条件者应用中医辨证施治。

（4）饮食护理

①普通型或康复期患者的营养膳食。

a. 能量要充足，每天摄入谷薯类食物250～400g，包括大米、面粉、杂粮等；保证充足蛋白质，主要摄入优质蛋白质类食物（每天150～200g），如瘦肉、鱼、虾、蛋、大豆等，尽量保证每天一个鸡蛋，300g的奶及奶制品（酸奶能提供肠道益生菌，可多选）；通过多种烹调植物油增加必需脂肪酸的摄入，特别是单不饱和脂肪酸的植物油，总脂肪供能比达到膳食总能量的25%～30%。

b. 多吃新鲜蔬菜和水果。蔬菜每天500g以上，水果每天200～350g，多选深色蔬果。

c. 保证充足的饮水量。每天1500～2000mL，多次少量，主要饮白开水或淡茶水。饭前饭后菜汤、鱼汤、鸡汤等也是不错选择。

d. 坚决杜绝食用野生动物，少吃辛辣刺激性食物。

e. 食欲较差进食不足者、老年人及慢性病患者，可以通过营养强化食品、特殊医学用途配方食品或营养素补充剂，适量补充蛋白质以及维生素 B 族和维生素 A、维生素 C、维生素 D 等微量营养素。

f. 保证充足的睡眠和适量身体活动，身体活动时间不少于30 分钟。适当增加日照时间。

②重症型患者的营养治疗。重症型患者常伴有食欲下降，进食不足，使原本较弱的抵抗力更加"雪上加霜"，要重视危重症患者的营养治疗，为此提出序贯营养支持治疗原则。

a. 少量多餐，每日 6～7 次进食利于吞咽和消化的流质食物，以蛋、大豆及其制品、奶及其制品、果汁、蔬菜汁、米粉等食材为主，注意补充足量优质蛋白质。病情逐渐缓解的过程中，可摄入半流质状态、易于咀嚼和消化的食物，随病情好转逐步向普通膳食过渡。

b. 如食物未能达到营养需求，可在医生或者临床营养师指导下，正确使用肠内营养制剂（特殊医学用途配方食品）。对于无法正常经口进食的危重症型患者，可放置鼻胃管或鼻空肠管，应用重力滴注或肠内营养输注泵泵入营养液。

c. 在食物和肠内营养不足或者不能的情况下，对于严重胃肠道功能障碍的患者，需采用肠外营养以保持基本营养需求。在早期阶段可以达到营养摄入量的 60%～80%，病情减轻后再逐步补充能量及营养素达到全量。

d. 患者营养方案应该根据机体总体情况、出入量、肝肾功能以及糖脂代谢情况而制定。

（5）心理护理

①隔离易产生恐惧、焦虑、愤怒、孤独、睡眠障碍等问题，应在正确评估患者心理状态类型与需求。

②评估患者认知改变、情绪反应和行为变化，给予患者心

理调适等干预措施。

③提供恰当的情感支持，鼓励患者树立战胜疾病的信心。

④提供连续的信息支持，消除不确定感和焦虑。

17 新型冠状病毒肺炎患者安置有哪些要求？

（1）患者安置 疑似患者和确诊患者分开安置，疑似患者安置在单间隔离，经病原学确诊的患者可以同室安置，病床距离应大于 1.1 米。

（2）患者隔离要求 在实施标准预防的基础上采取接触隔离、飞沫隔离和空气隔离等措施。

（3）患者自我防护 患者入院后统一发放并佩戴医用外科口罩，定期更换。拒绝患者亲友探视和陪护，允许使用通信设备与外界沟通联系。住院期间，患者禁止串病房，无必要情况严禁出病房。

（4）患者生活起居 轻症患者的饭和热水等生活用品放置在病房门口的专用柜上自行取用。自觉规范佩戴口罩、正确实施咳嗽礼仪和手卫生等。通过呼叫系统呼叫医生、护士。新型冠状病毒不排除存在粪 - 口传播和气溶胶传播，患者大小便应确保进入专用洗手间，马桶或坐便器最好有盖子。

18 收治新型冠状病毒肺炎患者的病区（房）应符合哪些要求？

①建筑布局和工作流程应当符合上级卫生计生行政部门的设施条件等有关要求。

②应当配备数量充足、符合要求的消毒用品和防护用品。

③听诊器、温度计、血压计等医疗器具和物品实行专人专用。

④医疗废物的处理遵循《医疗废物管理条例》的要求，双

层封装后按照当地的常规处理流程进行处理。

⑤患者的活动原则上限制在隔离病房内，若确需离开隔离病房或隔离区域时，应当采取相应措施防止造成病原体的传播。

⑥患者出院、转院后应当按照终末消毒清洁流程，并按该流程的要求对病房进行终末消毒清洁。

⑦制订并落定探视制度，不设陪护。若必须探视时，应当按照本医疗机构的规定做好探视者的防护。

⑧患者体温基本正常、临床症状好转时，连续两次呼吸道病原核酸检测阴性（采样时间间隔至少 1 天），可根据相应规定解除隔离措施。

19　收治新型冠状病毒肺炎确诊患者的病区（房）如何进行消毒隔离？

（1）病室环境及用物

①地面、墙壁消毒。先清除污染物再消毒，用 2000mg/L 的含氯消毒剂擦拭或喷洒消毒，作用时间应不少于 30 分钟，每日 1 次。

②物体表面消毒。先清除污染物再消毒，用 2000mg/L 的含氯消毒剂擦拭或喷洒消毒，作用 30 分钟后用清水擦拭干净，每日 2 次。

③诊疗设施设备表面消毒。先清除污染物再消毒，用 75% 乙醇或消毒湿巾擦拭，每日 2 次。

④病房保持空气流通或每天空气消毒 2 次。

（2）患者用品

①患者血压计、听诊器等个人医疗用品专人专用，每天消毒 2 次。

②疑似患者的床单元用品放双层黄色垃圾袋中，并标识"疑似新冠者用"，由消毒供应中心消毒；确诊患者尽量采用一

次性床单元用物。

③疑似和确诊患者进入病区时，换下的衣服及物品用双层白色塑料袋盛装，并标识"疑似新冠患者用"交由医院统一消毒处理，患者出院交还。

（3）医疗废物

①患者生活垃圾应丢弃在有盖的黄色垃圾桶内，按医疗废物处理。

②医疗废物用双层黄色垃圾袋盛装，专人、专车收集，按固定路线定时转运并焚烧处理。

20 如何区分普通感冒、流感与新型冠状病毒肺炎？

普通感冒、流感与新型冠状病毒肺炎的区别见表2-9。

表2-9 普通感冒、流感与新型冠状病毒肺炎的区别

区别	普通感冒	流感	新型冠状病毒肺炎
症状	一般指人在着凉、劳累等因素下引起的以鼻咽部上呼吸道症状为主要表现的疾病。主要是鼻塞、流涕、打喷嚏，无明显发热，体力、食欲无明显影响，无明显头痛、关节痛、周身不适等症状	由流感病毒感染引起的呼吸道疾病，不仅是上呼吸道问题，还会引起下呼吸道感染，常在冬春季流行，患者发病急，症状严重，全身症状多，会发热，伴有头痛、肌肉乏力、食欲下降等症状	无症状带毒者：感染之后不发病，仅在呼吸道中检测到病毒 轻症患者：仅有一点发热、咳嗽、畏寒及身体不适 重症患者：早期症状尤其是前三五天为发热咳嗽及逐渐加重的乏力
病因	常见的呼吸道病毒	流感病毒，有甲型、乙型、丙型的分型	新型冠状病毒

区别	普通感冒	流感	新型冠状病毒肺炎
病情轻重	普遍较轻	老年人、孩子、体质虚弱者可致非常严重的重症肺炎，甚至导致死亡	重症患者一周后逐渐加重，甚至发展到重症肺炎，至病程第二周病情往往最为严重
血常规	白细胞计数正常，淋巴细胞比例增高	白细胞计数正常，淋巴细胞比例增高	白细胞计数正常或降低，淋巴细胞计数减少
肺部影像	正常	支气管纹理增多，重症可出现肺部浸润影或胸腔积液	早期为多发小斑片影，进展为双肺多发磨玻璃影、浸润影，严重者出现肺实变，少见胸腔积液
病原学检测	检测出常见呼吸道病毒核酸	检测出流感病毒核酸	检测出新型冠状病毒核酸
处理	多休息，多饮水，1周内可自愈	居家隔离，多饮水，遵医嘱给予抗病毒等对症治疗	至定点医院就医，遵医嘱给予对症支持等治疗

21　新型冠状病毒肺炎患者转科或出院的标准是什么？

新型冠状病毒肺炎患者体温恢复正常3天以上，呼吸道症状明显好转，肺部影像学显示急性渗出性病变明显改善，连续两次呼吸道病原核酸检测阴性（采样时间间隔至少24小时），可解除隔离出院或根据病情转至相应科室治疗其他疾病。

22　救治新型冠状病毒肺炎的医务人员应如何进行个人防护？

医务人员应当按照标准预防和额外预防（飞沫预防及接触预防）相结合的原则，遵循有关要求，掌握防护用品选择的指征及使用方法，并能正确且熟练地穿脱防护用品。根据不同风险程度，选用 N95 口罩、医用外科口罩、医用防护服、隔离衣、护目镜、防护面屏等。使用的防护用品应当符合国家有关标准要求。

①接触患者前后应当严格遵循《医务人员手卫生规范》要求，及时正确进行手卫生。

②减少与患者接触的人数，限制进入患者房间的人员，非必要情况，不直接与患者接触。

③一定时段固定人员在污染区工作，支持或辅助人员不进入污染区。

④缩短与患者接触的时间。

⑤尽量使用纸质化健康宣教，张贴于病室内，请患者自行阅读。

⑥使用电话或对讲机在患者房间外沟通，或可为清醒患者提供白板来沟通，条件允许时可使用视频。

⑦若无护理操作，与患者保持一米以上的距离，尽量采用呼叫器沟通。

⑧减少与患者接触的操作。

⑨有条件者采用电子设备监测，通过窗户或中央监控站可看到所有患者监护仪和听到警报。

⑩有条件者启用无线体温监测系统监测体温。

⑪病房门口设立专用柜，护士将相应物资放置于专柜后，患者在护士视线下自行领取。

参 考 文 献

[1] 国卫办医函〔2020〕145 号　新型冠状病毒感染的肺炎诊疗方案（试行第七版）.

[2] 国卫办医函〔2020〕65 号　医疗机构内新型冠状病毒感染预防与控制技术指南（第一版）的通知.

[3] 国卫办医函〔2020〕75 号　新型冠状病毒感染的肺炎防控中常用防护用品使用范围指引（试行）.

[4] 国卫办疾控函〔2020〕80 号　新型冠状病毒感染的肺炎防控方案（第三版）.

[5] 四川新型冠状病毒肺炎疫情心理干预工作组.新型冠状病毒大众心理防护手册 [M].四川科学技术出版社，2020..

[6] 国中医药办医政函〔2020〕22 号　关于推荐在中西医结合救治新型冠状病毒感染的肺炎中使用"清肺排毒汤"的通知.

第十六节　中东呼吸综合征

01　什么是中东呼吸综合征？

2012 年起开始出现 - 种由 MERS-CoV 感染引起的严重呼吸系统疾病，患者症状表现为以高热、低氧血症为主的急性呼吸功能障碍以及合并机体其他脏器功能不全。病程进展迅速，通常在短时间内即可出现急性呼吸窘迫综合征（ARDS），随即进入休克、多脏器功能衰竭阶段，具有相当高的病死率。2013年 5 月 23 日，世界卫生组织（WHO）将其命名为"中东呼吸综合征"（Middle East respiratory syndrome，MERS）。

02　中东呼吸综合征目前全球状况如何？

根据 WHO 2019 年 3 月 30 日通报，截至 2019 年 3 月底，全球报告共有 20 多个国家共 2399 例中东呼吸综合征病例，其中 827 例死亡（病死率 34.4%）。

03 中东呼吸综合征的病因及病理表现是什么？

中东呼吸综合征冠状病毒（MERS-CoV）受体二肽基肽酶 -4（DPP-4，也称 CD26），主要分布于人体深部呼吸道组织，易引发急性呼吸窘迫综合征和急性肾功能衰竭等多器官功能衰竭。

临床主要病理表现为肺充血和炎性渗出、双肺散在分布结节和间质性肺炎。96% 的患者既往存在基础疾病，最常见的是糖尿病、慢性肾脏病、慢性心脏病、高血压。

04 中东呼吸综合征传染源有哪些？

中东呼吸综合征的传染源目前主要为人、骆驼等。该病病毒具备有限的人传人能力，尚无证据表明具有持续人传人的能力，尚无三代病例发生。流感病毒及严重急性呼吸综合征冠状病毒可以出现三代、四代传播。而中东呼吸综合征冠状病毒，目前只发现第一代传给第二代，并没有发现第二代传染给第三代。骆驼可能为感染源，已从骆驼体内分离到和人感染病例相匹配的病毒。蝙蝠或其他动物也可能是中东呼吸综合征冠状病毒的自然宿主。

05 中东呼吸综合征传播途径是什么？

（1）由骆驼至人的传播 MERS-CoV 由骆驼至人传播可能是通过人与携带病毒的骆驼近距离接触或是人饮用了未经消毒的骆驼奶、进食了未煮熟的骆驼肉等途径完成的。普通人群中抗 MERS-CoV 血清阳性率远远低于骆驼畜牧人群与屠宰场工作人群证实了这一观点。但是否在骆驼与人之间还存在一个中间宿主尚不得而知。目前许多关于骆驼向人类传播病毒的细节与机制尚不清楚，但这是唯一确认的人畜共患感染源。

（2）由人至人的传播　MERS-CoV 具有有限的人传人的能力。流行病学与基因分析的研究证明，密切接触和飞沫传播是人与人之间传播的主要方式，但是其他传播途径如污染物传播的可能并没有完全被排除。其中，与患者在同一房间或是区域里共处，是感染病毒最重要的危险因素。

目前没有流行病学证据证明无症状的病毒感染者具有传播病毒的能力。但是尚不能完全除外这种可能。因此，感染人群的确切数量可能远高于目前实验室确认的患者数量。

06　哪些人群为中东呼吸综合征的易感人群？

中东呼吸综合征的易感人群有：

①发病前 14 天内有中东或发生疫情的局部地点旅游或居住史；或与疑似、临床诊断、确诊病例有密切接触史的人员。

②自身免疫系统能力欠佳、有呼吸器官疾病的人。另外，癌症患者、糖尿病患者、心肺与肾脏患有慢性疾病的人也是高危群体。

07　中东呼吸综合征具有哪些流行特征？

①有一定季节性。从 2013 年以来的发病曲线分析，其发病存在高峰期，4 ～ 5 月为主高峰期，9 ～ 10 月为次高峰期，说明中东呼吸综合征的发病具有一定的季节性。

②呈地方性流行。根据 WHO 2019 年 3 月 30 日通报，截至 2019 年 3 月底，全球共报告全球共有 20 多个国家共 2399 例中东呼吸综合征病例，其中 827 例死亡（病死率 34.4%）。在全球所有病例中，沙特阿拉伯占 84.15%，阿拉伯联合酋长国占 6.28%；值得注意的是韩国 2015 年 5 月自中东国家输入首例确诊病例以来，共确诊 40 例，并有续发病例输入中国广东省。

③人群分布。根据欧洲疾病预防控制中心（ECDC）的中

东呼吸综合征风险评估显示，855 例实验室确诊病例中三分之二为男性，44.5% 的病例为 ≥ 40 岁的中年男性。另外约四分之一的确诊病例为医务人员，绝大多数来源于医院感染。

④可聚集性发病。

⑤社区传播力低。

⑥传播效力有限。

08 中东呼吸综合征潜伏期为多长时间？

中东呼吸综合征的潜伏期为 7 ～ 14 天。

09 中东呼吸综合征临床表现及体征有哪些？

中东呼吸综合征患者临床表现的个体差异很大，从无症状到重症肺炎引起多脏器功能衰竭都有可能，但是核心的临床表现是类似流感的呼吸系统表现。

（1）呼吸系统症状 中东呼吸综合征最典型的临床表现是发热，约 98% 的患者都有发热的症状，其次是咳嗽、寒战、咽痛、肌肉关节疼痛等类似流感的表现，后出现呼吸困难和快速进展的肺炎，常常需要呼吸机支持，而这些症状变化通常在 1 周内就会发生。需要注意的是，应用免疫抑制剂的患者会以发热、寒战起病，合并腹泻，而肺炎症状的出现会相对延迟。

（2）其他系统症状 约三分之一的中东呼吸综合征患者会出现胃肠道症状，如呕吐和腹泻，部分危重患者在起病时除了重症肺炎和呼吸窘迫综合征的表现外，可合并脓毒症休克以及多脏器功能衰竭，常常需要脏器功能支持治疗。

10 中东呼吸综合征常见并发症有哪些？

中东呼吸综合征属于病毒感染，病情较轻可以自然缓解，但仍有 30% 病例可发展为重症肺炎，其中部分可能进展至急性肺损伤或急性呼吸窘迫综合征，并出现肾衰竭、脓毒血症、脓毒症休克及多脏器功能衰竭等情况，最终导致死亡。

11　中东呼吸综合征常见实验室检查有哪些？

（1）血常规　白细胞计数一般不高，可伴有淋巴细胞减少。

（2）血生化检查　部分患者肌酸激酶、天门冬氨酸氨基转移酶、丙氨酸氨基转移酶、乳酸脱氢酶、肌酐等升高。

（3）病原学相关检测　病毒分离为实验室检测的"金标准"，病毒核酸检测可以用于早期诊断。同时应注意及时留取多种标本（咽拭子、鼻拭子、鼻咽或气管抽取物、痰或肺组织以及血液和粪便）进行检测，其中以下呼吸道标本阳性检出率更高。病毒核酸检测——"早期诊断"：以 RT-PCR（最好采用实时 RT-PCR）法检测呼吸道标本中的中东呼吸综合征冠状病毒核酸。病毒分离培养——"金标准"：从呼吸道标本中分离出中东呼吸综合征冠状病毒，但一般呼吸道冠状病毒在细胞中分离培养较为困难。

12　中东呼吸综合征常见影像学表现有哪些？

中东呼吸综合征常见影像学表现为肺部单侧弥漫性病变或双侧异常，可出现如细支气管充气征、空洞形成、磨玻璃影、结节影，甚至胸腔积液等。

最常见的胸部 CT 表现是以双侧胸膜下和基底部肺组织受累为主的广泛磨玻璃样密度影，而实变影相对少见，病变好发于胸膜下及支气管血管周围区域，提示此类肺炎倾向于机化性肺炎的表现模式。

13　中东呼吸综合征诊断依据有哪些？

根据流行病学接触史、临床表现及实验室检查结果，可作出诊断。

（1）流行病学接触史　发病前 2 周内有中东或发生疫情的局部地点旅游或居住史，或与疑似、临床诊断、确诊病例有密切接触史。

（2）临床表现　难以用其他病原感染解释的发热（体温≥38℃）伴呼吸系统症状，和（或）其他系统症状，如胃肠道症状，危重患者可合并脓毒症休克及多脏器功能衰竭表现。

（3）临床诊断病例

满足疑似病例标准，仅有实验室阳性筛查结果（如仅呈单靶标 PCR 或单份血清抗体阳性）；满足疑似病例标准，疑似和临床诊断病例具备下述 4 项之一，可为确诊病例：至少双靶标 PCR 检测阳性；单个靶标 PCR 阳性产物，经基因测序确认；从呼吸道标本中分离 MERS-CoV；恢复期血清中病毒抗体较急性期血清抗体水平阳转或呈 4 倍以上升高。

（4）无症状感染者　无临床症状，但具备实验室确诊依据 4 项之一者：至少双靶标 PCR 检测阳性；单个靶标 PCR 阳性产物，经基因测序确认；从呼吸道标本中分离出 MERS-CoV；恢复期血清中病毒抗体较急性期血清抗体水平阳转或呈 4 倍以上升高。

（5）鉴别诊断　早期的发热、咳嗽等呼吸道症状需要与普通的上呼吸道感染相鉴别。一旦出现气促、呼吸困难，需要呼吸机治疗时，需要与其他病原学引起的重症肺炎相鉴别。一般情况下对于有疫区逗留史或是与已知中东呼吸综合征患者密切接触史的患者，需要高度怀疑 MERS-CoV 感染。鉴别的关键是进行实验室病毒检测。对于基础合并免疫缺陷的患者，如存在消化道症状如腹泻、恶心、呕吐等，且具有疫区逗留史或是与已知中东呼吸综合征患者密切接触史，即使没有呼吸道症状表现，也需要怀疑感染 MERS-CoV 的可能。

14　中东呼吸综合征治疗方法有哪些？

（1）治疗原则　疑似、临床诊断和确诊中东呼吸综合征患者进行隔离治疗。轻症患者应给予常规呼吸道感染治疗，并密切观察症状进展情况；危重病例应尽早进入 ICU 进行治疗。支持治疗是现有针对重症中东呼吸综合征患者的主要治疗手段。

（2）一般治疗与密切监测　对症治疗，维持水电解质平衡；根据血氧饱和度的变化，及时给予有效氧疗措施，包括鼻导管、面罩给氧，必要时应进行无创或有创通气等措施；定期复查血常规、尿常规、血气分析、血生化及影像学检查。

（3）重症病例治疗建议

①呼吸功能支持。重症患者病情进展迅速，可较快发展为急性呼吸窘迫综合征。

a.无创正压通气。出现呼吸窘迫和（或）低氧血症患者，早期可尝试使用无创通气。但重症病例无创通气疗效欠佳，需及早考虑实施有创通气。

b.有创正压通气。鉴于部分患者较易发生气压伤，应当采用急性呼吸窘迫综合征保护性通气策略。

②体外膜氧合（ECMO）。传统机械通气无法维持满意氧合和（或）通气时，有条件时，推荐使用体外膜氧合。

③其他。传统机械通气无法维持满意氧合时，可以考虑俯卧位通气或高频振荡通气（HFOV）。

（4）循环支持　加强循环评估及时发现休克患者；合理使用血管活性药物；有条件的可进行血流动力学监测并指导治疗；在循环稳定的前提下注意出入平衡。

（5）其他治疗　在呼吸功能和循环支持治疗的同时，应当重视对其他器官功能状态的监测及治疗，预防并及时治疗各种并发症，尤其是医院获得性感染。

15 中东呼吸综合征常用药物有哪些？

（1）抗病毒治疗 目前尚无明确有效的抗MERS-CoV药物。体外试验表明α干扰素具有一定抗病毒作用。

（2）抗菌药物治疗 避免盲目或不恰当使用抗菌药物，继发细菌感染时应用。一般入院即出现肺部细菌感染，可以根据社区获得性肺炎的治疗指南进行治疗，常规选择单用呼吸喹诺酮药物或大环内酯类药物＋二代或三代头孢菌素。如患者入院72小时后出现细菌感染，需按照治疗医院获得性感染的模式进行治疗，此时可选择单用碳青霉烯类或者碳青霉烯类联合糖肽类抗生素进行治疗。

（3）糖皮质激素 使用糖皮质激素治疗重症患者可减轻肺水肿，改善氧合，但是大样本临床试验却没有改善死亡率的结果。同时全身激素治疗不但可抑制某些患者的免疫宿主反应，还存在增加二次感染、消化道出血以及糖代谢紊乱等其他并发症的危险。

（4）中医中药治疗

①邪犯肺卫证。

主症 咽痛、鼻塞、头身痛或伴发热恶寒、咳喘等。

治法 解表宣肺，清热利咽。

推荐方剂 柴葛解肌汤合银翘散。常用药物有柴胡、葛根、荆芥、赤芍、金银花、连翘、牛蒡子、桔梗、黄芩等。

②邪热闭肺证。

主症 高热、咳嗽、喘闷、气急、黄痰、腹胀、便秘等。

治法 清热宣肺，通腑解毒。

推荐方剂 麻杏甘石汤合桃仁承气汤。常用药物有麻黄、生石膏、杏仁、桃仁、桂枝、全瓜蒌、生大黄、桑白皮、人参等。

③正脱邪陷证。

主症　高热或突然汗出伴喘促加重、咳吐血痰、伴见神昏、四末不温、少尿或尿闭等。

治法　扶正固脱，解毒开窍。

推荐方剂　生脉散合参附汤加服安宫牛黄丸。常用药物有人参、制附片、麦冬、五味子、山茱萸等。

④正虚邪恋证。

主症　恢复期低热、咳嗽、乏力、倦怠等。

治法　扶正祛邪。

推荐方剂　补中益气汤加减。常用药物有党参、黄芪、当归、陈皮、麦冬、五味子、玉竹等。

16　中东呼吸综合征常见的护理问题有哪些？

（1）体温过高　与病毒感染有关。

（2）清理呼吸道无效　与肺部感染、分泌物增多有关。

（3）气体交换受损　与肺部疾病有关。

（4）舒适的改变　与肌肉酸痛、体温过高有关。

（5）营养失调（低于机体需要量）　与高热、腹泻、食欲差有关。

（6）知识缺乏　缺乏疾病防治和康复相关知识。

（7）有受伤的危险　与患者烦躁、体质虚弱有关。

（8）焦虑　与疾病起病急、预后差，患者心理适应能力不佳有关。

（9）潜在并发症　脓毒症休克、多脏器功能衰竭等。

17　中东呼吸综合征常见的护理要点有哪些？

（1）一般护理

①密切监测患者的基本生命体征，保持病房清洁、舒适，包括体温、脉搏、呼吸、血压，异常时应缩短时间记录。

②每日饮水量在 1500mL 以上，以保证呼吸道黏膜的湿润和病变的修复，有利于痰液的排出。

③对于卧床不能自理的患者，要做好口腔卫生护理，及时清理口腔分泌物，防止吸入性肺炎的发生。定时叮嘱其深呼吸，增加肺通气，定时协助患者翻身、拍背，促进痰液的排出，痰液黏稠者还可进行超声雾化等祛痰治疗。

④嘱患者咳嗽、咳痰、打喷嚏时用手帕、纱布等做好防护，防止飞沫扩散，要将痰吐在纸上或痰杯中，消毒后遗弃或焚烧处理。

（2）对症护理

①对发热患者要保持病房清洁、舒适，每日通风，保持适宜的温度和湿度。鼓励患者多饮水，每日饮水量在 1500mL 以上，详细记录体温变化情况，在使用退热药物半小时后要复测体温，观察用药效果。在用药物降温的同时，还要适当使用物理降温的方法。对于出汗较多的患者，要及时更换床单及衣物等，保持干燥、清洁。

②对鼻导管和面罩氧疗患者要保证有效给氧，防止吸氧浓度临时调整后未能及时回调，每周为患者更换一套新管路，防止细菌感染；如患者长期维持于不适当的吸氧浓度下，要密切观察患者的呼吸频率、节律和深度的变化。

③无创呼吸机使用前要与患者进行充分的沟通，缓解患者的恐惧心理，增加患者依从性，教会患者自行摘下面罩进行进食、饮水、咳痰等活动，使患者更易于配合治疗。使用有创呼吸机要确保呼吸机的使用安全，密切观察呼吸机的运行情况，有效吸痰，及时清除呼吸道分泌物，防止呼吸道阻塞，保证呼吸道的通畅。一旦呼吸机出现动力故障、通气回路故障，不能马上解决的，需要立刻脱开呼吸机，使用简易呼吸器与人工气道连接，实施人工呼吸，确保患者通气安全后再处理呼吸机故障。

④气管插管和气管切开患者要保持气管插管和牙垫的妥善固定，防止松动而导致气管脱出，对插管的深度做出标记，以便观察导管是否移位，保证插管与呼吸机螺旋管的牢固接触，防止管路脱开。对清醒的患者，要耐心做好解释和约束工作，防止患者自行拔除气管插管。气道护理时，要穿戴双层口罩、手套、隔离衣，并佩戴防护眼镜或全面型呼吸防护器，操作后要将外层衣物遗弃焚毁。

（3）用药护理

遵医嘱与对症支持治疗，宜在疾病早期应用抗病毒药治疗，用大剂量激素治疗时易出现机会性感染、缺血性坏死、医院获得性感染、病毒复制等，有条件者应用中医辨证施治治疗。

（4）饮食护理

①保证充足的热能，优质蛋白质的摄入应不低于正常需要量或稍高，脂肪不宜太高，应适当限制。选择优质蛋白质，每天 50～60g 为宜，可选择牛奶、豆制品、蛋类和瘦肉制品等。

②摄取足量的矿物质水和电解质对调节酸碱平衡意义重大，应多吃新鲜蔬菜和水果，补充高铁食物，如动物肝脏、肾脏和蛋黄等，要适当补充高铜食物，如牛肝、芝麻酱、猪瘦肉等，适量补充高钙食物，如虾皮和奶制品等。

③补充一定量的维生素，维生素能增强机体免疫功能，增强支气管防御能力。应注意选用深色蔬菜、新鲜水果或多食谷类食物，以补充足够的维生素 B 族及碳水化合物。

④食物选择多样化，日常饮食应以清淡为主，有轻度的呼吸道症状时，可选择半流质饮食，且少吃多餐，应避免高纤维或有刺激性的食物，可适当选择具有清热、止咳和化痰作用的水果，如梨、橘子等，便秘者可食用香蕉。此外，还可选择一些对肺部、喉部有好处的水果，如阳桃、荸荠等。

（5）心理护理

①中东呼吸综合征作为传染性比较强、病死率极高的一种传染病，必然会引起民众的紧张、焦虑、恐惧，每个人对压力的承受能力不同，如果这种压力超过个人平时身心的承受力，个人就会产生一系列身心反应。

②如有过激的身心反应就必须采取适宜的心理干预，这些心理干预措施包括社会（集体）心理干预和个人主动性的心理干预。

社会心理干预方式：通过媒体对公众进行知识教育，让人们了解中东呼吸综合征的性质、流行情况以及目前科学的防治手段，既不要过度恐惧，也不要盲目乐观、麻痹大意；开通心理咨询热线，可以缓解咨询者恐惧等不良情绪，帮助他们正面面对中东呼吸综合征；对于病情等客观条件相同、能够聚集在一起的人员，可以组织起来进行集体座谈，以起到信息沟通、互相慰勉、缓解压力的作用；对于出现严重心理反应的个体，可以配合精神药物治疗。

个体主动性的心理干预方式：通过与朋友、医务人员，甚至自己的争辩，改变对中东呼吸综合征的错误观念，重新审视不利条件下的新机会；通过倾诉、协作、运动、大吼、痛哭等方式宣泄不良情绪。

18 中东呼吸综合征患者安置有哪些要求？

①患者安置原则。中东呼吸综合征患者应安置在隔离病房，并且应通风良好，有条件的医疗机构应将患者安放到负压隔离病房，参照国家相关规定监测负压运行状况。

②应当对疑似、临床诊断或确诊患者及时进行隔离，并按照指定路线由专人引导进入病区进行单间隔离。

③患者转运和接触非感染者时，如病情允许应当戴外科口罩，对患者进行咳嗽注意事项（咳嗽或者打喷嚏时用纸巾遮掩

口鼻，在接触呼吸道分泌物后应当使用流动水洗手）和手卫生的宣传教育。

④未解除隔离的患者死亡后，应当及时对尸体进行处理。处理方法为用双层布单包裹尸体，装入双层尸体袋中，由专用车辆直接送至指定地点火化，因民族习惯和宗教信仰不能进行火化的，应当经上述处理后，按照规定深埋。

19　收治中东呼吸综合征患者的病区（房）应符合哪些要求？

①建筑布局和工作流程应当符合上级卫生计生行政部门规定的设施条件等有关要求。

②应当配备数量充足、符合要求的消毒用品和防护用品。

③听诊器、温度计、血压计等医疗器具和物品实行专人专用。

④医疗废物的处理遵循《医疗废物管理条例》的要求，双层封装后按照当地的常规处理流程进行处理。

⑤患者的活动原则上限制在隔离病房内，若确需离开隔离病房或隔离区域时，应当采取相应措施防止造成病原体的传播。

⑥患者出院、转院后应当按照终末消毒清洁流程，并按该流程的要求对病房进行终末消毒清洁。

⑦制订并落定探视制度，不设陪护。若必须探视时，应当按照本医疗机构的规定做好对探视者的防护。

⑧患者体温基本正常、临床症状好转时，病原学检测间隔2～4天，连续两次阴性，可根据相应规定解除隔离措施。

20　如何对收治中东呼吸综合征确诊患者的病区（房）进行消毒隔离？

①普通病房要严格执行消毒隔离制度。医务人员要穿隔离

衣，戴橡胶手套、防护口罩、帽子和眼镜，如果接触患者的排泄物、分泌物，还要加穿戴一层口罩和隔离衣；保持病室清洁、整齐、空气清新，每日使用 0.5% 过氧乙酸对空气进行喷雾消毒；对室内物品、物体表面和医疗器械可以使用含氯消毒剂或 0.5% 过氧乙酸擦拭消毒，也可浸泡、熏蒸或高压灭菌消毒；体温计、血压计、听诊器应做到专人专用，一用一消毒；拒绝患者家属陪护和病房探视。

②患者出院或死亡后，要对病室做终末消毒，病室每立方米要使用 15% 过氧乙酸溶液 7mL 密闭熏蒸消毒 1 小时以上，再开窗通风；所有物品也要使用 1000mg/L 的含氯消毒剂和高压灭菌消毒。

21 世界卫生组织对于防控中东呼吸综合征的建议有哪些？

对于防控中东呼吸综合征，WHO 建议赴中东国家（包括沙特阿拉伯、卡塔尔、约旦、也门、阿曼、阿联酋、科威特、伊拉克等）或到近期有疫情发生国家旅游、经商、劳务输出、朝觐的公众应该做到：

①保持良好的个人卫生习惯和环境卫生，做到勤洗手，尽量避免密切接触有呼吸道感染症状人员，外出时尽量佩戴口罩，尽量避免在人群密集的场所长时间停留。

②骆驼奶需要巴氏消毒后才可饮用，不要把骆驼尿用于医疗用途，进食骆驼肉需要煮熟。对于畜牧业、屠宰场以及市场的工作人员，在接触骆驼之后必须做好手卫生。

③旅行期间应注意保持均衡饮食，充足休息，注意饮食卫生，居住或出行时应保持室内或交通工具内空气流通。高龄、有基础疾病的人群尤其应当注意自身健康。

④尽量避免前往动物饲养、屠宰、生肉制品交易场所以及

野生动物栖息地，避免直接接触动物及动物的排泄物。

⑤出现呼吸道感染症状及时就医，尽量避免与其他人员密切接触；咳嗽或打喷嚏时用纸巾、毛巾等遮住口鼻，并将污染的纸巾妥善弃置，并用肥皂和水洗手至少 20 秒，若没有肥皂和水，可以使用含乙醇的洗手液。

⑥在入境时有发热、咳嗽、气促、呼吸困难等急性呼吸道症状的人员，应当主动将患病情况向出入境检验检疫机构申报，并配合卫生检疫部门开展调查及相应医学检查。

⑦回国 14 天内，如果出现急性呼吸道感染症状，应当及时就医。主动向医护人员告知近期的旅行史以及在当地的暴露史，以便及时得到诊断和治疗。

22　中东呼吸综合征与严重急性呼吸综合征的区别是什么？

中东呼吸综合征与严重急性呼吸综合征同属冠状病毒引起的传染病，其传染性不及严重急性呼吸综合征，但病死率比严重急性呼吸综合征高。目前还没有研制出有效的疫苗和治疗药物。中东呼吸综合征与严重急性呼吸综合征的区别见表 2-10。

表 2-10　中东呼吸综合征与严重急性呼吸综合征的区别

区别	中东呼吸综合征（MERS）	严重急性呼吸综合征（SARS）
首现时间	2012 年 3～4 月	2002 年年末
感染症状	1. 出现急性、严重呼吸道疾病 2. 伴有发热、咳嗽、气短及呼吸困难 3. 严重者会出现肾功能衰竭和死亡	1. 发热、头痛、肌肉酸痛、乏力、干咳少痰等主要表现 2. 严重者可出现呼吸窘迫 3. 大部分患者都可以经综合治疗后痊愈

区别	中东呼吸综合征（MERS）	严重急性呼吸综合征（SARS）
传播途径	目前传染源和传播途径尚不完全明确，在中东地区的病例接触骆驼等动物传染源而感染的可能性大	密切接触是SARS病毒的主要传播途径，以近距离飞沫传播和直接接触呼吸道分泌物、体液传播多见
流行强度	MERS的首发病例出现在2012年3～4月，经过两年的时间，MERS比SARS流行强度弱	截至2003年7月，世卫组织共接到8437例SARS确诊报告，死亡813人，我国共报告7747例确诊病例，829人死亡
死亡率	截至2019年3月底，全球共报告共有20多个国家共2399例中东呼吸综合征病例，其中827例死亡（病死率34.4%）	根据我国有关部门公布的资料，我国SARS患者的病死率为10.7%，根据WHO公布的资料，全球平均病死率为10.88%
家庭聚集性	MERS与SARS一样，可以人-人传播，也有医务人员染病，但家庭聚集性不强	SARS有明显的家庭聚集性，常常家中1人染病，导致全家及其接触者多人聚集性暴发
易感年龄	年龄较大，中位数年龄为49岁，尤其是严重病例，大多数是有基础疾病的患者和年老体弱者	SARS的感染者成年人比较多见，20～30岁发病人数最多
性别	MERS的感染者以男性患者为主，占65.6%	SARS的感染者男女性别无明显差异
医务感染	MERS导致医务人员感染比SARS少见，且大多数受感染的医务人员症状较轻，严重病例只占15%	据统计，流行初期医护人员的感染率高达30%以上，医务人员的发病率是其他人群的56.58倍

23 中东呼吸综合征患者转科或出院的标准？

体温基本正常、临床症状好转，病原学检测间隔2～4天，连续两次阴性，可出院或转至其他相应科室治疗其他疾病。

24 救治中东呼吸综合征的医务人员应如何进行个人防护？

①医务人员应当按照标准预防和额外预防（飞沫预防及接触预防）相结合的原则，遵循有关要求，掌握防护用品选择的指征及使用方法，并能正确且熟练地穿脱防护用品，使用的防护用品应当符合国家有关标准。

②接触患者前后应当严格遵循《医务人员手卫生规范》要求，及时正确进行手卫生。

③医务人员应当根据导致感染的风险程度采取相应的防护措施。进入隔离病房的医务人员应戴医用外科口罩、医用乳胶清洁手套，穿防护服（隔离衣），脱手套及防护用品后应洗手或手消毒。医务人员进行可能受到患者血液、体液、分泌物等物质喷溅的操作时，应当戴医用防护口罩、医用乳胶无菌手套、护目镜或防护面屏，穿防渗防护服。对疑似、临床诊断或确诊患者进行气管插管等可能产生气溶胶的有创操作时，应当戴医用防护口罩、医用乳胶手套、防护面屏或呼吸头罩，穿防渗防护服，外科口罩、医用防护口罩、护目镜或防护面屏、防护服等个人防护用品被血液、体液、分泌物等污染时应当及时更换。医务人员在诊疗操作结束后，应及时离开隔离区，并及时更换个人防护用品。

参 考 文 献

[1] 王肿，郑学星，迟航，等.中东呼吸综合征研究进展[J].传染病信息，2015,28(1)：49-55.
[2] 凌云，瞿嵘，罗裕锋.中国首例输入性中东呼吸综合征患者临床救治分析[J].中华危重急救医学，2015,27(8)：631-634.

[3] 王慧娟, 王文玲, 蓝佳明, 等. 基于全病毒颗粒的中东呼吸综合征冠状病毒抗体检测方法的建立 [J]. 中华微生物学和免疫学杂志, 2016, 36(2): 93-97.

[4] 王文玲, 黄保英, 王慧娟, 等. 基于 Avicel- 结晶紫染色空斑的中东呼吸综合征冠状病毒感染滴定与中和抗体检测方法 [J]. 中华微生物学和免疫学杂志, 2017, 37(1): 62-67.

第十七节　腺病毒感染

01　什么是腺病毒？

腺病毒（adenovirus）是一种常见的易感染呼吸道、胃肠道、泌尿系统等的病毒。腺病毒感染的症状和流感相似，也有发热、咳嗽等症状，有接触传染和飞沫传染。常见的腺病毒所致的疾病有呼吸道感染、鼻炎、流行性角膜炎、出血性膀胱炎。

02　腺病毒的感染有哪些？

腺病毒侵入宿主细胞后至少能引起 3 种感染。

（1）慢性、潜伏性感染　常在淋巴细胞内发生，潜伏感染时外放的病毒量极少，细胞坏死也不明显，故临床上感染不明显，潜伏感染的机制尚不清楚。

（2）溶解性感染　病毒在细胞（如人类上皮细胞）中经历复制过程，通过溶解细胞作用使细胞死亡。

（3）肿瘤样变异　此时病毒繁殖只进行最初几步，然后腺病毒 DNA 与细胞 DNA 整合并复制，但不产生感染性病毒，腺病毒抗原性较稳定。

03　腺病毒感染流行病学的特点有哪些？

腺病毒感染流行病学的特点有：

①腺病毒可通过人、水、媒介物和器械传播，室温条件下，腺病毒在污物中存在周期可延长至 3 周。

②腺病毒在人员聚集的地方更易发生感染和大规模流行，大多数婴幼儿在出生后的 5 年内至少感染过 1 种腺病毒毒株。

③在过去的几年中，腺病毒作为主要的病原体在免疫功能低下宿主如艾滋病患者、免疫遗传缺陷的患者、骨髓接受者、固体器官和造血干细胞移植者常引起高发病率和死亡率；儿科经受同种型干细胞移植的患者，其感染腺病毒后死亡率可高达 60%。

04　腺病毒所致的疾病有哪些？

腺病毒是无包膜病毒，在低 pH 值环境下可稳定存在，有很强的耐物理和化学试剂的作用，腺病毒可对胃肠分泌物和胆汁产生耐受，因此腺病毒可在胃肠内复制，产生很高的病毒载量。

腺病毒常在咽、结膜、肠道及淋巴组织内繁殖，并导致各种各样的临床症状，比如呼吸系统的感染、结膜炎、胃肠炎、肝炎、出血性膀胱炎、神经系统的紊乱等。

不同的腺病毒亚种会引起不同的疾病感染，人腺病毒 B 亚种常在成年人中引起流行，人腺病毒 B 和 E 亚种是军营人员感染的主要病因，人腺病毒 F 亚种会引起感染性腹泻。腺病毒在有免疫力的宿主体内感染是温和的，而且具有自限性。

05　腺病毒感染的病原学特征是什么？

腺病毒感染的病原学特征是：

①腺病毒属于哺乳动物腺病毒属，为无包膜的双链 DNA 病毒，1953 年由 Rowe 等首次发现。腺病毒性肺炎约占社区获得性肺炎的 4%～10%，重症肺炎以 3 型及 7 型多见，HAdV-7B 型是 2019 年我国南方发病地区主要流行株。

②一般情况下，病毒感染时，人体免疫系统能够激发体液免疫和细胞免疫反应并逐渐控制感染、清除病毒。

感染早期（病初 1～3 天）出现病毒血症时，从患者血清和鼻、咽分泌物中可以检测到病毒核酸。腺病毒感染后可诱发较强的免疫反应，产生特异性抗体；一般发病后 1 周，患者体内的 IgM 开始产生；7～10 天 IgG 开始产生，随后逐渐升高。机体对同型腺病毒再感染可产生有效免疫。

06　腺病毒感染的传染源是什么？

腺病毒感染的主要传染源是腺病毒感染者和隐性感染者。潜伏期末至发病急性期传染性最强。

07　腺病毒感染的传播途径是什么？

①腺病毒主要通过空气飞沫传播。

②多数类型的腺病毒可通过消化道途径传播，密切接触也是很重要的传播方式，包括与患者共同生活或探视患者，直接接触患者或感染者的排泄物、分泌物及其他被污染的物品，病毒由手经口、鼻、眼黏膜侵入机体实现传播。

③在医院治疗、护理、抢救危重患者，以及进行气管插管、吸痰、咽拭子取标本等操作，都是医护人员感染的重要途径，医院病房通风不良，医护人员或探视者个人防护不当等，可增加感染传播的危险性。电梯等相对密闭、通风不畅的环境都是可能发生传播的场所。

08　哪些人群为腺病毒感染的易感人群？

①各年龄段人群均可感染腺病毒。但婴幼儿、老年人以及免疫功能低下者较易感染。幼儿园、大学或军营容易发生群体性感染。腺病毒在自然界广泛分布，大多数人对常见类型具有

一定免疫力。

②55 型腺病毒为一种新的重组型病毒，人群对其缺乏免疫力，因此认为人群普遍易感，但好发人群主要为青壮年，全球多起 55 型腺病毒感染暴发流行显示发病者多为外地新迁移至疫情发生地的人员。

09　腺病毒感染具有哪些流行特征？

①在温带和寒温带地区，冬春季为腺病毒感染发病的高峰季节；而在热带和亚热带地区，则更多是在夏季流行，夏秋季也可发生，但多为散发，一般不引起暴发或流行。

②环境改变、对疫情地自然条件不适应等因素可促进群体性疫情的发生和发展。

③人口密度高、心理压力大等情况均有利于疾病的传播。

10　腺病毒感染潜伏期为多长时间？

腺病毒感染的潜伏期约为 3 ～ 8 天。

11　儿童感染腺病毒的临床表现及体征有哪些？

（1）急性发热性咽喉炎　通常为婴儿和儿童发病，出现咳嗽、鼻塞、发热和咽喉部溃疡等症状，这些表现难以与其他病毒引起的轻型呼吸道感染鉴别。

（2）腺病毒性肺炎　多发于婴幼儿，据国内外研究报道，腺病毒性肺炎约占婴幼儿期肺炎的 10%，大多由腺病毒 3 型、7 型引起。

12　成人感染腺病毒的临床表现及体征有哪些？

成人感染腺病毒后主要表现为隐性感染、腺病毒急性上呼吸道感染、腺病毒性肺炎，少数可发展为重症肺炎（伴发 I 型呼吸衰竭）。

①隐性感染无任何临床症状，但具有传染性，仅流行病学调查时被发现。

②腺病毒急性上呼吸道感染是腺病毒感染的主要表现形式。多数以急性发热起病，轻者微热（体温＜37.5℃），高者可达41℃。同时伴咳嗽、咳痰（主要为白痰，少数为黄痰）；不同程度咽部不适、咽痛、乏力、恶心、食欲减退；少数有头痛、头晕；个别患者出现腹泻；大部分患者可见咽部充血，咽后壁淋巴滤泡增生；部分患者不同程度扁桃体肿大，表面可见点片状灰白色分泌物；双侧颈部淋巴结绿豆至黄豆大；病程1～14天（平均5～7天），呈自限性。

③有20%～40%的患者发展为腺病毒性肺炎。腺病毒性肺炎也可造成医院获得性感染，青年人腺病毒性肺炎的病死率为8%～10%。

多数患者持续高热，且在38.5℃以上；咳嗽加重，咽部症状明显；同时可伴呼吸急促、胸闷，胸部X线片或CT检查发现肺部病变；肺部听诊基本无干、湿啰音。少数患者中等程度发热、咳嗽，无明显胸闷、憋气等症状，但影像学检查肺部有病变。另有极少部分患者无发热，仅有咳嗽、咽痛、咽部充血、咽后壁淋巴滤泡增生，而影像学检查发现肺部病变。少数发展为重症肺炎的患者，除肺炎症状以外，还可出现持续高热、呼吸困难、胸闷、心率增加等，危重患者出现休克、呼吸衰竭、弥散性血管内凝血（DIC）等。

13　腺病毒的类型有哪些？

根据宿主范围不同，腺病毒分为哺乳动物腺病毒属和禽类腺病毒属。

（1）哺乳动物腺病毒属　它们有共同的群特异性抗原，包括人腺病毒和猿猴、牛、羊、猪、狗、鼠等哺乳类动物的腺病毒，其中狗的腺病毒具有明显的病原性，引起狗的传染性肝炎和喉气管炎。

（2）禽类腺病毒属　代表株是鸡胚致死孤儿病毒，具有共同的群特异性抗原。1976年，在荷兰从鸡中发现一种能凝集多种禽红细胞的腺病毒，定名为减蛋综合征病毒。

14　腺病毒感染常引起的综合征有哪几种？

腺病毒是引起人类感染的常见病原体，能感染呼吸道、胃肠道、尿道、膀胱、眼和肝脏等，可引发多种综合征。

（1）急性发热性咽喉炎　通常为婴儿和儿童发病，出现咳嗽、鼻塞、发热和咽喉部溃疡等症状，这些表现难以与其他病毒引起的轻型呼吸道感染鉴别。

（2）咽结膜热　症状与急性发热性咽喉炎相似，但常同时发生结膜炎。腺病毒角膜结膜炎有很高的传染性。咽结膜热有暴发流行倾向，一般预后尚好，无后遗症。

（3）急性上呼吸道感染　这一综合征以咽炎、发热、咳嗽和全身不适为特点，主要为腺病毒3型、4型、7型、14型和21型感染引起。临床上多表现为轻型急性上呼吸道感染，少见重型和死亡病例。

15　什么是咽结膜热？

咽结膜热即咽结膜炎，又叫"泳池热"，是一种由腺病毒引发的上呼吸道疾病，潜伏期为5天左右。本病以发热（38.5～40℃）、咽炎和单眼或双眼的急性滤泡性结膜炎三联症为特点。1953年首次在美国流行，1956年陆续传播至欧洲、亚洲，多见于4～9岁的儿童及青少年，常于夏冬季在幼儿园、学校中流行。

16 咽结膜热的临床表现是什么？

咽结膜热的临床表现是起病急，高热，全身无力，头痛、咽痛、肌肉痛及胃肠系统症状，还伴有咽部充血、淋巴组织增生、颌下及颈部淋巴结肿大等症状。患者的眼部通常表现为急性滤泡性结膜炎，单眼发病，眼睛发红，2～5天后累及另一只眼睛。除了这些症状外，咽结膜热还会引起肺炎、肠炎等疾病。如果抵抗力比较弱的幼儿感染咽结膜热，还有可能危及生命。

17 咽结膜热由何而来？应如何预防？

①咽结膜热的病菌主要隐藏在眼睛和喉咙的黏膜上，通过唾液、粪便传染。因此，在消毒工作做得不够的游泳池里，一些集体游泳，尤其是儿童集体游泳，最易感染腺病毒，引发咽结膜热。除了游泳池，患者接触过的地方，或是咳嗽飞沫等，也都有可能传播这种疾病。

②抑制咽结膜热的发生主要是以预防为主。

一是要减少跳水次数，避免让游泳池的水进入眼睛、口腔。

二是游泳后要立即刷牙、漱口，不要共用毛巾和脸盆。

三是一旦开始流行咽结膜热，就不要到游泳池去游泳。

专家提醒，人们夏季在游泳池消暑、健身的时候，应高度重视游泳池卫生，学会自我防护，警惕咽结膜热这种传染病的侵袭。为避免咽结膜热，游泳者入池前后，应养成滴眼药水的习惯，对游泳过程中常接触到眼睛和口腔的毛巾，要经常消毒，游泳后要及时洗澡，避免细菌残留于身体上。如果游泳结束后感觉眼睛或咽部不适，要立即到医院检查治疗，避免病情延误。

18　腺病毒性肺炎常见并发症有哪些？

在腺病毒性肺炎病程中，可并发金黄色葡萄球菌、大肠杆菌、肺炎球菌、肺炎杆菌、铜绿假单胞菌等感染，以致病势更为严重。

①在腺病毒性肺炎后期，以下几点常提示有继发细菌感染存在。

a. 于发病 10 天左右病情不见好转，或一度减轻又复恶化。

b. 痰液变为黄色或淘米水色。

c. 身体其他部位有化脓灶。

d. 出现脓胸。

e. X 线检查出现新的阴影。

f. 白细胞计数增高以及中性粒细胞比例增高或核左移。

g. 中性粒细胞的碱性磷酸酶或四唑氮蓝染色数值增高。

②在重症腺病毒性肺炎的极期（第 6 ～ 15 病日）。

a. 少数病例可并发弥散性血管内凝血尤其易发生在有继发细菌感染时，在弥散性血管内凝血发生前均有微循环功能障碍，最初多仅限于呼吸道及胃肠道小量出血。

b. 以后可有肺、胃肠及皮肤广泛出血。

③重症病例或并发 7 型或 3 型腺病毒心肌炎者，以起病急、恢复快为特点，一般见于病程第 2 周早期，随着心肌缺氧、水肿的消除，其恢复较快。但由于合并心力衰竭，往往漏诊心肌炎，应重视突然出现苍白、多汗、呕吐、腹痛、心界扩大、心率变快或变慢，以及肝大等，常规做心电图及心肌酶检查以确定诊断。

19　腺病毒感染常见实验室检查有哪些？

（1）血常规　多数患者白细胞计数降低或正常，也有部分患者病初白细胞总数轻度升高，合并细菌感染时则明显升高。

淋巴细胞比例及绝对值减少，减少的程度与病情有一定相关性。多数患者单核细胞比例升高，多为 10% ~ 12%，个别高者可达 20%。血小板计数和血红蛋白一般正常，病情危重者血小板计数常降低。

（2）尿常规　少数患者可出现一过性镜下血尿。

（3）生化学检查　肾功能一般正常，少数患者肝功能轻度异常，表现为谷丙转氨酶和谷草转氨酶升高，危重患者白蛋白可降低，随病情好转可恢复正常；个别患者肌酸激酶、肌酸激酶同工酶、乳酸脱氢酶、α- 羟丁酸脱氢酶轻度升高，而 55 型腺病毒感染的有半数以上患者升高。

20　腺病毒性肺炎常见影像学表现有哪些？

①腺病毒性肺炎主要表现为肺实变和渗出影。

②一侧肺或双肺结节状、斑片状、小片状或大片状的实变影，病变中心密度较高，单发或多发，边界清楚。部分患者在实变影周围出现斑片状、小片状、大片状或云絮状渗出影。

③个别患者可出现少量胸腔积液，多为单侧。

④重症肺炎表现为一个大叶或两个及以上大叶的实变影，其内无空气支气管征，或表现为一个肺段的实变，病变形态和范围变化较快。个别危重患者病变进展迅速，1 ~ 2 天内从结节状、小片状或斑片状实变影发展为大片实变影。

21　腺病毒感染诊断依据有哪些？

根据流行病学史、临床症状和体征、一般实验室检查、肺部影像学检查做出临床诊断。结合病原学检测阳性，排除其他表现类似的疾病，可确定诊断。

（1）医学隔离观察标准　无腺病毒感染临床表现，但近 8 天内曾与确诊或疑似病例有密切接触者（同住一室），应接受医学隔离观察。隔离观察期 8 天，期满后无症状者解除隔离。

（2）腺病毒感染病例临床诊断标准　疑似病例，发病前 8 天内与腺病毒感染确诊病例有密切接触，并出现发热、干咳等临床表现；发病前 8 天内曾到过腺病毒感染流行区域，并出现发热、干咳等临床表现。

（3）临床诊断病例

①发病前 8 天内与腺病毒感染病例密切接触。

②发热伴咽干或咽痛，干咳；双侧或单侧颈部淋巴结肿大，绿豆或黄豆大小。

③咽部充血，咽后壁淋巴滤泡增生，扁桃体表面覆有点、片状灰白色分泌物。

④双肺听诊基本无干、湿啰音，与影像学表现不一致。

⑤外周血白细胞计数正常、升高或降低，分类淋巴细胞比例降低，单核细胞比例升高。

⑥胸部影像学表现为结节状、斑片状、小片或大片状实变影，部分出现胸腔积液。

符合以上①②③④⑥条者，临床诊断为腺病毒急性上呼吸道感染；全部符合者诊断腺病毒性肺炎。

（4）确诊病例　咽拭子实时定量 PCR 法检测腺病毒特异性核酸阳性；血清腺病毒特异性 IgM 抗体阳性；急性期与恢复期双份血清标本腺病毒特异性 IgG 抗体 4 倍以上升高。

（5）重症腺病毒性肺炎诊断标准　符合肺炎诊断标准并符合以下任何一项即可诊断：持续高热（体温 > 39℃）超过 5 天，且伴有频繁而剧烈的刺激性咳嗽；心率 > 100 次 / 分和（或）呼吸频率 > 30 次 / 分；肺部阴影进展迅速，范围超过 1 个肺叶；动脉血气分析显示氧分压 < 70mmHg 和（或）血氧饱和度 < 90%，鼻导管吸氧或面罩吸氧的条件下不能改善。

22 腺病毒感染治疗方法和常用药物是什么？

目前尚无明确针对腺病毒的特效治疗药。临床上应以对症支持、提高机体免疫力和针对并发症的治疗为主。

（1）抗病毒治疗 目前尚无有循证医学证据的有效抗病毒药物。可考虑使用以下药物，早期应用可能有缩短病程、减轻症状的作用。可用利巴韦林，但个别患者使用利巴韦林可能出现恶心、呕吐等消化道症状，敏感体质者可致轻度溶血性贫血；干扰素喷鼻剂喷鼻腔。

（2）免疫调节治疗 胸腺肽、注射用丙种球蛋白等非特异性免疫增强剂可酌情使用。

（3）抗菌药物的使用 合并细菌感染者，根据病原可使用阿奇霉素或三代头孢菌素等抗菌药物。

（4）中医药治疗 早期可使用连花清瘟胶囊、银黄类制剂等口服中药制剂，也可使用痰热清、热毒宁、清开灵等静脉用制剂。

（5）糖皮质激素的应用 对于重症且达到急性肺损伤标准的腺病毒性肺炎病例，应及时使用糖皮质激素，以减轻肺渗出、损伤，并改善肺的氧合功能。

符合下列之一者考虑应用糖皮质激素：

①持续高热≥39℃，同时肺部影像学出现多发或大片实变和（或）阴影，短期内进展迅速。

②有明显呼吸窘迫，达到急性肺损伤或急性呼吸窘迫综合征诊断标准。

（6）东莨菪碱的应用 可减少肺渗出，改善末梢循环，对肺部渗出明显或末梢循环不佳者可酌情使用。

（7）抑酸药物的应用 危重症且使用糖皮质激素者易发生应激性溃疡，需应用质子泵抑制剂奥美拉唑等。

（8）继发感染的预防和治疗　对危重症患者，尤其是使用糖皮质激素者，应密切监测并及时处理继发感染。

（9）其他治疗　发生休克时应予以抗休克治疗，出现其他脏器功能损害时予以相应支持治疗。

23　腺病毒感染患者常见的护理问题有哪些？

（1）体温过高　与病毒感染有关。

（2）清理呼吸道无效　与肺部感染、分泌物增多有关。

（3）气体交换受损　与病毒感染影响肺部通气有关。

（4）舒适的改变　与腺病毒引起的并发症引起身体不适有关。

（5）营养失调（低于机体需要量）　与高热、咽结膜炎、食欲差有关。

（6）知识缺乏　缺乏疾病防治和康复相关知识。

（7）有受伤的危险　与患者烦躁、易惊有关。

（8）焦虑　与疾病起病急，患者心理适应能力不佳有关。

（9）潜在并发症　出血性膀胱炎、多器官功能衰竭等。

24　腺病毒感染患者常见的护理要点有哪些？

（1）一般护理

①密切监测患者的基本生命体征，保持病房清洁、舒适，包括体温、脉搏、呼吸、血压，异常时应缩短时间记录。

②每日饮水量在 1500mL 以上，以保证呼吸道黏膜的湿润和病变的修复，有利于痰液的排出。

③对于卧床不能自理的患者，要做好口腔卫生护理，及时清理口腔分泌物，防止吸入性肺炎发生。定时叮嘱其深呼吸，增加肺通气，定时协助患者翻身、拍背，促进痰液的排出，痰液黏稠者还可进行超声雾化等祛痰治疗。

④嘱患者咳嗽、咳痰、打喷嚏时用手帕、纱布等做好防护，防止飞沫扩散，要将痰吐在纸上或痰杯中，消毒后遗弃或焚烧处理。

（2）对症护理

①对发热患者要保持病房清洁、舒适，每日通风，保持适宜的温度和湿度。鼓励患者多饮水，每日饮水量在 1500mL 以上，详细记录体温变化情况，在使用退热药物半小时后要复测体温，观察用药效果。在药物降温的同时，还要适当使用物理降温。对于出汗较多的患者，要及时更换床单及衣物等，保持干燥、清洁。

②患者口腔有不同程度的疱疹、溃疡引起疼痛而拒绝进食，加强口腔护理，可减轻疼痛，促进疱疹愈合，预防继发感染。保持口腔清洁，晨起、饭后、睡前及雾化后，给予 1∶5000 呋喃西林溶液进行含漱。咽部不适、疼痛、咳嗽严重的患者，遵医嘱给予雾化吸入，以缓解其不适感。

（3）用药护理　轻度患者多呈自限性，避免过度治疗，如使用广谱抗生素、糖皮质激素等；重症患者需掌握广谱抗生素、糖皮质激素的应用指征和时机，用药过程中应密切评估病情变化，及时调整用药方案，注意对症支持治疗，勤观察药物的副作用。

（4）饮食护理　具体饮食建议需要根据症状咨询医生，合理膳食，保证营养全面而均衡。

饮食适宜：宜吃清热抗病毒、抗菌消炎的食物；增强免疫力的食物。

饮食禁忌：忌吃过甜的食物，如白糖、饴糖、甜饮料；油腻的食物，如鸡油、猪油、牛油、羊油、奶油；辛辣刺激的食物，如芥末、花椒、胡椒、生蒜、生姜。

（5）心理护理　腺病毒感染暴发传播速度快，面积大，一且确诊，立即被集中隔离治疗。患者体温常常反复，变化无常，有的甚至会出现持续高热，加之患者对疾病知识的缺乏，容易出现紧张、焦虑、恐惧等心理反应。护士应当对患者进行心理疏导。

①首先向患者说明腺病毒感染是一种自限性疾病，病程1～14天（平均5～7天）。

②其次对患者进行腺病毒感染相关知识的宣教，如印发防病手册，消除其恐惧、紧张的心理。了解患者思想状态，对有反复发热、心理焦虑、恐惧的患者，说明出现反复发热的原因，告知患者不要惊慌，帮助其树立战胜疾病的信心。

25 腺病毒感染有什么疫苗和药物可预防吗？

（1）疫苗预防 4型和7型腺病毒有口服疫苗，效果较好。但近年流行的55型腺病毒是一种新型重组病毒，目前尚无针对性疫苗。正在使用和试用的疫苗有甲醛灭活疫苗和减毒活疫苗。但因腺病毒对新生地鼠有致癌作用，人们对于疫苗的作用难免有疑虑。最近有人研制腺病毒衣壳亚单位疫苗，可解决疫苗的安全性问题。国外报道有用DNA的衣壳成分为疫苗或用肠用胶丸口服疫苗（4型及7型腺病毒）有效的。

（2）药物预防 目前无特效治疗腺病毒感染的药物，可口服抗病毒类药物进行预防，发病后主要采取对症治疗措施。

26 腺病毒感染患者在住院期间如何进行消毒隔离？

①要对居住的病室定时通风，并用紫外线灯管或紫外线循环风进行消毒，每日2次。

②物表、地面消毒采用1000～2000mg/L含氯消毒剂擦拭，作用30分钟，腺病毒不耐热，煮沸消毒53℃30分钟，100℃2分钟灭活病毒。

③精密仪器用季铵盐物体表面喷雾消毒剂进行消毒。

④医用垃圾双重包装，密闭装运。患者出院后进行严格的终末消毒。

⑤放射科行各种检查前关闭放射科的中央空调系统，检查结束后进行通风，并用紫外线灯管进行消毒，物表用含氯消毒剂擦拭，清洗空调过滤网。

27 如何有效预防腺病毒感染？

尽管各个年龄组均可感染腺病毒，但以婴幼儿和老年人以及免疫功能缺陷者、接受器官移植者容易感染。这些人群应为重点保护对象，有症状早就医、早诊断、早治疗。

（1）严格控制传染源　出现 5 人以上集体发病的情况要及时向所在地区防疫部门报告，及时采取有效的防控措施，避免疾病蔓延。在腺病毒感染流行季节，托幼机构上呼吸道感染患儿应回家隔离休息，以免造成传播流行。患病后尽量在附近医院就诊，避免到患者较集中的大医院观察室输液，以防造成交叉感染。出现严重咳嗽和呼吸困难症状多属严重病例，应及时到医院住院治疗，以免延误病情。

（2）切断传播途径　一旦发生急性发热、咽喉疼痛和结膜炎的症状，要及早到医院看病，早隔离、早治疗。

（3）保护易感者　其预防措施和其他呼吸道、消化道传染病预防相似，主要是勤洗手，勤消毒，避免接触患者及其呼吸道飞沫。平常多饮水，多吃蔬菜和水果，注意锻炼身体；室内多通风，保持室内环境清洁；冬春流行季节尽量少去人员密集的公共场所，外出时戴口罩，避免接触患者，以防感染。

28 腺病毒感染有哪些特征？

（1）培养特性　人类腺病毒无敏感动物，也不能在鸡胚中生长。但能在来源于人的多种细胞培养中增殖，引起细胞肿胀变圆、集聚成葡萄串状，并可在感染的细胞核内形成嗜碱性包涵体。

（2）抵抗力　腺病毒对理化因素的抵抗力较强，耐酸并能耐受蛋白酶及胆汁的作用。在室温中可存活 10 天以上，53℃ 30 分钟灭活。

（3）致病性

①腺病毒经呼吸道、消化道或眼结膜侵入人体，在扁桃体、生殖腺、肠系膜淋巴结等局部淋巴组织中增殖，不形成病毒血症。

②腺病毒主要感染儿童，大多无症状。相关的临床病症主要是小儿急性咽炎、急性呼吸道感染和病毒性肺炎等。某些类型腺病毒可引起婴儿腹泻，称肠道腺病毒。此外，还能导致其他一些临床疾病，如小儿的急性出血性膀胱炎。

③某些由机体免疫反应介导的病毒感染的组织损伤。例如，虽然呼吸道合胞病毒对呼吸道纤毛上皮细胞的直接破坏作用最轻，但是却可能引起婴幼儿严重呼吸道疾病。值得注意的是，最易罹患的年龄正是母传抗体水平最高的阶段。要判断是否与免疫反应有关，可在接种疫苗后，看看自然感染者的病情是否加重，如果是，那么很可能是有关的。

（4）免疫性　腺病毒感染后，产生特异性抗体，对同型病毒的感染有保护作用，免疫力持久。

29　腺病毒性肺炎与革兰氏阴性杆菌肺炎和支原体肺炎的区别是什么？

腺病毒性肺炎与革兰氏阴性杆菌肺炎和支原体肺炎的区别见表 2-11。

表 2-11 腺病毒性肺炎与革兰氏阴性杆菌肺炎和支原体肺炎的区别

区别	腺病毒性肺炎	革兰氏阴性杆菌肺炎	支原体肺炎
病原体	腺病毒3型、7型（与咽结膜热病原相同）	1. 以流感嗜血杆菌和肺炎杆菌为多，伴有免疫缺陷常见铜绿假单胞菌 2. 新生儿易患大肠杆菌肺炎	肺炎支原体
多发年龄	6个月～2岁	均可发病	学龄儿童及青年
临床表现	1. 高热时间长 2. 中毒症状重（面色苍白或发灰、嗜睡与烦躁交替） 3. 易合并心肌炎和多系统受累	1. 病情呈亚急性 2. 可急可缓有冷热感或无发热，食欲不振、恶心 3. 呼吸道症状及神经精神症状	1. 起病慢，咳嗽为突出症状，初为干咳，后转为顽固性剧咳，常有黏稠痰液 2. 部分可有溶血性贫血、脑膜炎、格林-巴利综合征等肺外表现
体征	1. 高热3～7天后体征方可出现（啰音出现晚） 2. 肝脾大，麻疹样皮疹	肺部湿啰音	1. 多不明显，甚至全无 2. 体征与剧烈咳嗽及发热等临床表现不一致
X线表现	1. X线改变较肺部啰音出现早 2. 大小不等的片状阴影或融合成大病灶，甚至一个大叶	1. 肺炎杆菌可为肺段或大叶性致密实变阴影，其边缘往往膨胀凸出 2. 铜绿假单胞菌肺炎显示结节状浸润阴影及细小脓肿，后可融合成大脓肿 3. 流感嗜血杆菌肺炎可呈粟粒状阴影，基本改变为支气管肺炎征象，或呈一叶或多叶节段性或大叶性炎症阴影，易见于胸腔积液	1. 支气管肺炎 2. 间质性肺炎 3. 均匀一致的片状阴影（云雾状） 4. 肺门阴影增浓

30　影响感染腺病毒患者预后的主要因素有哪些？

（1）年龄　年龄幼小者缺乏特异抗体，死亡多发生于 6 ～ 18 个月儿童，2 岁以上者几乎没有死亡。

（2）继发感染　如并发或继发于麻疹、一般肺炎或其他重症的过程中，病死率较高，继发金黄色葡萄球菌或大肠埃希杆菌等感染时预后也较严重。

（3）病原　与 3 型、11 型腺病毒比较，7 型所致肺炎的重症及死亡者较多。

31　个人或周围人员出现发热、咳嗽症状该怎么办？

①个人出现发热、咳嗽症状时，应及时报告，做适当防护（咳嗽时应用纸巾、手帕等遮住口鼻，必要时可佩戴口罩），并尽快就医。就医时，要主动详细报告近期与其他发热患者接触情况。

②当周围人员出现发热、咳嗽等不适症状时，要及时报告并做好个人防护，给予帮助，协助就医。医生要详细了解情况，及时上报，采取初步的防疫措施，特别是对出现 3 例以上发热、咳嗽症状的情况，要给予重点关注。

32　如何做好腺病毒感染防控工作？

①要完善防控预案，密切监测疫情，落实体温检测制度。

②实行日报告、零报告，做到早发现、早隔离、早治疗。

③广泛开展腺病毒感染防治知识宣传教育，提高人员自我防病意识和能力，养成良好的生活习惯。

④如发现疑似病例，应就地隔离（单间），做好防护，并由医疗卫生人员尽早处置。

参考文献

[1] 尹红, 王善雨. 腺病毒 55 型感染的流行病学特征与预防控制 [J]. 中国当代医药, 2012, 19(17)：13-15.

[2] 赵敏, 李文刚, 王福生, 等. 腺病毒感染诊疗指南 [J]. 解放军医学杂志, 2013, 38(7)：529.

[3] 程霞波, 贾邯梦, 吴迪, 等. 某新训部队防控一起 7 型腺病毒感染的做法和体会 [J]. 解放军预防医学杂志, 2017, 35(1)：87-88.

[4] 周奕帆, 胡小兵, 王文博, 等. 驻成都某部 55 型腺病毒疫情流行病学调查分析 [J]. 西南国防医药, 2017, 27(7)：774-776.

[5] 刘娟. 人呼吸道腺病毒 55 型的基因组学与病原学特征研究 [D]. 北京：中国人民解放军军事医学科学院微生物流行病研究所, 2014：8-10.

第十八节　幼儿急疹

01　什么是幼儿急疹？

幼儿急疹（exanthema subitum，ES）又称婴儿玫瑰疹（roseola infantum，RI），是婴幼儿常见的一种急性发热发疹性疾病，由人类疱疹病毒 6 型、7 型感染引起。其特点是在发热 3～5 天后热度突然下降，皮肤出现玫瑰红色的斑丘疹，病情减轻，如无并发症可很快痊愈。

02　幼儿急疹的病因及发病机制是什么？

（1）幼儿急疹的病因　人类疱疹病毒 6 型（HHV-6）是主要病因，绝大多数 ES 由 HHV-6B 型感染引起，极少由 HHV-6A 型感染引起。在幼儿急疹及发热性疾病中，HHV-6B 型的感染多见，在免疫抑制患者中，两型感染均可见。其他少见的病因有人类疱疹病毒 7 型（HHV-7）、柯萨奇病毒 A 和 B、埃可病毒、腺病毒和副流感病毒 I 型。

（2）幼儿急疹发病机制　发病机制不十分清楚，可能是病毒由呼吸道侵入血液而引起机体对病毒的免疫反应，皮疹为病毒血症末期病毒在皮肤组织中被抗体中和所致。但多数人认为皮疹为病毒血症本身造成的局部表现，但为何会有热退出诊的现象，仍未获解答。

03　幼儿急疹传染源有哪些?

幼儿急疹的主要传染源是患者和隐性感染者。

04　幼儿急疹传播途径是什么?

幼儿急疹可经空气飞沫传播。

05　哪些人群为幼儿急疹的易感人群?

易感人群（好发年龄段）为 6 ~ 18 月龄小儿，因此年龄段由母体传递的抗体在减少。纯母乳喂养的婴儿抵抗幼儿急疹的能力强；非母乳喂养的婴儿，患有免疫力低下、肠道菌群失调（肠道微生态失调）的小儿也较易罹患幼儿急疹。

06　幼儿急疹有哪些流行特征?

①幼儿急疹发病率逐年提高。
②幼儿急疹呈全年散发，但以冬春季发生较多。

07　幼儿急疹潜伏期为多长时间?

幼儿急疹的潜伏期为 1 ~ 2 周，平均 10 天左右。

08　幼儿急疹临床表现及体征有哪些?

（1）发热　多无前驱症状而突然发生高热，体温 39 ~ 40℃，高热初期可伴惊厥。患儿除了有食欲缺乏外，一般精神状态无明显改变，但亦有少数患儿有恶心、呕吐、咳嗽、巩膜炎、口周肿胀及血尿，极少数出现嗜睡、惊厥等。咽部和扁桃体轻度充血，头颈部、枕部淋巴结轻度肿大，表现为高热与轻度的症状及体征不相称。

（2）出疹　发热 3 ～ 5 天后，热度突然下降，在 24 小时内体温降至正常，热退同时或稍后出疹，皮疹为红色斑丘疹，散在，直径 2 ～ 5mm 不等，压之退色，很少融合。皮疹通常先发生于面颈部及躯干，以后渐渐蔓延到四肢近端。持续 1 ～ 2 天后皮疹消退，疹退后不留任何痕迹，没有脱屑和色素沉着。部分患儿早期腭垂可出现红斑，皮疹无需特殊处理，可自行消退。

（3）其他症状　包括眼睑水肿、前囟隆起、流涕、腹泻、食欲减退等。部分患儿颈部淋巴结肿大。

09　幼儿急疹常见并发症有哪些？

（1）高热惊厥　研究证实，由 HHV-6 感染引起的高热惊厥占高热惊厥病因的 30% ～ 70%。感染的证据包括从高热患儿脑脊液中检测到 HHV-6 DNA，HHV-6 IgG 抗体滴度恢复期较急性期增高 4 倍以上，HHV-6 IgM 抗体阳性等。部分患儿高热惊厥后可出现脑海马的硬化，进而引起癫痫发作。

（2）脑炎　神经系统症状可以在发热期出现，也可以发生在热退出疹期后。脑脊液、脑电图、CT 检查所见无特征性改变。SPECT（单光子发射计算机断层成像）检查结果是大脑半球和大脑基底核区域血流低下，支持 HHV-6 感染造成脑血管病变，引起脑炎的论点。从脑炎患者脑脊液中可检测到 HHV-6 DNA 及抗体。

（3）其他少见并发症　脊髓膜炎、面神经麻痹、急性肝炎、心肌炎、血小板减少性紫癜等。

10　幼儿急疹常见实验室检查有哪些？

（1）血常规　在发病的第 1～2 天，白细胞计数可增高，但发疹后则明显减少，而淋巴细胞计数增高，最高可达 90% 以上。

（2）病原学检查

①病毒分离。病毒分离是 HHV-6、HHV-7 感染的确诊方法。HHV-6、HHV-7 可在新鲜脐血单核细胞或成人外周血单核细胞中增殖。但需在培养基中加入植物血凝素（PHA）、IL-2、地塞米松等物质。感染细胞在 7 天左右出现病变，细胞呈多形性、核固缩，出现多核细胞。感染细胞出现病变后还可继续生存 7 天，未感染细胞则在培养 7 天内死亡。由于病毒分离培养费时，不适于早期诊断，一般只用于实验室研究。

②特异性抗体、抗原检测。活动性 HHV-6 感染时特异性抗体 5～7 天后转阳，10 天内双份血清特异性 IgG 抗体 4 倍升高。用单克隆抗体检测末梢血单核细胞中 HHV-6 特异性早期抗原，因其和病毒分离结果符合率达 90% 以上，当日可出结果，能为临床做出快速诊断。

③病毒 DNA 检测。采用核酸杂交方法及 PCR 方法可以检测 HHV-6、HHV-7 DNA。由于 HHV-6、HHV-7 均存在潜伏感染，因此有时检测出病毒的 DNA，并不能确定处于潜伏状态或激活状态。可用定量、半定量 PCR 来测定 DNA 的量，明确是否存在活动性感染。高浓度的病毒 DNA 提示活动性感染的存在。

通常依据典型临床表现即可作出临床诊断，临床医生一般不需要依靠病原学检查诊断此病。

11　幼儿急疹诊断依据有哪些？

2 岁以内的婴幼儿，高热 3～4 天，全身症状轻微，热退时或热退后出现红色斑丘疹，皮疹持续 1 ～ 2 天消退，即可作出临床诊断。

12 幼儿急疹治疗原则及常用药物有哪些？

（1）幼儿急疹治疗原则 本病应着重一般处理，加强护理，以对症处理为主。

（2）幼儿急疹治疗常用药物

①本病尚无特效药治疗，抗生素治疗无效，只需对症处理。

②高热时物理降温，适当应用含有"对乙酰氨基酚"或"布洛芬"成分的婴幼儿退烧药（例如：泰诺林、百服宁、美林等）。

③一旦出现惊厥给予苯巴比妥钠或水合氯醛，可适当补液。

④中医治疗早期宜用疏风解表药，出疹期宜用清热凉血药。

13 幼儿急疹常见护理问题有哪些？

（1）体温过高 与病毒感染有关。

（2）活动无耐力 与食欲不振导致的营养摄入不足有关。

（3）皮肤完整性受损 与出疹引起的皮肤破损有关。

（4）焦虑、恐惧 与患儿家属对疾病的不了解有关。

（5）营养失调（低于机体需要量） 与发热、纳差、摄入减少、腹泻有关。

14 幼儿急疹护理要点有哪些？

（1）一般护理

①让患儿卧床休息，保持室内安静、空气流通，并注意隔离，避免交叉感染。

②保持皮肤的清洁卫生，经常给患儿擦去身上的汗渍，以免着凉。

③给患儿多喝些开水，以利出汗和排尿，促进毒物排出；

可给患儿洗温水浴，或者用温水擦身。防止患儿因高热引起惊厥。

④本病虽传染性不强，应隔离患儿至出疹后 5 天。

⑤主要隔离对象是患儿及易感者，应避免接触好发年龄段的小儿。

（2）对症护理 轻型患儿可卧床休息，给予适量水分和营养丰富易消化饮食。高热时可给予物理降温或小量退热剂，哭闹烦躁时用镇静剂；惊厥则及时止惊。

（3）饮食护理 给予适量水分和营养丰富易消化饮食，吃流质或半流质饮食，适当补充维生素 B、维生素 C 等。

15 幼儿急疹的患儿环境有哪些要求？

病室内要安静，空气注意流通并保持新鲜。

16 如何预防幼儿急疹？

预防传染的重点就是加强自身免疫力，同时远离感染源。

（1）管理传染源 做好隔离工作，隔离患儿至出疹后 5 天；发现可疑患儿，应隔离观察 7 ～ 10 天。不让感染源靠近，这是预防幼儿急疹传染最直接的方法。

（2）切断传播途径 病房通风，易感者流行期尽量减少外出，避免去人群密集的场所。

（3）保护易感人群 避免接触患病的幼儿（最佳预防措施）；提倡和鼓励孩子增加运动，提高自身的免疫力。

第三章

其他经呼吸道传播的传染病

第一节 手足口病

01 什么是手足口病？

手足口病（hand-foot-mouth disease，HFMD）是由肠道病毒引起的常见急性发热出疹性传染病，多发生于婴幼儿，可引起手、足、口腔等部位的疱疹，个别患者可引起心肌炎、肺水肿、无菌性脑膜脑炎等并发症。

02 手足口病是由什么病毒引起的？

肠道病毒为小 RNA 病毒科、肠道病毒属的一般单股亚链 RNA 病毒。手足口病由肠道病毒引起，主要致病血清型包括柯萨奇病毒（Coxsackie virus，CV） A 组 4 ～ 7、9、10、16 型和 B 组 1 ～ 3、5 型，埃可病毒（ECHO virus）的部分血清型和肠道病毒 71 型（Enterovirus 71，EV-A71）等，其中以 CV-A16 和 EV-A71 最为常见，重症及死亡病例多由 EV-A71 所致。近年部分地区 CV-A6、CV-A10 有增多趋势。肠道病毒各型之间无交叉免疫力。

03　手足口病的传播途径有哪些？

手足口病的传播方式多样，以通过人群密切接触传播为主。主要经粪-口和（或）呼吸道传播，亦可经接触患者皮肤、黏膜疱疹液而感染。

①病毒可通过被患者的唾液、疱疹液、粪便等污染的手、毛巾、手绢、牙杯、玩具、食具、奶具以及床上用品、内衣等引起间接接触传播。

②患者咽喉分泌物及唾液中的病毒可通过飞沫传播。

③如接触被病毒污染的水源，亦可经水感染。

④门诊交叉感染和口腔器械消毒不合格亦是造成传播的原因之一。

04　手足口病的易感宿主有哪些？

人群对引起手足口病的肠道病毒普遍易感，感染后可获得免疫力。由于不同病原类型感染后抗体缺乏交叉保护力，人群可反复感染发病。成人大多已通过隐性感染获得相应抗体，因此，手足口病的患者主要为学龄前儿童，婴幼儿和儿童普遍易感，以5岁以下儿童为主。

05　手足口病的流行分布有哪些特征？

①手足口病分布广泛，无明显的地区性；四季均可发病，以夏秋季高发。据国外文献报道，手足口病每隔2～3年在人群中可流行一次。

②本病常呈暴发流行后散在发生，流行期间，幼儿园和托儿所易发生集体感染，家庭也亦可发生聚集发病现象。该病传染性强，传播途径复杂，在短时间内可造成较大规模流行。

06 手足口病的潜伏期有多长时间?

手足口病的潜伏期为 2 ~ 10 天,平均 3 ~ 5 天。

07 手足口病的传染源包括哪些?

手足口病的传染源包括手足口病的患者和隐性感染者。流行期间,患者为主要传染源。以发病后 1 周内传染性最强,其传染性可持续至症状和体征消失后数周。患者在发病急性期可自咽部排出病毒,疱疹液中含大量病毒,破溃时病毒溢出,病后数周,患者仍可从粪便中排出病毒。

08 手足口病分为几期?

根据疾病的发生发展过程,将手足口病分 5 个期:

(1)第 1 期(出疹期) 主要表现为发热,手、足、口、臀等部位出疹,可伴有咳嗽、流涕、食欲不振等症状。部分病例仅表现为皮疹或疱疹性咽峡炎,个别病例可无皮疹。典型皮疹表现为斑丘疹、丘疹、疱疹。皮疹周围有炎性红晕,疱疹内液体较少,不疼不痒,皮疹恢复时不结痂、不留疤;不典型皮疹通常小、厚、硬、少,有时可见瘀点、瘀斑。某些型别肠道病毒如 CV-A6 和 CV-A10 所致皮损严重,皮疹可表现为大疱样改变,伴疼痛及痒感,且不限于手、足、口部位。此期属于手足口病普通型,绝大多数在此期痊愈。

(2)第 2 期(神经系统受累期) 少数病例可出现中枢神经系统损害,多发生在病程 1 ~ 5 天内,表现为精神差、嗜睡、吸吮无力、易惊、头痛、呕吐、烦躁、肢体抖动、肌无力、颈项强直等。此期属于手足口病重症病例类型,大多数可痊愈。

(3)第 3 期(心肺功能衰竭前期) 多发生在病程 5 天内,表现为心率和呼吸增快、出冷汗、四肢末梢发凉、皮肤花斑、血压升高。此期属于手足口病重症病例危重型。及时识别并正确治疗，是降低病死率的关键。

（4）第4期（心肺功能衰竭期） 可在第3期的基础上迅速进入该期。临床表现为心动过速（个别患者心动过缓）、呼吸急促、口唇发绀、咳粉红色泡沫痰或血性液体、血压降低或休克。亦有病例以严重脑功能衰竭为主要表现，临床可见抽搐、严重意识障碍等。此期属于手足口病重症危重型，病死率较高。

（5）第5期（恢复期） 体温逐渐恢复正常，对血管活性药物的依赖逐渐减少，神经系统受累症状和心肺功能逐渐恢复，少数可遗留神经系统后遗症。部分手足口病例（多见于CV-A6、CV-A10感染者）在病后2～4周有脱甲的症状，新甲于1～2月长出。

09 手足口病的普通病例临床表现有哪些？

①急性起病，发热，手掌或脚掌部出现斑丘疹和疱疹，臀部或膝盖也可出现皮疹。多有咽口部痛，影响进食。口腔黏膜出现散在粟粒样疱疹，或灰黄色溃疡，周围有炎症红晕，多见于舌面、硬腭、颊黏膜或口唇。手、足、臀部皮疹为斑丘疹或疱疹，无疼痛感或瘙痒感，斑丘疹多在5天左右由红变暗，逐渐消退，疱疹呈圆形凸起，大小不等，内有浑浊液体，5～10天内结成硬皮逐渐消失，不留瘢痕，部分仅表现为皮疹或疱疹性咽峡炎，病程自限，多在1周内痊愈，预后良好。

②部分患者可伴有咳嗽、流涕、食欲不振、恶心、呕吐和头疼等症状。

10 手足口病的重症病例临床表现有哪些？

手足口病的重症病例临床表现有：

起病后病情进展迅速，虽无手足口病典型表现，但在发病

1～5天出现脑膜炎、脑炎、脑脊髓炎、神经性肺水肿、循环障碍等，病情危重，病死率高，存活病例可留有后遗症。

（1）神经系统表现　出现皮疹后2～4天，表现为精神差、嗜睡、易惊扰、头痛、呕吐、谵妄，甚至昏迷，也可出现肢体抖动、肌痉挛、眼球震颤、共济失调、眼球运动障碍等脑炎表现。可有脑膜刺激征，肢体无力或急性弛缓性麻痹、惊厥，腱反射减弱或消失，病理征阳性。颅内压高或脑疝患者表现为剧烈头痛、脉搏缓慢、血压升高、前囟隆起、呼吸节律不规则或停止、球结膜水肿、瞳孔大小不对等、对光反应迟钝或消失。

（2）呼吸系统表现　呼吸浅促或节律改变、呼吸困难，口唇发绀，咳嗽，伴白色、粉红色或血性泡沫样痰，肺部可闻及湿啰音或痰鸣音。

（3）循环系统表现　面色苍白、皮肤花纹、四肢发凉、指（趾）发绀、出冷汗，毛细血管再充盈时间延长，心率增快或减慢，脉搏浅快或减弱甚至消失，血压升高或下降。

11　手足口病常见的实验室检查有哪些？

（1）血常规　普通病例一般无明显改变，可有白细胞计数正常或轻度升高。重症病例白细胞计数明显升高或显著降低，恢复期逐渐下降至正常。

（2）血生化检查　部分病例谷丙转氨酶、谷草转氨酶、肌酸激酶同工酶（CK-MB）轻度升高，升高程度与疾病严重程度成正比，与预后密切相关。重症病例者肌钙蛋白、血糖、乳酸升高；C反应蛋白一般不升高。并发多脏器功能损害者可出现血氨、血肌酐、尿素氮等升高。

（3）脑脊液检查　神经系统受累时，脑脊液符合病毒性脑膜炎和（或）脑炎改变，表现为外观清亮，压力增高，白细胞计数增多，以单核细胞为主（早期以多核细胞升高为主），蛋白正常或轻度增多,糖和氯化物正常。

(4)血气分析检查 呼吸系统受累时或重症病例可有动脉血氧分压降低,血氧饱和度下降,二氧化碳分压升高,酸中毒等。

(5)病原学及血清学检查 病原学及血清学临床样本(咽拭子、粪便或肛拭子、血液等标本)肠道病毒特异性核酸检测阳性或分离到肠道病毒。急性期血清相关病毒 IgM 抗体阳性。恢复期血清 CV-A16、EV-A71 或其他可引起手足口病的肠道病毒中和抗体比急性期有 4 倍及以上升高。

12 手足口病的诊断标准是什么?

(1)流行病学史 常见于学龄前儿童,婴幼儿多见。流行季节,当地托幼机构及周围人群有手足口病流行,发病前与手足口病患者有直接或间接接触史。

(2)临床表现 符合发热,手掌或脚掌部出现斑丘疹和疱疹,臀部或膝盖也可出现皮疹等临床表现。极少数病例皮疹不典型,部分病例仅表现为脑炎或脑膜炎等,诊断需结合病原学或血清学检查结果。

(3)病原学基础方面 肠道病毒(CV-A16、EV-A71 等)特异性核酸检查阳性;分离出肠道病毒,并鉴定为 CV-A16、EV-A71 或其他可引起手足口病的肠道病毒;急性期血清相关病毒 IgM 抗体阳性;恢复期血清相关肠道病毒的中和抗体比急性期有 4 倍及以上升高。

13 手足口病与其他疾病的鉴别诊断方法有哪些?

(1)与其他儿童出疹性疾病鉴别 如丘疹性荨麻疹、沙土性皮炎、水痘、非典型麻疹、幼儿急疹、带状疱疹、风疹以及川崎病等鉴别;CV-A6 或 CV-A10 所致大疱性皮疹需与水痘鉴别;口周出现皮疹时需与单纯疱疹鉴别。可依据病原学检查和血清学检查进行鉴别。

（2）与其他病毒所致脑炎或脑膜炎鉴别　如单纯疱疹病毒、巨细胞病毒、EB病毒等引起的脑炎或脑膜炎，临床表现与手足口病合并中枢神经系统损害的重症病例表现相似。对皮疹不典型者，应结合流行病学史并尽快留取标本，进行肠道病毒尤其是EV-A71的病毒学检查，结合病原学或血清学检查结果做出诊断。

（3）与脊髓灰质炎鉴别　重症病例合并急性弛缓性瘫痪时需与脊髓灰质炎鉴别，后者主要表现为双峰热，病程第2周退热前或退热过程中出现弛缓性瘫痪，病情多在热退后到达顶点，无皮疹。

（4）与肺炎鉴别　重症病例可发生神经源性肺水肿，应与肺炎鉴别。肺炎患者一般无皮疹，胸片可见肺实变病灶、肺不张及胸腔积液等，病情加重或减轻呈逐渐演变的过程。

14　手足口病的治疗方法有哪些？

（1）一般治疗　普通病例门诊治疗。注意隔离，避免交叉感染，清淡饮食，做好口腔和皮肤护理。积极控制高热，体温超过38.5℃者，采用物理降温（温水擦浴、使用退热贴等）或遵医嘱应用退热药物治疗，常用药物有布洛芬颗粒、对乙酰氨基酚片。保持患者安静，惊厥患者需要及时止惊，常用药物有咪达唑仑、地西泮、水合氯醛等。需严密监测生命体征，做好呼吸支持准备，保持呼吸道通畅，必要时吸氧，注意营养支持，维持水、电解质平衡。

（2）病因治疗　目前尚无特效抗肠道病毒药物。研究显示，α干扰素喷雾或雾化、利巴韦林静脉滴注早期使用可有一定疗效，若使用利巴韦林应关注其不良反应和生殖毒性。不应使用阿昔洛韦、更昔洛韦、单磷酸阿糖腺苷等药物治疗。

（3）液体疗法　重症病例可出现脑水肿、肺水肿及心功能衰竭，应控制液体入量，准确计算生理需要量，建议匀速给予，注意维持血压稳定。休克病例在应用血管活性药物同时，进行液体复苏，此后酌情补液，避免短期内大量扩容。仍不能纠正者给予胶体液（如白蛋白或血浆）输注。有条件的医疗机构可依据中心静脉压（CVP）、动脉血压（ABP）等指导补液。

（4）降颅压　常用甘露醇快速静脉输入，严重颅内高压或脑疝时，可增加频次。严重颅内高压或低钠血症患者可考虑联合使用高渗盐水（3% 氯化钠）。有心功能障碍者，可使用利尿剂，如呋塞米静脉注射。

（5）血管活性药物　第 3 期患者血流动力学改变为高动力高阻力型，以使用扩血管药物为主。常用药物有米力农。高血压者应将血压控制在该年龄段严重高血压值以下，常用药物可用酚妥拉明或硝普钠，用药期间密切监测血压等生命体征。第 4 期患者血压下降时，可应用正性肌力及升压药物治疗，如：多巴胺、去甲肾上腺素、肾上腺素等，从低剂量开始，以能维持接近正常血压的最小剂量为佳。

（6）静脉注射用丙种球蛋白　第 2 期不建议常规使用静脉注射用丙种球蛋白。有脑脊髓炎和持续高热等表现者以及危重病例可酌情使用。

（7）糖皮质激素　有脑脊髓炎和持续高热等表现者以及危重病例可酌情使用。

（8）机械通气　出现以下表现之一者，可予气管插管机械通气：呼吸急促、减慢或节律改变；气道分泌物呈淡红色或血性；短期内肺部出现湿性啰音；胸部 X 线检查提示肺部明显渗出性病变；经皮动脉血氧饱和度（SpO_2）或动脉血氧分压（PaO_2）下降；面色苍白、发绀、皮温低、皮肤花斑、血压下降；频繁抽搐或昏迷。

（9）其他　血液净化治疗危重症患者有条件时可开展床旁连续性血液净化治疗，目前尚无具体推荐建议。血液净化辅助治疗有助于降低"儿茶酚胺风暴"，减轻炎症反应，协助液体平衡和替代肾功能等，适用于第 3 期和第 4 期患者。体外生命支持包括体外膜氧合（ECMO）、体外左心支持（ECLVS）、ECMO+ 左心减压（LV vent）等。适用于常规治疗无效的合并心肺衰竭的危重型患者，其中 ECMO+ 左心减压适用于合并严重肺水肿和左心衰竭的重症患者。严重脑功能衰竭的患者不建议使用。

（10）恢复期治疗　针对患者恢复期症状进行康复治疗和护理，促进各脏器功能尤其是神经系统功能的早日恢复。

15　手足口病的消毒隔离要求有哪些？

手足口病主要通过患者以及病毒携带者进行传播，一旦确诊，对患者以及疑似患者应该采取隔离措施，安排其在单独病室，不可与其他患者混住。对于与其密切接触的人员需经过 7 ～ 10 天的隔离期。并做好呼吸道以及接触隔离的措施，病情较轻的可在室内活动，但是需要严格陪护和探视。

①疾病流行期间，医院应实行预检分诊，并专辟诊室（台）接诊和治疗疑似手足口病患者，引导发热出疹患者到专门诊室（台）就诊，划出专门区域或房间用于手足口病患者的输液，减少患者之间的交叉感染。

②医院对接诊疑似手足口病患者或发热出疹患者的专门候诊区、诊室（台）等区域应增加清洁消毒频次，根据就诊患者情况可由原来每日两次增加至每 2 小时一次，有明显污染的立即清洁消毒。

对于中午不休息连续诊治患者的医院，应有备用诊室进行轮流清洁消毒。室内清扫时应采用湿式清洁方式，环境物体表面消毒可用 500mg/L 含氯消毒剂溶液擦拭或拖拭消毒，作用时间 30 分钟。

③发热出疹患者的候诊区、诊室（台）、输液室等区域及手足口病病房应加强通风，对通风不良的场所应增加机械通风。

④医务人员在诊疗、护理每一位患者后，均应进行手卫生。由于 75% 的乙醇不能将肠道病毒灭活，因此不能选用单剂乙醇作为手的消毒剂，而应选用复配手消毒剂。

⑤诊疗、护理患者过程中所使用的非一次性的仪器、物品等用 1000mg/L 含氯消毒剂溶液擦拭消毒，作用时间 30 分钟，或用 0.3% 过氧乙酸作用时间 60 分钟，或用紫外线灯直接照射 30 分钟。

⑥同一间病房内不应收治其他非肠道病毒感染的患者。重症患者应单独隔离治疗。

⑦住院患者要保持室内清洁，空气流畅、新鲜，温度湿度适宜，并定期开窗通风透气，保持室内良好的空气质量。对室内空气进行紫外线消毒 2 次 / 天，每次 30 分钟；使用过的病床床上用品及窗帘等应用大于 70℃ 的水温进行洗涤消毒；床及床垫须用有效的方法进行消毒；桌椅等设施和物品必须用 1000mg/L 含氯消毒剂溶液擦拭消毒，作用时间 30 分钟，或用 0.3% 过氧乙酸作用 60 分钟后才能继续使用。

⑧患者稀薄粪便每 1000 毫升可加漂白粉 50g 或加 2000mg/L 有效氯消毒剂，搅匀放置 2 小时；成形粪便可用 20% 漂白粉乳剂 2 份加于 1 份粪便中，混匀后，作用 2 小时；尿液每 1000 毫升加入漂白粉 5g 或加 1000mg/L 有效氯消毒剂混匀放置 2 小时。

⑨医疗机构诊断和治疗手足口病时产生的垃圾应按感染性废物进行处理。

⑩医疗机构发现手足口病患者增多或肠道病毒感染相关死

亡病例或发生医院感染时，要立即向当地卫生行政部门和疾控机构报告。

16 如何控制手足口病疫情？

（1）加强医疗机构感染性疾病科工作，做好传染病预检分诊和诊治

①根据病例临床特征，结合流行病学史，对手足口病病例进行临床诊断。

临床特征为急性起病，发热；口腔黏膜出现散在疱疹，米粒大小，疼痛明显，手掌或脚掌部出现米粒大小疱疹，臀部或膝盖偶可受累。疱疹周围有炎性红晕，疱内液体较少。部分患者可伴有咳嗽、流涕、食欲不振、恶心、呕吐、头疼等症状。该病为自限性疾病，多数预后良好，不留后遗症。极少数患者可引起脑膜炎、脑炎、心肌炎、弛缓性麻痹、肺水肿等严重并发症。

了解流行病学接触史有助于病例诊断，包括当地幼托机构或学校有类似疫情，或病例与类似患者有接触史等。发病对象以学龄前儿童为主。

②轻症病例以门诊对症治疗为主。对重症病例（出现神经症状或心血管症状等）应收住院，重点救治。

③强化医院感染控制工作，避免院内交叉感染。医院要落实预诊制度，设立发热与疱疹病例专门诊室，重点加强医院产房、儿科病房的消毒，防止新生儿、婴幼儿院内感染而导致严重后果。

（2）开展疫情监测与流行病学调查，掌握流行动态

①加强对托幼机构、学校等重点场所和人群的疫情监测和管理，深入医疗机构及时了解疫情，并鼓励医疗机构主动报告疫情。

②注意区别手足口病与病毒性脑炎，开展病毒性脑炎等相关疾病的监测与调查，确保流行病学调查的准确性。

③手足口病流行地区要在托幼机构及小学加强晨检工作，及时发现病例。发现患有疱疹的患者，应立即动员家长对其进行家庭隔离治疗，直至病愈方可返校。

④托幼机构应每日对玩具、用具等进行清洗消毒，减少间接接触传播。

⑤加强食品与环境卫生监督工作，减少手足口病经食品及公共场所传播的风险。

⑥对新发患者应及时采集标本，进行病原学诊断。

（3）开展宣传教育与健康促进工作　在托幼机构、中小学、医院等场所，开展饭前便后洗手、促进房间通风等相关内容的健康教育；印刷相关宣传品，对群众进行健康知识普及，倡导建立良好的个人卫生习惯；建议家长尽量少让儿童到拥挤公共场所，减少被感染的机会。出现发热、出疹等症状及时就诊，及时隔离。

（4）做好专业人员培训和考核工作　各地应对医疗机构及疾病预防控制机构专业人员进行手足口病防治技术培训。疾病预防控制机构要依法开展对辖区内医疗机构手足口病防治工作的指导和考核。

17　如何预防手足口病？

（1）控制传染源　加强监测，做好疫情报告。及时发现患者，并积极采取隔离措施，防止疾病蔓延扩散。流行期间托幼机构和学校做好晨间体检，发现疑似患者，及时隔离治疗。医疗机构应积极做好医院感染预防和控制工作。各级各类医疗机构要加强预检分诊，应有专门诊室（台）接诊手足口病疑似病例，接诊手足口病病例时，采取标准预防措施，严格执行手卫生，加强诊疗区域环境和物品的消毒，选择中效或高效消毒剂如含氯（溴）消毒剂等进行消毒，75% 乙醇和 5% 来苏尔对肠道病毒无效。

（2）切断传播途径　预防手足口病要牢记"洗净手、喝开水、吃熟食、多通风、晒衣被"口诀。尽管目前该病尚无特殊的预防方法，但做到以下几点可以有效降低被肠道病毒感染的可能。

①良好的卫生习惯对预防感染十分重要。家长应教育儿童加强个人卫生，做到饭前便后洗手，勤刷牙，勤漱口，勤洗澡。要饮开水，不喝生水，不吃生冷食物，剩饭剩菜要完全加热后再食用。

②对 3 岁以下婴幼儿，家长应看护好，不要让儿童在地上摸爬玩耍，不要用自己嚼过的食物喂给儿童，同时也应注意做好个人卫生。

③家长应尽量少带儿童到拥挤的公共场所，特别是尽量避免与其他有发热、出疹性疾病的儿童接触，减少被传染的机会。

④要加强儿童的营养，注意让儿童休息好，以增强对疾病的抵抗力。

⑤注意观察儿童的健康状况，一旦发现儿童有发热、出疹等表现，应尽早带儿童到正规医院就医。如医生建议住院治疗，应积极配合。如儿童是幼儿园小朋友或学校学生，还应及早告诉老师。儿童彻底治好前，不要急着到幼儿园、学校上学，防止传给别的儿童。

⑥注意做好家庭室内外的清洁卫生，经常清理垃圾、粪便，加强开窗通风，衣服、被褥要在阳光下曝晒。

（3）保护易感人群　注意营养、休息，防止过度疲劳降低机体抵抗力。接种 EV-A71 型灭活疫苗可用于 6 月龄～5 岁儿童预防 EV-A71 感染所致的手足口病，基础免疫程序为 2 剂次，间隔 1 个月，鼓励在 12 月龄前完成接种。

18 手足口病常见的护理问题有哪些？

（1）体温过高 与病毒血症有关。

（2）皮肤完整性受损 与肠道病毒引起的皮疹及继发感染有关。

（3）舒适的改变 与手足和口腔皮疹引起的不适有关。

（4）清理呼吸道无效 与肺部感染、分泌物增多有关。

（5）气体交换受损 与肺部疾病发展程度影响通气有关。

（6）营养失调（低于机体需要量） 与高热、口腔疱疹、食欲差、营养摄入不足有关。

（7）有受伤的危险 与患者烦躁、易惊有关。

（8）焦虑 与疾病起病急，患者心理适应能力不佳有关。

（9）知识缺乏 缺乏疾病防治和康复相关知识。

19 手足口病常见的护理要点有哪些？

（1）一般护理

①密切监测患者的基本生命体征，保持病房清洁、舒适，包括体温、脉搏、呼吸、血压，异常时应缩短时间记录，注意观察心、脑、肺等重要脏器功能，及早发现心肌炎、脑膜炎、肺水肿等并发症。

②每日饮水量在 1500mL 以上，以保证呼吸道黏膜的湿润和病变的修复，有利于痰液的排出。

③对于卧床不能自理的患者，要做好口腔卫生护理，及时清理口腔分泌物，防止吸入性肺炎的发生。应定时叮嘱其深呼吸，增加肺通气，定时协助患者翻身、拍背，促进痰液的排出。痰液黏稠者还可进行超声雾化等祛痰治疗。

④隔离方面应严格消化道、呼吸道隔离，保持病室内空气新鲜，温度适宜，定期通风换气，嘱患者咳嗽、咳痰、打喷嚏

时用手帕、纱布等做好防护，防止飞沫扩散，要将痰吐在纸上或痰杯中，消毒后遗弃或焚烧处理。

（2）对症护理

①对发热患者，要保持病房清洁、舒适，每日通风，保持适宜的温度和湿度。鼓励患者多饮水，每日饮水量在1500mL以上，详细记录体温变化情况，在使用退热药物半小时后要复测体温，观察用药效果。在药物降温的同时，还要适当使用物理降温。对于出汗较多的患者，要及时更换床单及衣物等，保持干燥、清洁。

②保持皮肤清洁，穿着柔软宽松棉质衣裤，每天用温水洗澡并更衣。患者手足有疱疹，抓挠易引起继发感染，一旦疱疹被抓破，疱浆液会引起病毒散播，因此要剪短患者指甲，避免患者抓挠有疱疹的皮肤。足底疱疹较多的患者，要减少走动。臀部有皮疹的患者要勤换尿布，及时清理大小便，保持臀部皮肤清洁干燥。指导家属给患者洗澡时动作轻柔，勿反复擦洗疱疹部位的皮肤。

③患者口腔有不同程度的疱疹、溃疡引起疼痛而拒绝进食，加强口腔护理，保持口腔清洁，可减轻疼痛，促进疱疹愈合，预防继发感染。口腔疱疹少者，年长儿鼓励多喝水，进食前后用温水漱口，婴幼儿喂奶后少量多次喂水，保持口腔清洁。口腔疱疹多者，每天用0.9%生理盐水做口腔护理2～3次，再用利巴韦林气雾剂喷洒疱疹局部，喷药后20～30分钟方可进食，以保证药物充分吸收，睡前再加喷一次气雾剂。

（3）用药护理 手足口病没有特效药，且有自限性，因此对症治疗即可。发热患者应及时应用物理降温方法及药物方法退热。并发的疱疹及溃疡会影响患者进食，可遵医嘱应用促进溃疡修复的药物。如并发手足疱疹，在做好清洁护理的同时，可对症用药进行止痒。

（4）饮食护理　宜进食营养丰富、易消化的流质或半流质饮食，如牛奶、菜粥、蒸蛋等。暂停过酸或过甜的水果、奶制品、饮料等，以免刺激口腔溃疡处，加重疼痛。少食多餐，鼓励患者增加饮水量。因口腔溃疡拒食、拒水而造成脱水、酸中毒的患者可进行静脉补液，纠正电解质紊乱。

（5）心理护理　由于口腔疱疹的疼痛，周围环境的陌生，患者容易出现紧张、恐惧、焦躁的情绪，不能有效地配合治疗护理，医护人员要态度和蔼，关心体贴患者，多鼓励表扬患者，用言语分散其注意力，消除患者不良情绪，使其保持情绪稳定，使各种治疗护理能顺利进行。媒体曾经报道过手足口病重症患者致死案例，给患者家长造成一定恐慌。要与家长建立良好的护患关系，针对患者家长不同的文化水平，对其讲解疾病的发生发展过程及护理患者的注意事项，消除家长恐慌的心理。家长积极配合治疗护理，有助于患者疾病的康复。

20　手足口病的病程进展如何？

①手足口病是由多种肠道病毒引起的传染病，多发于5岁以下儿童。一般的表现是：起病较急，发热，患者口腔黏膜和手掌或是脚掌出现米粒大小的皮疹或疱疹，臀部或膝盖偶可受累，疼痛明显，疱疹周围有炎性红晕，疱内液体较少，口腔疱疹破溃后疼痛，流口水，患者拒食。部分患者可伴有咳嗽、流涕、食欲不振、恶心、呕吐、头疼等症状。

②初期可有轻度上呼吸道感染症状。由于口腔溃疡疼痛，患者流涎拒食。手足口病的预后，口腔黏膜疹出现比较早，起初为粟粒样斑丘疹或水疱，周围有红晕，主要位于舌及两颊部，唇齿侧也常发生，手、足等远端部位出现或平或凸的斑丘疹或疱疹，皮疹不痒，斑丘疹在5天左右由红变暗，然

后消退。

③手足口病大多数病例症状轻微,主要表现为发热和手、足、口腔等部位的皮疹或疱疹等特征,如果没有合并症,手足口病患者多数一周即可痊愈。

④但是少数手足口病患者如果为重症手足口病,尤其是合并有神经系统受累的表现,比如精神差、嗜睡、易惊、头痛、呕吐、肢体抖动、急性四肢无力、颈强直等,脑炎、脑膜炎以及脊髓灰质炎样综合征的症状和体征,有可能会发展成为心肺功能衰竭、神经源性肺水肿,甚至导致死亡。这一部分患者经过治疗后,有可能会遗留一些神经系统的后遗症,比如肢体的运动功能障碍或语言障碍,影响到以后的生活和学习。近年来CoxA6、CoxA10所引起的手足口病的儿童,有时候在手足口病治愈2周或者是1个月后,可能会出现一些脱痂症状,或者是大疱性的疱疹脱落以后,可能会有一些皮肤损伤的表现。

21 如何区别手足口病和疱疹性口腔炎、疱疹性咽峡炎?

手足口病和疱疹性口腔炎、疱疹性咽峡炎的区别如表 3-1 所示。

表 3-1　手足口病和疱疹性口腔炎、疱疹性咽峡炎的区别

区别	手足口病	疱疹性口腔炎	疱疹性咽峡炎
病毒	肠道病毒	单纯性疱疹病毒 1 型	柯萨奇病毒
潜伏期	2～7 天	4～7 天	2～4 天
发生部位	除了口腔有以外,手足部也会存在	分布在口腔内,会出现在口腔中牙龈和两颊黏膜上	多分布在咽部和软腭部

续表

区别	手足口病	疱疹性口腔炎	疱疹性咽峡炎
疾病特征	1. 多为圆形和椭圆形，疱疹形态扁平凸起，质地较硬 2. 一般情况下不会破溃 3. 疱疹内还会看见浑浊液体	1. 周围有红晕，肉眼很容易看出 2. 溃疡的形成过程和平常普通的口腔溃疡形成过程相似，疱疹破溃后形成溃疡，不同的是疱疹破溃速度较快，而且众多小溃疡容易融合成大的溃疡 3. 溃疡表面有黄白色纤维素性分泌物覆盖，所以看上去溃疡上通常是黄白色的	1. 会在咽部和软腭部呈现鲜红色，且疱疹周围有红晕 2. 溃疡上并没有黄白色覆盖物
伴随症状	1. 发热症状不一定会出现 2. 疱疹会先出现在口腔内，之后的 1～2 天会逐渐在手足部位出现	在发疹时会出现发热的症状	在发疹时会出现发热症状

这三种疾病的辨别并不难，但治疗时机很重要。小儿高热容易伴发惊厥，所以无论是哪一种疾病，都要尽量早发现早治疗。而且这些疾病早期的症状类似感冒，患者的表达能力差，所以一旦发现有感冒症状时，要观察口腔是否有异常，是否有疼痛、拒食的现象，及时发现，及时治疗。

参 考 文 献

[1] 乔文清. 小儿手足口病的护理及健康教育分析 [J]. 中西医结合心血管病电子杂志, 2018, 6(20)：95.

[2] 冯英华 . 小儿手足口病的护理及预防进展 [J]. 护理实践研究 , 2015(11)：19-21.

[3] 张琼 . 小儿手足口病的研究进展及患儿护理 [J]. 现代养生 , 2017(18)：223.

[4] 孔垂兰 . 小儿手足口病的发病以及护理进展 [J]. 医学信息 , 2014(5)：187.

[5] 王巧 . 浅谈小儿手足口病的护理 [J]. 医药 , 2015, 16(25)：34.

第二节　布鲁氏菌病

01　什么是布鲁氏菌病？

　　布鲁氏菌病（简称"布病"）是由布鲁氏菌属的细菌侵入机体，引起传染 - 变态反应性的人畜共患的传染病，属于自然疫源性疾病。自 1886 年 Bruce 首次从因布病死亡士兵脾中分到布氏菌迄今已百余年。据 20 世纪 80 年代末的报告，在世界 200 多个国家和地区中已有 160 多个存在人畜布病，分布于世界各大洲。后来，为纪念 Bruce，学者们建议将该病取名为"布鲁氏菌病"。

02　布鲁氏菌病的病因及发病机制是什么?

　　布鲁氏菌病是由布鲁氏菌引起的传染病，布鲁氏菌是一组球杆状的革兰氏阴性菌，无鞭毛，不形成芽孢或荚膜。该病的病因及发病机制较为复杂，目前认为细菌、毒素及变态反应均不同程度参与机体的发病。布鲁氏菌经皮肤黏膜侵入人体后，主要经淋巴管侵入局部淋巴结生长繁殖并被巨噬细胞吞噬，如在该处未被消灭则形成感染灶，经大量生长繁殖后冲破淋巴结屏障而进入血液循环，在血循环中布鲁氏菌继续生长、繁殖、死亡、释放内毒素，遂产生菌血症、毒血症。

03　布鲁氏菌病的传染源有哪些？

布鲁氏菌病的传染源为患病的羊、牛及猪。目前已知有60多种家畜、家禽、野生动物是布鲁氏菌的宿主。病畜的分泌物、排泄物、流产物及乳类含有大量病菌。患者也可从粪、尿、乳向外排菌，但人类之间相互传播的实例比较少见。

04　布鲁氏菌病的传播途径有哪些？

布鲁氏菌病可经多种途径进行传播，主要的传播途径有：

（1）接触传播　直接接触病畜或其分泌物、排泄物、分娩物以及在饲养、挤奶、剪毛、屠宰或加工皮毛的过程中，没有注意加强个人防护，可经皮肤的伤口或眼结膜而被感染，也可间接接触被病菌污染的环境、物品而感染。

（2）消化道传播　食用被病菌污染的食品、水或生乳制品，以及未煮熟的肉、内脏等而感染。

（3）呼吸道传播　病菌污染环境后，可在空气中形成气溶胶，健康人如果吸入带菌的气溶胶，可发生呼吸道感染。

（4）其他　如苍蝇携带、母婴垂直传播、性传播等方式也可传播本病。

05　哪些人群容易感染布鲁氏菌病？

布鲁氏菌病为人群普遍易感，病后可以获得一定的免疫力，不同种的布鲁氏菌之间有交叉免疫，再次感染发病者有2%～7%。高危人群主要包括兽医、畜牧者、屠宰工人、皮毛加工者和进食被污染的动物产品者。在流行区小儿布鲁氏菌病较为常见。

06　布鲁氏菌病的流性特征是什么？

本病感染率的高低主要取决于与病畜接触机会的多少，主要分布在牧区、半农半牧等地区，城市较低，职业以兽医、畜牧工作者、屠宰工人较多；年龄以青壮年为多，特别是男性；季节以春末夏初，家畜生产高峰后 1 ～ 2 个月为多见。

07 布鲁氏菌病的临床表现及特征有哪些？

布鲁氏菌病的临床表现非常复杂，轻重不一。潜伏期一般 1 ～ 3 周，平均 2 周，少数患者可达数月至 1 年以上。临床分为亚临床感染、急性感染、亚急性感染、慢性感染、局限性感染、复发。

（1）亚临床感染 常见于高危人群，血清学检测 30% 以上有高水平的抗布鲁氏菌抗体，不能追及明确的临床感染史。

（2）急性感染和亚急性感染 95% 以上伴发热、多汗者起病缓慢，主要症状为发热、多汗、关节痛、睾丸肿痛等。发热多为低热和不规则热，5% ～ 20% 出现典型的波浪形，其特点为发热 2 ～ 3 周后，间歇数天至 2 周，发热再起，反复多次。发热时中毒症状不明显，有时退热后症状反比发热时为重，故又曾称本病为波状热（undulant fever）。多汗亦为本病突出的症状之一，常于夜间或凌晨热退时大汗淋漓。关节痛常较剧烈，与风湿热类似，呈游走性，主要累及大关节。睾丸肿痛最具特征性，约占男性患者的 20% ～ 40%，乃睾丸炎及附睾炎所致，多为单侧。肝脾肿大也很常见。其他尚可有头痛、神经痛、淋巴结肿大、皮疹等症状。

（3）慢性感染 病程超过一年，称为慢性期。可由急性期发展而来，也可无急性期病史直接表现为慢性。症状多不明显，主要表现为疲劳、全身不适、精神抑郁等，可有固定或者反复发作的关节和肌肉疼痛，少数患者可有骨和关节的器质性损害。

（4）局限性感染 可以局限在几乎所有的器官，最常局限在骨、关节、中枢神经系统，表现出相应临床症状和体征。

（5）复发急性期　患者经治疗后，约有 10% 以上可复发。复发往往发生在初次治疗结束后 3～6 个月。复发与细菌的耐药性、细菌在细胞内的定位及不规范治疗有关。

08　布鲁氏菌病的常见并发症有哪些？

（1）血液系统　贫血、白细胞减少、血小板减少比较常见，严重的全血减少主要由细胞吞噬作用引起，骨髓中的肉芽肿也可能起一定作用。血小板减少性紫癜的发生率约 1%～4%，有时非常严重且持续时间很长。

（2）眼睛　葡萄膜炎、视神经炎、视神经盘水肿及角膜损害均有报告，免疫复合物可能是葡萄膜炎的病因，多见于慢性布鲁氏菌病。

（3）神经系统　发生率 3%～5%。可见脑膜炎、脑膜脑炎、脊髓炎、多发性神经根性神经病等。

（4）心血管系统　主要为心内膜炎，主要侵犯主动脉瓣。此外，偶可见心肌炎、心包炎、主动脉炎等。

（5）其他　对于妊娠妇女罹患布病会不会引起妊娠的自然终止，有不同意见。多数认为，如不进行抗菌治疗，流产、早产、死产均可发生。此外，有人报告会并发肝脓肿、脾脓肿、肺炎、肾小球肾炎、胸膜炎等。

09　布鲁氏菌病的实验室检查有哪些？

（1）血常规　白细胞计数正常或轻度减少，淋巴或单核细胞相对或绝对增多。血沉在各期均加快。久病者可有轻度或中度贫血。

（2）病原学检查　血液、骨髓、关节液、脑脊液、尿液、淋巴组织等培养分离到布鲁氏菌。急性期血液、骨髓、关节液阳性率较高，慢性期阳性率较低。PCR 检测是现在实验室常用的技术手段之一，一般用于病原学检测。

（3）免疫学检查

①血清凝集试验。一般实验室常用试管法，灵敏且特异性高。②补体结合试验（CFT）。滴度 1 ： 10 及以上。③布病抗 - 人免疫球蛋白试验（Coomb's）。滴度 1 ： 400 及以上。

10　布鲁氏菌病的诊断依据是什么？

布鲁氏菌病急性、亚急性感染主要通过流行病学史、临床表现和实验室检查做出诊断。

①有流行病学接触史或疫区生活接触史。

②具有布鲁氏菌病的临床症状和体征并已经排除其他疑似疾病。

③实验室检查。病原分离、试管凝集试验、补体结合试验、抗人免疫球蛋白试验等检查阳性。

凡具备①、②项和③项中的任何一项检查阳性即可诊断布鲁氏菌病。

慢性感染者和局灶性感染者诊断有时相当困难，获得细菌培养结果最为可靠。

11　布鲁氏菌病的治疗原则是什么？

布鲁氏菌病的治疗原则多采用敏感抗生素抗感染治疗为主。具体如下：

（1）急性期治疗　应以抗菌治疗为主。由于布鲁氏菌为细胞内寄生，故抗菌药物必须易于穿透细胞膜才能发挥作用，因此体外药物敏感试验与临床疗效有时并不一致。为了防止耐药和复发，一般常需联合用药，而且疗程必须较长，如果疗程过短，则任何药物（包括联合用药）的复发率均很高。

①成人普通布鲁氏菌病常用的治疗方案。

　　a. 四环素联合链霉素。布鲁氏菌对四环素仍高度敏感，其MIC 一般均小于 1mg/L，故这一联合疗法迄今仍为最有效的治疗方法之一。四环素每天 2g，分 4 次口服，共 6 周。链霉素每天 1g，肌内注射，共 2 ～ 3 周，其复发率＜ 5%。由于多西环素的半衰期较长，用药量较小，故有人主张用它来代替四环素。由于链霉素有潜在的神经毒性，故有人主张用庆大霉素来代替链霉素。但应注意此药亦有神经毒性及肾毒性。

　　b. 利福平联合多西环素。利福平是一种广谱抗生素，由于其脂溶性作用，较易透过细胞膜渗入到细胞内，也可透过血脑屏障，口服后很易达到抑制布鲁氏菌的浓度。1986 年世界粮农组织（Food and Agriculture Organization）和世界卫生组织（WHO）布鲁氏菌病专家委员会建议应用多西环素（0.2g/d）联合利福平（600 ～ 900mg/d），两药均 1 次 / 天，口服，共 6 周，对比研究显示，多西环素 - 链霉素方案及多西环素 - 利福平方案，如果均应用 6 周的话，则两者的疗效基本一样。只是前者对某些合并症，如脊椎炎的疗效似乎更好一些。但亦应当注意利福平的毒副作用。

　　c. 氧氟沙星联合利福平。喹诺酮类药物，特别是氧氟沙星，在体外对布鲁氏菌有很好的作用。但如单独应用于人类布鲁氏菌病治疗则复发率极高。最近有人报道，氧氟沙星 400mg/d，利福平 600mg/d，共 6 周，可取得与多西环素（200mg/d）合用利福平（600mg/d）同样的疗效。这一结果尚需进一步验证。

　　②对于＜ 8 岁的儿童和孕妇的治疗。可采用利福平联合复方磺胺甲噁唑治疗，儿童也可采用利福平联合氨基糖苷类药物治疗。如果妊娠 12 周内发生布鲁氏菌病，可选用三代头孢菌素类药物联合复方磺胺甲噁唑治疗，可减少妊娠中断的发生；药物治疗对孕妇存在风险，应权衡利弊合理使用。

　　（2）慢性期治疗　慢性期急性发作病例治疗多采用四环素

类、利福霉素类药物，用法同急性期，部分病例需要 2～3 个疗程的治疗。

（3）并发症治疗

①并睾丸炎病例抗菌治疗同上，可短期加用小剂量糖皮质激素。

②合并脑膜炎病例在上述抗菌治疗基础上加用三代头孢类药物，并给予脱水等对症治疗。

③合并心内膜炎、血管炎、脊椎炎、其他器官或组织脓肿病例，在上述抗菌药物应用的同时加用三代头孢菌素类药物；必要时给予外科治疗。

（4）中医药治疗　布鲁氏菌病属于中医湿热痹症，因其具有传染性，故可纳入湿热疫病范畴。可根据急性期、慢性期辨证使用中医方药。

12　布鲁氏菌病常见护理问题有哪些？

（1）体温过高　与布鲁氏杆菌引起的毒血症有关。

（2）疼痛（肌肉、骨关节）　与病变累及关节肌肉有关。

（3）有体液不足危险　与出汗多有关。

（4）躯体移动障碍　与慢性期关节肌肉受损有关。

13　布鲁氏菌病常见护理要点有哪些？

（1）一般护理

①消毒隔离。加强对水源、粪便、牲畜的管理，避免水源污染。水饮用前一定要烧开，水井或蓄水池要用漂白粉精片（或漂白粉）进行氯化消毒，每 100 千克水投放 1 粒漂白粉精片（用法：将漂白粉精片捣烂后用水调和，静置 30 分钟后取上清液倒入井中，将井水搅匀，2 小时后方能使用，每 2 天消毒一次；或将钻孔的矿泉水瓶装漂白粉精片后，用绳子绑住瓶口悬吊于

井中，精片投放量可为正常投放量的 2 ～ 3 倍，利用取水时的振荡，使容器中氯慢慢从小孔放出，以保持水中有一定的余氯量，一次加药后可持续消毒 1 周左右）。患者使用的碗筷等餐具，要用开水煮沸消毒，家庭用的菜刀、菜案，要生熟分开。患者用过的物品用巴氏消毒液喷洒或擦拭（配比为 84 消毒液：自来水 =1 ： 100），患者的衣物用 2% 肥皂水进行泡洗，消毒 30 分钟后再用清水冲洗。

②病情观察。严密监测患者生命体征，重点观察体温变化，根据病情确定测体温频率，实施降温措施后，及时评价降温效果，观察患者有无虚脱等不适。

（2）对症护理

①发热护理。以物理降温为主，药物降温为辅。中枢神经系统传染病引起的高热者，可用冰帽等；对于高热、烦躁患者可用 25% ～ 50% 乙醇擦浴；对高热寒战患者可采用温水擦浴；体温过高患者可遵医嘱给予小剂量肾上腺皮质激素治疗；高热伴惊厥抽搐者可遵医嘱采用冬眠疗法或亚冬眠疗法，用药过程中应保持呼吸道通畅，密切观察生命体征变化。

②疼痛护理。局部使用 5% ～ 10% 硫酸镁热敷，每天 2 ～ 3 次。也可用短波透热疗法、水浴疗法等以减轻疼痛。采用按摩、肢体被动运动或深刺疗法等，以防关节强直、肌肉萎缩。神经明显者，遵医嘱使用消炎止痛剂或采用 0.25% ～ 0.5% 普鲁卡因 20 ～ 40mL 局部封闭。睾丸胀痛不适者，可用 "+" 字吊带承托。并发关节腔积液者，配合医生行关节腔穿刺抽出积液。对慢性期患者，应教会患者放松，如深呼吸、听音乐、肌肉放松等方法，以缓解疼痛。

（3）用药护理 遵医嘱使用抗菌药物或联合使用脱敏疗法。

①抗菌治疗。急性期以抗生素为主。

②脱敏治疗。适用于慢性期患者，从小剂量开始，进行静脉、

肌内、皮下及皮内注射。

（4）饮食护理　保证足够的热量及液体摄入，给予高热量、高蛋白、高维生素、易消化的流质饮食，每天 2000 ～ 3000mL 液体摄入，维持水、电解质平衡，必要时静脉输液以保证入量。

（5）心理护理　根据不同时期患者不同的心理表现进行心理指导。

14　布鲁氏菌病患者的饮食原则是什么？

布鲁氏菌病患者的饮食原则为高热量、高蛋白、丰富的维生素饮食，应选择清淡而易于消化的流质或半流质，以补充人体消耗的水分，如汤汁、饮料、稀粥之类，宜吃具有清热、生津、养阴作用的食品；宜吃富含维生素及纤维素的蔬菜瓜果；忌吃黏糯滋腻，难以消化的食品；忌吃高脂肪及油煎熏烤炒炸的食物。忌吃糯米、牛肉、狗肉、羊肉、羊髓、鸡肉、鸡蛋、鲫鱼、鳗鱼、杨梅、胡椒、肉桂、炒米、薄荷等。服用抗生素前后 2 小时内不要饮用果汁，因为果汁（尤其是新鲜果汁）中富含的果酸会加速抗生素溶解，降低药效，喝豆浆或是酸奶与服用抗生素的间隔时间最好在 1 个小时以上。每日应保证足够的水分摄入，成人每日可摄入 2000 ～ 3000mL。

15　如何进行布鲁氏菌病健康指导？

（1）对患者的指导　进行预防布鲁氏菌病的知识教育，说明急性期彻底治疗的重要性，以免复发和慢性化。告知患者该病复发率高，出院后 1 年内定期复查。

（2）疾病预防指导

①对牧场、乳制品加工场、屠宰场等进行定期卫生检查，检出的病畜及时隔离治疗，必要时宰杀。

②加强对畜产品的卫生监督，禁食病畜肉及乳品；死畜必

须深埋；皮毛消毒后放置 3 个月以上方可运出疫区；病畜用过的牧场需经 3 个月自然净化后才能使用。

③对接触的饲养员、挤奶员、兽医、屠宰人员、皮毛加工员及炊事员等，均应进行预防接种。

16　布鲁氏菌病的预防措施有哪些？

布鲁氏菌病的预防措施应以家畜预防接种为中心的综合措施进行预防。

①管理传染源。对牧场、乳厂和屠宰场的牲畜定期进行卫生检查。检出的病畜，及时隔离治疗，必要时宰杀之。

②切断传播途径。加强畜产品的消毒和卫生监督。加强粪水管理，防止病畜、患者的排泄物污染水源。病畜的流产物及死畜必需深埋。对其污染的环境用 20% 漂白粉或 10% 石灰乳消毒。病畜乳及其制品必需煮沸消毒。皮毛消毒后还应放置 3 个月以上，方准其运出疫区。病、健畜分群分区放牧，病畜用过的牧场需经 3 个月自然净化后才能供健康畜使用。

③疫区人群应加强个人防护，尤其是高危人群接触病畜时应穿防护装备，工作后应用消毒水或肥皂水洗手。牧民、兽医、实验室工作人员等均应预防接种。

17　布鲁氏菌病的预后如何？

布鲁氏菌病的预后良好，经规范治疗大部分是可治愈的。未经抗菌药物治疗的病死率为 2% ～ 3%。病死的主要原因是心内膜炎、严重的神经系统并发症、全血细胞减少症等。急性期患者中大多数均于 3 ～ 6 个月内恢复健康，部分患者的病程可长达 1 年以上。慢性期患者治疗较困难，部分患者可遗有关节病变和肌腱挛缩而使肢体活动受限。

第三节 鼠 疫

01 什么是鼠疫？

鼠疫是由鼠疫耶尔森菌（简称"鼠疫菌"）引起的烈性传染病，是主要流行于鼠类、旱獭及其他啮齿动物间的一种自然疫源性疾病。人间主要以带菌的鼠蚤为传导媒介。鼠疫传染性强，病死率高，属国际检疫传染源，我国将其列为甲类传染病。

02 鼠疫的发病机制及病理改变是什么？

（1）鼠疫的发病机制 鼠疫耶尔森菌经皮肤侵入机体后，首先在局部被中性粒细胞和单核巨噬细胞吞噬，迅速经由淋巴管至局部淋巴结繁殖，引起原发性淋巴结炎（腺鼠疫）。鼠疫耶尔森菌的组织破坏性和抗吞噬作用使其易进入血液循环，形成败血症。鼠疫耶尔森菌可经血液循环进入肺组织，引起继发性腺鼠疫。由呼吸道排出的鼠疫耶尔森菌通过飞沫传入他人体内，则引起原发性腺鼠疫。不同于大多数细菌，鼠疫耶尔森菌通过一系列逃避天然免疫系统成分的作用而导致感染。

（2）鼠疫的病理改变 淋巴管、血管内皮细胞损害和急性出血坏死性炎症。腺鼠疫为淋巴结的出血性炎症和凝固性坏死。肺鼠疫病变以充血、水肿、出血为主。发生鼠疫败血症时，全身各组织、脏器均可有充血、水肿、出血及坏死改变，多浆膜腔发生血性渗出物。

03 鼠疫传染源有哪些？

①鼠疫为典型的自然疫源疾病，自然感染鼠疫的动物都可作为鼠疫的传染源。鼠疫患者为重要的传染源，特别是肺型鼠

疫患者，大量咯血，通过飞沫传播，败血症型、腺型及其他鼠疫患者，当其形成菌血症时，可以通过鼠蚤吸血造成流行。

②啮齿动物为鼠疫的储存宿主，是人类感染鼠疫的主要传染源。

a.野栖啮齿类，主要有喜独居、有冬眠习性的旱獭、黄鼠等为鼠疫的主要储存宿主，它们在鼠疫的延续流行，构成自然疫源地疾患和造成家、野鼠之间的交叉感染等方面都起着较为重要作用。它既是鼠疫疫源地的保菌者，又是传播媒介的宿主。

b.家栖啮齿动物（主要为褐家鼠、黄胸鼠、黑家鼠）为鼠疫的次要储存宿主。由于此种鼠类的家栖性和与人类接触的密切关系，通过鼠的寄生蚤，造成对人类的感染，是人间鼠疫的主要传染源。

③健康带菌者和恢复期带菌者也可是传染源。

04　鼠疫传播途径是什么？

（1）鼠蚤叮咬　鼠蚤叮咬是主要的传播途径，啮齿动物→蚤→人的传播是腺鼠疫的主要传播方式。

（2）呼吸道感染　经呼吸道飞沫传播，通过呼吸、谈话、咳嗽等，借飞沫形成人→人的方式传播，并可造成人间鼠疫的大流行。

（3）皮肤感染

经皮肤传播，剥食患病啮齿动物的皮、肉，或直接接触患者的脓血或痰，经皮肤伤口而感染。

（4）消化道感染　人吃了未彻底煮熟的染菌肉而感染。

05　哪些人群为鼠疫的易感人群？

人群普遍易感。

06 鼠疫具有哪些流行特征？

（1）自然疫源性　世界各地存在许多自然疫源地，野鼠鼠疫长期持续存在。人间鼠疫多由野鼠传至家鼠，由家鼠传染于人引起。偶因狩猎（捕捉旱獭）、考查、施工、军事活动进入疫区而被感染。

（2）流行性　本病多由疫区通过交通工具向外传播，形成外源性鼠疫，引起流行、大流行。

（3）季节性　与鼠类活动和鼠蚤繁殖情况有关。人间鼠疫多在 6～9 月流行。肺鼠疫多在 10 月以后流行。

（4）隐性感染　在疫区已发现有无症状的咽部鼠疫耶尔森菌携带者。

07 鼠疫潜伏期为多长时间？

根据鼠疫的疾病分型，潜伏期分为：

①鼠疫的腺型潜伏期 2～8 天。

②原发性肺鼠疫潜伏期数小时至 2～3 天。

③曾经预防接种者潜伏期可延至 9～12 天。

08 鼠疫临床分型及症状有哪些？

根据疾病的分型、病理过程及临床症状的不同将鼠疫分为以下几种类型。

（1）轻型　有不规则低热，全身症状轻微，局部淋巴结肿痛，偶可化脓，无出血现象，多见于流行初、末期或预防接种者。

（2）腺型　最多见，常发生于流行初期。急起寒战、高热、头痛、乏力、全身酸痛、恶心、呕吐、烦躁不安、皮肤瘀斑、出血。发病时即可见鼠蚤叮咬处引流区淋巴结肿痛，发展迅速，第 2～4 天达高峰。腹股沟淋巴结最常受累，其次为腋下、颈部及颌下。由于淋巴结及周围组织炎症剧烈，使患者呈强迫体位。如不及时治疗，肿大的淋巴结迅速化脓、破溃，于 3～5 天内因严重毒血症、继发性肺炎或败血症死亡。治疗及时或病情轻缓者腺肿逐渐消散或伤口愈合而康复。

（3）肺型　可原发或继发于腺型，多见于流行高峰。肺鼠疫发展迅猛，急起高热，全身中毒症状明显，发病数小时后出现胸痛、咳嗽、咳痰，痰由少量迅速转为大量鲜红色血痰。呼吸困难与发绀迅速加重。肺部可以闻及湿性啰音，呼吸音减低，体征与症状常不相称。未经及时抢救者多于 2～3 天内死于心力衰竭、休克。临终前高度发绀，死后皮肤常呈黑紫色，故有"黑死病"之称。

（4）败血症型　可为原发或继发。原发者发展极速，全身毒血症症状、中枢神经系统症状及出血现象严重。迅速进入神志不清、谵妄或昏迷，抢救不及时常于 24 小时至 3 天内死亡。

（5）其他类型

①皮肤型。疫蚤叮咬处出现疼痛性红斑，迅速形成疱疹和脓疱，可混有血液，可形成疖、痈，其表面有黑色痂皮，周围暗红，底部为坚硬的溃疡，颇似皮肤炭疽，偶见全身性疱疹，类似天花或水痘。

②眼型。病菌侵入眼部，引起结膜充血、肿痛，甚至形成化脓性结膜炎。

③咽喉型。病菌由口腔侵入，引起急性咽炎及扁桃体炎，可伴有颈淋巴结肿大，可为无症状的隐性感染，但咽部分泌物培养可分离出鼠疫耶尔森菌，多为曾接受预防接种者。

④肠炎型。除全身症状外，有呕吐、腹痛、腹泻、里急后重及黏液便，粪便中可检出病菌。

⑤脑膜炎型。可为原发或继发，有明显的脑膜刺激症状，脑脊液为脓性，涂片及培养可检出鼠疫耶尔森菌。

09 鼠疫治疗原则是什么？

鼠疫的治疗原则是及时治疗，减少死亡；正确用药，提高疗效；精心护理，促进康复；消毒隔离，防止传播。

（1）消毒隔离 发现或疑似鼠疫患者应迅速隔离，就地治疗，不宜转送，待隔离期解除后方可解除隔离。

（2）一般治疗 应严密观察患者生命体征，绝对卧床休息，给予良好护理和易消化食物，供应充分液体，使体液充足。

（3）病原学治疗 应早期、联合、足量、尽早应用敏感的抗菌药物。链霉素、四环素、氯霉素、磺胺嘧啶等均有良好疗效，严重患者联合应用为宜。

（4）对症治疗 高热患者遵医嘱用药，观察用药疗效，对腺鼠疫的淋巴结肿，急性期应尽量避免挤弄，可用热敷处理。

10 治疗鼠疫常用的药物有哪些？

（1）链霉素 治疗各型鼠疫特效药，对严重病例应加大剂量，链霉素可与磺胺类药或四环素类药等联合应用，以提高疗效。

（2）庆大霉素 分次静脉滴注。

（3）四环素和氯霉素 在用药开始2日宜用较大剂量，不能口服时改静脉滴注，热退后即改口服。

（4）磺胺类药 宜用于轻症及腺鼠疫，与等量碳酸氢钠同服，不能口服时静脉滴注，体温正常3～5天后停药。

（5）双嘧啶或复方磺胺甲噁唑 口服。

（6）β-内酰胺类、喹诺酮类 研究报道鼠疫杆菌对β-内酰胺类敏感性最好，喹诺酮类和氨基糖苷类次之，大环内酯类较差。但这些抗生素是否可完全替代链霉素尚有待进一步验证。

11　鼠疫常见的并发症是什么?

鼠疫常见的并发症有皮肤黏膜充血、感染性休克、弥散性血管内凝血。

细菌进入血液循环,并在其中生长繁殖、产生毒素而引起全身性严重感染。临床表现为发热、严重毒血症状、皮疹瘀点、肝脾肿大和白细胞数增高等;轻者仅有一般感染症状,重者可发生感染性休克、弥散性血管内凝血、多器官功能衰竭等,严重者可导致死亡。

12　鼠疫常见的实验室检查有哪些?

(1)血常规　白细胞总数及中性粒细胞增多,红细胞与血红蛋白减少则因出血程度而异,血小板可减少。

(2)细菌学检查　取血、脓、痰、脑脊液、淋巴结穿刺液等材料送检。一般检查程序包括显微镜检查、培养、鼠疫噬菌体裂解试验和动物实验,简称四步试验,以上四步均获阳性结果可确诊鼠疫。

(3)血清学检查

①荧光抗体染色镜检(IFA)。具有快速、敏感度及特异性较高的优点,但有假阳性或假阴性。

②间接血凝试验(IHA)。将鼠疫特异性抗原(或抗体)致敏的红细胞与被检材料混合,用于检查和测定鼠疫抗体(或抗原),是一种快速、敏感、特异性高的血清学诊断方法,不仅可检查活菌和死菌,也可检查可溶性抗原以及污染、腐败的材料。20世纪70年代于我国得到普遍推广,是目前行之有效的快速诊断方法之一。

③放射免疫沉淀试验(RIP)。敏感、高度特异,是目前鼠疫监测、查源较为理想的方法之一,特别是在轻型和不典型病

例的追索诊断中，可补充间接血凝试验的不足，具有一定的实用价值。

④葡萄球菌 A 蛋白的血凝改进方法（SPA-IHA）。比间接血凝的检出率高，方法更简便，适于野外基础实验使用。

（4）分子生物学检测　聚合酶链反应（PCR）可以在几小时内作出诊断，是一种快速和高度特异的方法，对鼠疫监测、临床早期诊断及分子流行病学调查有重要意义。

（5）其他的检测方法　有酶联免疫吸附测定（ELISA）等。

13　鼠疫诊断依据有哪些？

根据疾病的流行病学资料、临床表现、实验室检查结果可对鼠疫进行诊断。

（1）流行病学资料　患者发病前 10 天内到过动物鼠疫流行区。在 10 天内接触过来自鼠疫疫区的疫源动物、动物制品，进入过鼠疫实验室或接触过鼠疫实验用品。患者发病前 10 天内接触过具有鼠疫临床表现特征的患者并发生具有类似表现的疾病。

（2）临床表现　突然发病，高热，白细胞计数剧增，咳嗽、胸痛、咳痰带血或咯血，在未用抗菌药物或仅使用青霉素族抗菌药物情况下，病情迅速恶化，在 48 小时内进入休克或更严重的状态。急性淋巴结炎、淋巴结肿胀、剧烈疼痛，并出现强迫体位，出现血性腹泻并有重症腹痛、重度毒血症、休克综合征。重症结膜炎并有严重的上下眼睑水肿。皮肤出现剧痛性红色丘疹，其后逐渐隆起，形成血性水疱，周边呈灰黑色，基底坚硬，水疱破溃后创面也呈灰黑色。剧烈头痛、昏睡、颈部强直、谵语妄动、颅内压高、脑脊液浑浊。

（3）实验室检查结果　根据患者的血常规、细菌学检查、血清学检查可综合判断分析，如患者的白细胞计数及中性粒细胞计数增多，淋巴穿刺液、血液、痰液、咽部、眼分泌物、尸体脏器、管状骨髓端骨髓标本中分离到鼠疫耶尔森菌，或针对鼠疫耶尔森菌 *cafl* 及 *pla* 基因的聚合酶链反应扩增阳性，同时各项对照成立，使用胶体金抗原检测、酶联免疫吸附试验或被动血凝试验检测、针对鼠疫 F1 抗原的抗体滴度呈 4 倍以上增长均可做出判断。

14　鼠疫常见的护理问题有哪些？

（1）体温过高　与毒素激活细胞释放热原作用于体温中枢导致体温升高有关。

（2）气体交换受损　与肺鼠疫感染肺部有关。

（3）组织灌注无效　与肾脏、外周组织与全身广泛小血管损害、血浆外渗、出血、弥散性血管内凝血有关。

（4）有皮肤完整性受损的危险　与内毒素作用于皮肤小血管和毛细血管引起局部出血、细胞浸润有关。

（5）舒适的改变　与组织充血和水肿有关。

（6）焦虑、恐惧　与病情发展迅速、实施严密隔离、疾病引起死亡的威胁有关。

（7）知识缺乏　缺乏鼠疫的相关知识。

（8）潜在并发症　感染性休克、弥散性血管内凝血等。

15　鼠疫常见的护理要点有哪些？

（1）一般护理

①采取严密隔离，严格执行隔离原则要求。病区内必须做到无鼠无蚤，入院时对患者做好卫生处理，需更换衣物、灭蚤和消毒。

②鼠疫起病急，病情严重，病情发展迅速，应注意严密观察病情，监测生命体征及意识变化。感染性休克患者应配合医

生抢救，弥散性血管内凝血的患者采用抗凝治疗。

③注意局部淋巴结病变程度，有无肺部病变表现，有无皮肤、黏膜、各脏器等出血表现。

④观察并记录患者 24 小时出入量，及时了解病情变化。

（2）对症护理

①对发热患者要保持病房清洁、舒适，每日通风，保持适宜的温度和湿度。鼓励患者多饮水，每日饮水量在 1500mL 以上，详细记录体温变化情况，在使用退热药物半小时后要复测体温，观察用药效果。在用药物降温的同时，还要适当使用物理降温的方法。对于出汗较多的患者，要及时更换床单及衣物等，保持干燥、清洁。高寒地区应注意保暖御寒。

②急性淋巴结炎患者肢体剧痛伴活动受限，多采取强迫体位，应给予软枕等适当衬垫保护，局部可采取热敷缓解疼痛，病变部位切忌挤压，肿大的淋巴结化脓时应切开排脓，宜在应用足量抗菌药物24 小时以上方可进行，破溃者及时做清创处理，加强伤口护理及消毒隔离。

③肺鼠疫患者痰液较多，应注意保持呼吸道通畅，及时清除鼻咽部分泌物及痰液，呼吸困难者应取半坐卧位或坐位休息，并遵医嘱给予氧疗。

④眼鼠疫患者可用四环素、氯霉素眼药水滴眼。

⑤皮肤鼠疫患者可用抗菌药液湿敷、冲洗，或用抗菌药软膏外敷，禁用肥皂和酒精。嘱咐患者不要抓挠皮肤，防止造成皮肤感染，帮助患者翻身时应注意避免拖拉硬拽以防皮肤擦伤，着衣应宽松、柔软，勤换内衣裤。

（3）用药护理　鼠疫首选药物是链霉素，可与磺胺类药或四环素类药等联合应用。氯霉素、庆大霉素、磺胺类只对腺鼠疫有效，严重病例不宜单独使用，也可选用第三代头孢菌素，用药期间均应观察疗效及不良反应，做好用药指导。

（4）饮食护理

①饮食适宜。宜吃高热量的食物，如牛奶，含钙高，蛋白质含量高，有利于改善机体的免疫功能从而增加机体的免疫功能，每天250mL热饮为佳；宜多饮水，至少每天1500mL；宜吃具有化痰作用的食物，如甘草具有润肺止咳祛痰的功效，适合本病造成咳嗽、多痰等症状。

②饮食禁忌。忌吃辛辣的刺激性食物；忌吃蛋黄等不容易吞咽的食物，因其比较干燥，不容易吞咽，吃得过急还可造成呛咳，造成吸入性肺炎；忌食酒精类食物，因其有削弱机体免疫力的作用，从而容易发生鼠疫合并肺炎感染。

（5）心理护理

①热情接待患者，做好自我介绍的同时，介绍病室环境、隔离制度及医院其他有关规定，用亲切、友好、诚恳的语言取得患者的信任，建立良好的护患关系。

②帮助患者正确认识鼠疫及治疗前景，说明鼠疫是可防可治的，通过介绍成功治愈病例给予患者信心。

③鼓励患者表达感受，耐心倾听患者的诉说，利用语言技巧安定患者的情绪，给患者以支持和鼓励。

④工作人员严格做好病区的消毒隔离工作，让患者安心治病，并取得患者的信赖和配合。

16　如何对鼠疫疫区进行消毒隔离？

（1）消毒　消毒是防止鼠疫疫情扩散的重要措施，是疫区处理的主要任务之一，其目的是将污染范围内的病原微生物杀灭或消除，使之无害化。对鼠疫患者居住的房间可用0.02%～0.04%二氧化氯溶液、0.5%过氧乙酸或5%来苏尔喷雾消毒，每天1次，腺鼠疫患者房间每天消毒2次。运送患者的车辆用0.02%～0.04%二氧化氯溶液、0.5%过氧乙酸或5%来苏尔水溶液喷雾消毒。

（2）灭蚤 对患者及与其密切接触者住处的所有房屋、地面、墙壁、炕面、室内物品等普遍喷洒灭蚤药物，进行初步灭蚤。此时暂不搬动室内物品，以免蚤类四散逃逸而增加感染机会。初步灭蚤后，接着进行第二次彻底普遍的药物灭蚤。对大、小隔离圈首先进行环境灭蚤，同时进行鼠洞灭蚤处理。应根据流行动态和当地游离蚤的严重程度，灭蚤工作可扩大到警戒区或更大范围。所使用的灭蚤药物可重复或交替使用。对猫、犬等动物严加管理，要求拴养并用药物灭蚤。当疫情严重，有发展趋势时可将猫、犬等家养食肉动物全部处死。

隔离圈外围如果是动物鼠疫疫区时，要使用鼠蚤并灭的熏蒸药物处理鼠洞。使用毒饵法灭鼠时，必须及时堵洞，防止蚤类游离洞外。灭蚤可使用敌敌畏、溴氰菊酯等。用化学灭蚤药物对大、小隔离圈进行室内外环境灭蚤后，要求达到粘蚤纸法（每房间5张）或积土法（每房间5毫升）检不到跳蚤的标准。

（3）灭鼠 鼠疫疫区内的灭鼠工作，必须在灭蚤的基础上或与灭蚤同时进行。大、小隔离圈的室内外灭鼠，应选用高效灭鼠剂，采用熏蒸法或毒饵法进行。除专业人员为了调查和检验目的外，严禁器械灭鼠，以防止鼠疫感染和疫蚤游离。灭鼠可使用敌鼠钠盐、溴敌隆、磷化铝等。在地广人稀而灭鼠范围大的偏远地区，不具备施用熏蒸剂条件而代之以毒饵灭鼠时，必须在灭鼠的同时，进行洞内投药或堵洞等灭蚤措施。投药者应注意个人防护。

（4）环境卫生治理 搞好环境卫生是巩固灭鼠、灭蚤效果的经常性措施，也是检验灭鼠、灭蚤效果的重要指标。要求做到窗明几净、室内无尘、墙壁无缝、地面无洞，粮食储存有防鼠设施，室外无散在垃圾粪便，家畜圈养，街道整洁。

17 鼠疫隔离措施及防控工作的制度有哪些？

（1）严格控制传染源

①发现疑似或确诊患者，应立即按紧急电话和网络报告疫情，城市不得超过 2 小时，农村不得超过 6 小时。

②同时将患者严密隔离，禁止探视及患者互相往来。患者排泄物应彻底消毒，患者死亡应火葬或深埋。对于肺鼠疫患者要进行严格的隔离以防空气传播。各型鼠疫患者应分别隔离，肺鼠疫患者应单独一室。不能与其他鼠疫患者同住一室。腺鼠疫隔离至淋巴结肿完全消散后再观察 7 天，肺鼠疫要隔离至痰培养 6 次阴性。鼠疫接触者应检疫 9 天，对曾接受预防接种者，检疫期应延至 12 天。

③消灭动物传染源，对自然疫源地鼠间鼠疫进行疫情监测，控制鼠间鼠疫，广泛开展灭鼠爱国卫生运动。

（2）切断传播途径

①消灭跳蚤。患者的身上及衣物都要喷撒安全有效的杀虫剂杀灭跳蚤，灭蚤必须彻底，对猫、狗等家畜也要喷药。

②加强交通及国境检疫。对来自疫源地的外国船只、车辆、飞机等均应进行严格的国境卫生检疫，实施灭鼠、灭蚤消毒，对乘客进行隔离留检。

（3）保护易感者

①保护接触者。在流行时应避免接触跳蚤，腺鼠疫患者的接触者应用适当的杀虫剂进行灭蚤，接触疑似或确诊的肺鼠疫患者后要用四环素或氯霉素，分 4 次服用，从最后接触的时间起连服 1 周。

②预防接种。自鼠间开始流行时，对疫区及其周围的居民、进入疫区的工作人员，均应进行预防接种。常用为 EV 无毒株干燥活菌苗，皮肤划痕法接种，即 2 滴菌液，相距 3 ～ 4cm。2 周

后可获免疫。目前的疫苗仍不能对腺鼠疫和肺鼠疫产生长久的免疫保护，因此，一般每年接种 1 次，必要时 6 个月后再接种 1 次。

③进入疫区的医务人员应做好个人防护，必须接种菌苗，2 周后方能进入疫区。工作时必须着防护服，戴口罩、帽子、手套、眼镜，穿防水靴及隔离衣。

鼠疫作为甲类传染病，具有传染性强、病死率高、疫情面广等特点，疫情防控工作应坚持"三不""三报"制度。

"三不"制度：不接触、不剥皮、不煮食病（死）旱獭及其他病（死）动物；不在旱獭洞周围坐卧休息，以防跳蚤叮咬；不到鼠疫患者或疑似鼠疫患者家中探视护理或吊丧。

"三报"制度：发现病（死）旱獭和其他病（死）动物要报告；发现鼠疫患者或疑似鼠疫患者应立即报告；发现原因不明的急死患者应立即报告。

18　接触鼠疫患者后应怎么办？

接触鼠疫患者的人员，需预防性服药，可口服四环素，每次 0.5g，每天 3 次，连服 7 天；或磺胺嘧啶首次 2 克，其后 4 ～ 6 小时服用 1g，连服 5 天。

19　鼠疫患者转科或出院的标准是什么？

根据鼠疫的分型不同、接触疫源情况，转科或出院的标准如下。

①腺鼠疫隔离至淋巴结肿完全消散后再观察 7 天。

②肺鼠疫隔离至痰培养 6 次阴性。

③接触者医学观察 9 天，曾接受预防接种者应检疫 12 天。

20　鼠疫患者的预后如何？

以往的病死率极高，近年来，由于抗生素的及时应用，病死率降至 10% 左右。早期诊断，及时治疗的鼠疫患者大多数可转危为安；年龄愈小或愈老者预后愈差；肺型、败血型鼠疫若不及时抢救，预后极差。

参 考 文 献

[1] WS 279—2008 鼠疫诊断标准 .

[2] 中华人民共和国卫生部疾病控制司 . 鼠疫防治手册 [S]. 2002.

[3] 次仁，马兵成 . 西藏朗县 2008 年鼠疫疫情调查和处理结果分析 [J]. 中国地方病防治杂志 , 2009, 24(5)：371-372.